大数据时代的
医学图像分析原理与方法

卢虹冰　张红梅　主编
张国鹏　戎军艳　王弟亚　刘健　副主编

清华大学出版社
北京

内 容 简 介

本书介绍了医学图像分析的基础理论和方法，从物理参量成像的基本原理，逐步深入到图像处理的核心技术，包括图像空域和频域的增强，基于偏微分方程的图像扩散增强；医学图像恢复和伪影校正；图像空间变换及配准技术；医学图像分割算法；序列医学图像分析及高分辨率重建，以及这些技术的临床应用及程序实现。本书可做为高等院校生物医学工程专业和其他理工专业高年级本科生和研究生教材，也可供相关科技人员参考。

本书封面贴有清华大学出版社防伪标签，无标签者不得销售。
版权所有，侵权必究。举报：010-62782989，beiqinquan@tup.tsinghua.edu.cn

图书在版编目（CIP）数据

大数据时代的医学图像分析原理与方法 / 卢虹冰，张红梅主编. -- 北京：清华大学出版社，2024.8.
ISBN 978-7-302-67224-1

Ⅰ. R445

中国国家版本馆 CIP 数据核字第 2024LR9155 号

责任编辑：孙　宇
封面设计：王晓旭
责任校对：李建庄
责任印制：宋　林

出版发行：清华大学出版社
网　　址：https://www.tup.com.cn，https://www.wqxuetang.com
地　　址：北京清华大学学研大厦 A 座　　邮　编：100084
社 总 机：010-83470000　　邮　购：010-62786544
投稿与读者服务：010-62776969，c-service@tup.tsinghua.edu.cn
质量反馈：010-62772015，zhiliang@tup.tsinghua.edu.cn

印 装 者：天津鑫丰华印务有限公司
经　　销：全国新华书店
开　　本：185mm×260mm　　印张：13　　字数：303 千字
版　　次：2024 年 9 月第 1 版　　印次：2024 年 9 月第 1 次印刷
定　　价：89.00 元

产品编号：101419-01

编委会名单

主　　编：卢虹冰　张红梅（主编贡献相同，不分排名）

副 主 编：张国鹏　戎军艳　王弟亚　刘　健

编　　者：卢虹冰　张红梅　张国鹏　戎军艳
　　　　　王弟亚　刘　健　李旭东

学术秘书：张方元

前 言

我们正处在一个数据爆炸的时代，大数据不仅改变了我们生活的方方面面，也正在深刻影响着医学领域的发展。在医学领域，大量的数据来自医学影像，从传统的 X 线、CT 到现代的 MRI、超声等，每一种成像技术都为疾病的诊断、治疗和预后提供了宝贵的信息。然而，越来越多的数据使得医师人工获取有用的信息变得越来越难，一方面是因为人民群众日益增长的医疗健康需求和有限优质医师资源之间的矛盾，使得医生难以应对巨大的数据量；另一方面是如何从这些海量的数据中挖掘更全面更准确的信息，也是一个医生个体难以胜任的任务。在这个背景下，《大数据时代的医学图像分析原理与方法》应运而生，旨在探讨在海量数据环境下，如何更有效地分析医学图像，辅助医师进行更高效地分析和诊断，从而推动医学研究的进步和临床诊疗水平的提升。

本书旨在为您呈现一个全面而深入的医学图像处理知识体系，从物理参量成像的基本原理讲起，逐步深入到数字图像处理的核心技术，并最终将理论与实践相结合，探讨医学图像分析在临床应用中的重要作用。

本书第 1 章介绍了从物理参量成像到数字图像的转换过程，帮助读者建立对医学图像的基本认识。第 2 章和第 3 章深入探讨了图像空间域和频域增强以及基于偏微分方程（PDE）的图像扩散增强等高级技术。这些技术在大数据时代显得尤为重要，因为它们能够帮助我们提高图像的质量和清晰度，从海量的图像数据中提取出更有价值的信息。第 4 章和第 5 章则分别介绍了医学图像恢复和配准的内容。在大数据时代，由于数据来源的多样性和复杂性，图像恢复和配准技术成为医学图像处理中不可或缺的一环。这些技术能够校正图像中的失真和变形，使不同来源的图像能够精确对齐，为后续的分析提供更为准确的基础。第 6 章和第 7 章分别介绍了医学图像分割和医学图像分析在临床应用中的实践。这两章内容将理论与实践相结合，详细阐述了如何运用图像处理技术来辅助医生进行疾病的诊断、治疗和预后评估。这些内容不仅具有理论价值，更具有实际应用价值，对于提高医疗水平大有裨益。

本书由卢虹冰（第 1 章）、张国鹏（第 2 章），张红梅（第 3 章和第 6 章）、戎军艳（第 4 章）、刘健（第 5 章）、王弟亚（第 7 章）合作完成。感谢李旭东协助整理本书第 6 章，张方元协助全书统稿。在编写本书的过程中，我们力求做到内容全面、结构清晰、语言通俗易懂，内容设计突出大数据时代的特色，展现医学图像分析技术的最新进展和实际应用价值。我们希望通过这本书，为广大医学图像处理领域的学者、医生和研究人员提供一本既适合学习又适合研究的参考书。同时,我们也希望这本书能够激发更多人对医学图像处理技术的兴趣和热情,共同推动这一领域的发展。

最后,感谢广大读者对本书的信任和支持,相信这本书一定能够为您的学术研究和临床实践带来帮助和启发。在大数据时代的浪潮中,让我们携手共进,探索医学图像分析的无限可能!

编委会全体
2024 年 5 月

目　录

第 1 章　从物理参量成像到数字图像 ... 1
    1.1　医学成像方法简介 ... 1
    1.2　医学成像及数字化 ... 18
    1.3　医学图像中的噪声模型 ... 22
    1.4　医学图像处理技术概述 ... 27
    1.5　主要挑战与发展前景 ... 33
    1.6　本章小结 ... 35
    参考文献 ... 36

第 2 章　图像增强 ... 37
    2.1　图像的空间域增强 ... 37
    2.2　图像的频域增强 ... 65
    2.3　本章小结 ... 81
    参考文献 ... 82

第 3 章　基于 PDE 演变的图像扩散增强 ... 83
    3.1　扩散的物理模型 ... 83
    3.2　图像扩散的变分模型 ... 84
    3.3　数值实现快速算法 ... 88
    3.4　实际案例 ... 90
    3.5　本章小结 ... 92
    参考文献 ... 92

第 4 章　医学图像恢复 ... 94
    4.1　图像恢复模型 ... 94
    4.2　含噪医学图像恢复 ... 95
    4.3　退化医学图像恢复 ... 100
    4.4　医学图像伪影校正 ... 105
    4.5　本章小结 ... 106

参考文献 107

第 5 章　医学图像配准 108

　　5.1　空间变换 109
　　5.2　刚体配准方法 131
　　5.3　非刚体配准方法 136
　　5.4　本章小结 148
　　　参考文献 148

第 6 章　医学图像分割 149

　　6.1　优化阈值法 149
　　6.2　模糊聚类算法 151
　　6.3　基于层次 Markov Random Field（MRF）的 MR 图像分割 154
　　6.4　水平集 165
　　6.5　本章小结 178
　　　参考文献 179

第 7 章　序列医学图像分析 181

　　7.1　序列医学图像 181
　　7.2　基于块匹配算法的序列图像分析 182
　　7.3　基于序列超声图像的可变形组织高分辨率重建 185
　　7.4　本章小结 193
　　　参考文献 193

附录 195

　　附录 A　测地线主动轮廓运动方程的推导 195
　　附录 B　Mumford-Shah 函数极小化的变分推导 196
　　附录 C　扩散 PDE 的 AOS 策略快速算法推导 198

第 1 章

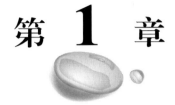

从物理参量成像到数字图像

医学成像技术指利用各种物理、化学和生物学原理,将人体内部结构、器官和组织的形态、功能及代谢等信息转化为可视化的图像或视频,以达到诊断、治疗和研究等目的的一门科学技术。它涵盖数理基础、医学、电子学及信息学的基本理论和关键技术,是多学科交叉融合而成的一门科学技术。虽然各种成像技术的原理与方法不同,但都通过对人体内部结构、器官和组织的成像,为医生提供更为准确的诊断治疗依据,是现代医学技术提升的重要途径。

1.1 医学成像方法简介

人们常说,"百闻不如一见""画意能达万言",充分说明了图像在日常生活及各领域中的重要作用。在医学成像技术出现之前,医生主要靠"望、闻、问、切"等传统手段对患者进行诊断,难以得到人体内部直观量化的信息。最早应用于医学临床的成像技术是 19 世纪末出现的 X 射线成像技术,20 世纪 50 年代到 60 年代开始应用超声与核素扫描进行人体检查,出现了超声成像(ultrasonography)和 γ 闪烁成像(γ-scintigraphy);70 年代和 80 年代又相继出现了 X 射线计算机断层成像(computed tomography,CT)、磁共振成像(magnetic resonance imaging,MRI)和发射断层成像(emission computed tomography,ECT),90 年代和 21 世纪初分子成像技术引起极大关注,这些技术的临床应用极大推动了现代医学影像技术的发展。随着传感器、计算机、材料等技术的不断发展和进步,医学成像技术的发展也日新月异,已成为医学领域发展最快的学科之一。

1.1.1 医学成像技术的发展

从时间线上看,医学成像技术的发展大致可分为以下四个阶段:

1. 19 世纪末—20 世纪初期：X 射线技术在医学应用上的突破

X 射线，也称伦琴射线，由德国物理学家伦琴（Withelm C Roentgen，1845—1923）于 1895 年做真空高压放电实验时发现。伦琴通过 X 射线对其夫人的手部进行透视拍摄，获得世界上第一张 X 射线透视照片，如图 1-1 所示。第二年 X 射线透视技术被用于医学临床，并成功地将患者手中的一枚钢针异物取出。之后，德国西门子公司研制出世界上第一支 X 射线球管，同年美国的物理教授 Edwin B Frost 制造出第一台医用 X 射线设备。随后从欧洲到美国，X 射线摄影技术在医学领域得到了广泛的应用，成为现代医学影像检查的基础。

X 射线成像（radiography）主要基于 X 射线透过被检人体的组织结构时会发生衰减，反映的物理参量是 X 射线衰减变化。初期 X 射线成像主要用于有自然对比的组织结构的观察，例如骨折和体内异物的诊断，但 1920 年造影剂的发明突破了这一限制。造影剂又称对比剂，是一种用于提高成像对比度的物质，将其导入体内，通过其改变病灶与正常组织和器官的对比度来实现显影效果的增强，如钡剂等胃肠道造影剂（图 1-2）、水溶性碘剂等血管内注射对比剂，以提高诊断性能。由于 X 射线图像是由穿透路径上各结构叠加而成，使得部分组织或病灶的投影被覆盖而难以显示。1921 年体层理论的提出及临床应用，将 X 射线机检查逐步扩展到人体各部分。在中国，从清末西门子为中国末代皇帝首次实行 X 射线影像检查，到 1939 年谢志光教授把体层技术引入中国，在广州安装了第一台体层机，目前 X 射线检查已成为中国广大医疗机构的标准配置。

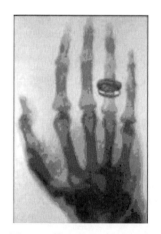
图 1-1　第一张 X 射线照片

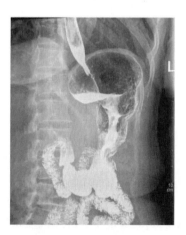
图 1-2　胃肠道造影

2. 20 世纪中期：CT、超声、磁共振技术的医学应用及放射学科的形成

（1）CT 成像技术的发展：CT 是近代飞速发展的电子计算机控制技术和 X 射线检查摄影技术相结合的产物。高穿透性、高能量的 X 射线穿过人体的受检部位后，由于不同组织或器官在组织密度上的差异，使入射的 X 射线被人体组织的吸收而发生相应的衰减，获得的 X 射线图像是由穿透路径上各组织结构衰减的叠加。为了获得体内各结构组织 X 射线衰减系数的对应值，CT 成像利用人体特定断层多个不同方向上所有组织的 X 射线透射数据，重建计算获得该断层上所有体素的 X 射线衰减系数，并以数字图像的形式显示。由于不同组织衰减特性的差异，CT 图像可准确呈现各种组织的不同衰减密度，从而形成对比图像。

1963 年，美国物理学家科 Cormack 首先提出利用 X 射线投影数据进行图像重建的数学方法。1971 年，Cormack 和 Hounsfield 应用计算机断层成像技术研制出了世界上第一台 CT 机（图 1-3），用于颅脑的扫描。1974 年美国工程师 Ledley 设计出全身 CT 扫描机。CT 发明的断层成像及三维成像技术彻底改变了医学影像诊断的方式，使得医生可以基于人体内部的结构或功能成像，更加准确地诊断病情。

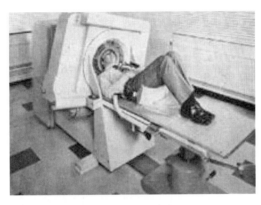

图 1-3　世界上第一台 CT 机

CT 机沿用至今，在技术设计、硬件结构和软件功能等方面均有很大的进展。①机械运动方式的转变：平移/旋转→旋转/旋转→螺旋。第一代 CT 机只有一个探测器，以平移加旋转的扫描运动方式进行，称为平移/旋转型。第二代 CT 机探测器的数目增加至 5～20 个，X 射线束呈扇形，扫描方式为窄扇形束扫描平移/旋转方式。第三代称为旋转/旋转型，第四代则为滑环螺旋型。②机型及速度的发展：头颅 CT 机（几分钟/层）→全身 CT 机（几秒/层）→螺旋 CT 机、电子束 CT 机（16 层以上/秒）。③CT 扫描方式的进展：从早期的层面式扫描和采样（普通 CT）→连续容积式扫描和采样（如螺旋 CT、电子束 CT、多排螺旋 CT 等）。④CT 检查技术的进展：平扫→增强→动态增强→双期或多期增强，可视化后处理，智能分析等。⑤学科发展：从早期 CT 单纯用于诊断，到现在 CT 介入治疗、CT 术中导航等。

（2）医学超声成像技术的发展：超声成像是 20 世纪 50 年代后期发展起来的一种非创伤性实时诊断的医学成像技术。超声波同光波一样，在弹性媒质中传播时会产生反射、透射、折射、绕射（衍射）、衰减、散射以及多普勒等现象。超声在介质中传播时，由于人体组织和脏器具有不同的声速（声波在介质中单位时间传播的距离）和声阻抗（介质中某点的声压幅值与质点振速幅值之比），因此在组织界面上会反射声波。超声回波成像就是利用超声脉冲回波的幅度和延迟时间来反映传播路径上组织声学特性的变化和界面的深度信息。

1942 年奥地利医生 Dussik 首次把超声技术应用于临床诊断，他试图应用超声波扫描脑部结构，设想其能同 X 射线一样穿透颅骨，从而把颅内病变状态显示出来。后经改进成功研发了脉冲反射 A 型超声诊断仪器，从此开始了医学超声影像设备的快速发展。1954 年瑞典人应用 M 型超声显示运动的心壁，称为超声心动图。20 世纪 70 年代中期，开始使用实时二维超声（B 超），80 年代初超声彩色血流图问世。

（3）磁共振成像技术发展：1945 年美国加州斯坦福大学的 Felix Bloch 和麻省哈佛大学的 Edward Purcell 同时发现了核磁共振（nuclear magnetic resonance，NMR）这一物理现象，即具有自旋核磁矩的原子核在静磁场内受到一个垂直于静磁场且频率与原子核进动频率相同的射频脉冲磁场激励时，出现吸收和放出射频电磁能量的现象，因此两位教授共同获得 1952 年诺贝尔物理学奖。核磁共振成像就是利用人体内原子核在磁场内共振所产生的射频信号，经定位重建成像的一种技术。为了与使用放射性核素的核医学相区别，临床上普遍使用磁共振成像（magnetic resonance imaging，MRI）代替 NMR。在磁共振成像中，每个像素代表的值是该处磁共振信号的强度，与共振原子核的密度及两个共振参数——纵向弛豫时间和横向弛豫时间有关。

纽约州立大学 Raymond Damadian 是最早把核磁共振用于生物医学研究的人之一。早在 1970 年他便把从人身上切除的肿瘤移植到老鼠身上，并观察到携带肿瘤的老鼠的核磁共振信号发生了变化，这一结果发表在 1971 年的《科学》杂志上。在此基础上，他前瞻性地预言了核磁共振作为临床诊断工具的可能性。他的工作直接启发了该大学化学系教授 Paul C. Lauterbur 对成像技术的研究，Lauterbur 在认识到这一发现医学价值的同时，也敏锐地意识到如果不能进行空间上的定位，核磁共振在临床应用的可能性微乎其微，于是便有了那篇 1973 年发表在《自然》杂志上利用梯度磁场解决空间定位的著名文章。同年，英国诺丁汉大学教授 Peter Mansfields 研制出脉冲梯度法选择成像断层的方案。在此基础上，1974 年英国科学家研制成功组织内磁共振光谱仪，1975 年瑞士苏黎世联邦理工学院 Richard Ernst 提出采用相位编码和频率编码及傅里叶变换法进行磁共振成像，这项技术是 MRI 的基础。1976 年，得到了第一张人体 MRI 图像（活体手指），1977 年 Mansfields 发展了回波平面（EPI）技术，同年 Damadian 研制出第一台头部磁共振成像设备并获批专利，如图 1-4 所示，1980 年，全身 MRI 研制成功。

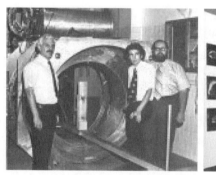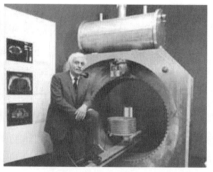

图 1-4　Damadian 与第一台 MRI 装置（1977）

几十年间，有关磁共振的研究曾在 3 个领域（物理、化学、生理学或医学）内共获得 6 次诺贝尔奖。除诺贝尔物理学奖外，1991 年 Ernst 教授因其在傅里叶变换方法上的成绩，被授予诺贝尔化学奖。2003 年美国 Lauterbur 和英国 Mansfields 因其在核磁共振成像技术领域的突破性成就，获得诺贝尔生理学或医学奖。近年来，MRI 成像技术仍在不断发展，出现了脑功能成像（fMRI）、弥散张量成像、肺部 MRI、化学交换饱和转移成像技术（CEST MRI）、高场 MRI 等，为临床诊断和研究提供了更加准确、高效和多参数成像技术。

（4）放射学科的形成：医学成像技术的发展催生了医学新学科方向的形成。1959 年，德国慕尼黑召开第 9 次国际放射技术会议（International Congress of Radiology，ICR），并召开国际放射技师和放射技术人员会议（International Society of Radiographers and Radiological Technicians，ISRRT），同时召开了国际放射教育圆桌会议。1964 年在加拿大召开放射技术会议，确定在英国伦敦成立国际放射技术学会。到 20 世纪 60 年代中后期，医学影像技术已经形成了比较完整的学科体系，称为放射诊断或放射学（radiology），并形成了影像诊断学（diagnostic imageology）。

中国的放射学发轫于北京协和医院。20 世纪初 X 射线机传入中国，1921 年北京协和医院建院之初就成立了放射科并由美国 Paul C. Hodges 任首任主任。谢志光教授作为第二任放射科主任，为我国放射学事业的奠基和发展作出了重大贡献。《中华放射学杂志》于 1953 年创刊，1958 年能生产 X 射线软胶片，1962 年邹仲出版了《X 射线诊断技术》，放射学逐步在中国形成独立学科。

3. 20 世纪后期：放射性核素和数字影像技术的兴起

将某种放射性核素标记在药物上形成放射性药物并置入体内，当它被人体的组织或器官吸收后，在体内形成辐射源，采用光子探测装置从体外检测体内放射药物衰变过程中放出的 γ 射线，从而生成放射性药物在体内分布密度图像的成像技术称为放射性核素成像。

放射性核素成像技术发展很快。最早的放射性核素成像仪器始于 1951 年，称为放射性同位素扫描仪（即闪烁扫描仪，scintiscanner）。1958 年具有快速显像能力的 γ 闪烁照相机面世，使得核素成像从静态进入动态观察。20 世纪 90 年代放射性核素扫描与 CT 技术结合，推出了更新更强的发射型计算机断层扫描技术，包括正电子发射计算机断层成像（positron emission tomography，PET）和单光子发射计算机断层成像（single photon emission computed tomography，SPECT）（图 1-5）。与 CT 成像不同，核素成像的放射源在体内，光子由体内发出，因此又被称为发射型断层成像（emission computed tomography，ECT）。

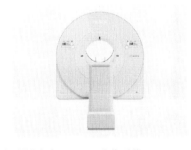
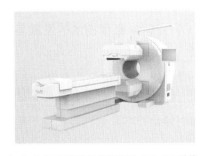

（a）联影全身 PET-CT 成像系统 uEXPLORER　　（b）永新医疗可变角双探头 SPECT 系统

图 1-5　PET 和 SPECT

ECT 的显像方式十分灵活，能进行平面显像和断层显像、静态显像和动态显像、局部显像和全身显像。除此之外，这两种成像技术不仅可观察放射性药物反映的脏器功能及代谢等变化，还能获得其空间分布和时间分布，提供脏器的多种功能参数，如时间-放射性曲线等，为疾病如肿瘤的诊治提供更多功能信息。

20 世纪后期另一个标志性的发展是数字化影像设备的兴起。1981 年，日本富士公司研制的成像板（imaging plate，IP）成功，标志着数字化 X 射线摄影时代的到来。数字化 X 射线成像主要包括计算机 X 射线摄影（computerized radiography，CR）和数字 X 射线摄影（digital radiography，DR）成像两大类。CR 主要采用一个可反复读取的 IP 板来替代传统的胶片和增感屏，曝光后将 IP 板放入 CR 扫描仪，扫描获得 IP 板上的影像信息，经模/数转换后生成数字影像。相较传统胶片摄影，CR 无须暗室，扫描时间快，可以说是一次巨大的技术飞跃。但其间接数字化的处理方式导致在成像效率、质量及后处理上未完全连通，本质上属于过渡阶段的产品。

随着 CCD 等数字探测器的快速发展，开启了直接数字化 X 射线成像 DR 的序幕。对于 CCD-DR，通过将 X 射线图像转换成荧光图像，再由 CCD 相机将可见光转换为电信号，最终直接获得数字化图像，送入计算机中进行存储、分析和保存。DR 成像环节较 CR 少，具有更快的成像速度、更便捷的操作、更高的成像分辨率等优势。对于医学成像而言，千禧年标志着整个领域进入一种从模拟化到数字化的技术世界，数字化技术成为 2000 年最为热烈而广泛发展的技术。

随着数字化医学图像的广泛临床应用，图像储存与传输系统（picture archiving and communication system，PACS）的研究亦于 20 世纪 80 年代中期逐步开展。PACS 系统是放射学、影像医学、数字化图像技术、计算机技术及通信技术的结合，由医学图像采集、大容量数据存储、图像显示和处理，以及局域或广域的影像传输网络等部分组成。美国 1994 年 PACS 总投入为 3.98 亿美元，1995 年为 4.73 亿美元，世纪末每年投入超过 10 亿美元。目前美国的大型医院 PACS 普及率高达 90%，在小于 100 个床位的小型医院的普及率也超过了 50%，由于美国集团医院较多，基于中心或企业级 PACS 形式实现影像共享、远程阅片的应用也较为普遍。在 PACS 研究及应用方面，中国并未落后，1995 年中国第一套基于 UNIX 平台的小型 PACS、RIS 集成系统在北京协和医院研发成功并投入使用，目前大部分三甲医院已建立院内 PACS 系统，并正在向小型医院和个人诊所扩展。

4. 21 世纪医学影像技术的发展呈现 3 个主要研究方向

自 X 射线发明以来，医学影像技术的发展大概经历了 3 个阶段：结构成像、功能成像和分子影像。进入 21 世纪，影像医学发展逐渐形成了 3 个主要阵营，即经典医学影像学，以 X 射线、CT、MR、超声成像等为主，显示人体解剖结构和生理功能；以介入放射学为主体的影像引导治疗学阵营；以及分子影像学阵营，以 MR、PET、光学成像及小动物成像设备等为主，用于分子水平成像。三者间紧密联系，相互印证，相互协作。

（1）**经典医学影像技术**：随着数字时代的到来，医学影像技术逐步由模拟向数字过渡。以 X 射线成像为例，数字化平板探测器的开发为数字化 X 射线摄影技术奠定了坚实基础。2010 年，基于非晶硅平板探测器（arnorphous silicon detector）的直接数字化成像 X 射线机在行业内获得快速发展，平板探测器可将 X 线信息直接转化为数字影像信息并同步传输到采集工作站上，具有动态范围广、曝光宽容度宽、后处理手段丰富的特点，成像清晰度及细节分辨率大大提高。相较常规 X 射线成像，动态 DR 能极大提升 X 射线影像质量控制效果，提供运动、功能视角及评估参考，可进一步提升筛查与诊断的精准性。2013年，数字化 X 射线机厂商安健科技率先在国内推出自行研制的动态探测器与动态 DR 整机，2019 年中国医疗器械行业协会统计数据显示，安健科技国内 DR 市场占有率达 15.8%，远高于国内外 X 射线设备厂商。2004 年的北美放射学年会（RSNA）上诞生了两项基于平板探测器的新技术，分别是数字合成 X 射线体层成像和 C 臂 CT，平板探测器的应用为快速容积成像提供了基础。2020 年，国内外厂商分别发布高端悬吊 3D 数字化 X 射线设备，可对负重位（站位）下相关部位进行三维检查，对骨科等诊断具有很高应用价值（图 1-6）。回顾 X 射线成像技术在本世纪的发展，我们可以看到如下脉络：2000 年前间接数字化时代—2004 年直接数字化时代（CCD）—2010 年平板数字化时代（CSI）—2016 年动态数字化时代—2020 年三维数字化时代，并逐步向功能成像和能谱数字化发展。

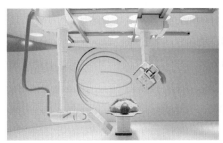
（a）西门子三维扫描悬吊系统

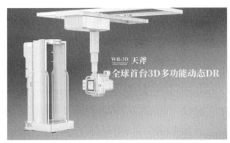
（b）安健科技三维扫描悬吊系统

图 1-6　高端悬吊 3D 数字化 X 射线设备

另一方面，能谱成像将成为 X 射线摄影的重要发展方向。能谱成像能够根据双能或多能量下物质的衰减系数估计该物质的密度及空间分布，实现物质组成成分的初步分析及物质分离，并产生物质分离图像，从而为相关病灶成分的分析提供更加直观、准确的方法。能谱技术可以实现低剂量扫描的同时，获得高质量的图像效果。相关技术已逐渐从实验室向临床转化，基于 X 射线管电压切换、双源双能量和光子计数探测器等技术，GE、飞利浦已推出双能 CT 产品。2021 年西门子 NAEOTOM Alpha 获得 FDA 批准，成为第一台真正意义上的光子计数能谱 CT。基于光子计数探测器的能谱 CT，是公认的下一代 X 射线成像技术，具有更低剂量、更低噪声等优点。更重要的是，它引入的"能量箱"理念，能同时提供多个能量阈值的 CT 数据，用于多能量成像。结合新的临床应用，有望实现更大的临床飞跃。

（2）影像引导手术及介入治疗技术：医学影像为临床治疗极大赋能，推动了基于影像的手术计划、影像引导手术（治疗）、影像引导放射治疗等系统（图 1-7）的发展及临床应用，特别是影像引导介入治疗已成为创新现代医学的主角。介入治疗即影像设备引导下的微创手术，利用穿刺针、导管、导丝和其他介入器械，通过人体的自然孔道或穿刺针打微孔，将特定器械置入人体内，集诊断、检查和治疗三种功能于一体。在影像医学的引导下，介入治疗技术为现代医学诊疗提供了新的给药途径和手术方法。与传统方法相比，具有更直接有效、更简便微创的特点，"无孔不入""无微不至"是介入治疗所追求的目标。

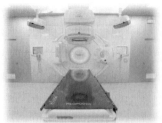 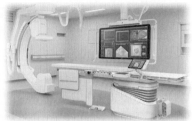

（a）医科达影像引导放射治疗系统（b）飞利浦 Azurion 影像引导治疗系统

图 1-7　影像引导放射治疗设备

在介入治疗中，目前应用最多的就是超声成像技术，可实时引导介入治疗的过程。CT、MRI 的三维成像特性，也使其在复杂介入治疗中得到大量应用。其中，由于 MRI 具有无辐射、三维成像、高组织分辨率、功能温度显示等特性，随着开放式磁共振及其相容器材的不断开发与完善，有望成为未来介入导航的主要工具之一。在影像处理分析方面，介入治疗也提出了更多需求：①人工智能可用于介入治疗的不同阶段，作为临床和影像决策的支持工具，用于术前准确的影像评估和图像质量改进、术中辅助及决策支持，以及治疗效果预测。②自动多模态配准和分割工具，用于术前成像与术中实时影像的快速同步，为治疗提供更精确的引导。③新的可视化及导航技术，如虚拟血管生成、增强现实和全息图处理等，从而提高微创治疗的准确性并降低风险、并发症和辐射暴露。

（3）分子影像技术：美国康奈尔大学 King C. Li 教授认为"凡用医学影像方法去研究分子医学的都可称为分子影像学，因此分子影像学不是未来的医学，而是今天的医学"。以 PET、光学成像、MRI 及小动物成像设备等为主的分子影像技术，通过将体内特定分子作为成像对象，利用现有的医学影像技术对人体内部生理或病理过程在分子水平上进行无损伤的实时成像。第一幅真正意义的分子影像图，1995 年由 Tjuvajev 等首次在 *Cancer Research* 上发表（图 1-8），图中显示了利用 SPECT 技术成功实现了基因水平的分子成像。1999 年美国哈佛大学 Weissleder 教授等提出了分子影像学（molecular imaging）的概念。

分子影像学的优势在于能动态活体观察分子水平的代谢及运动机制，反映活体状态下分子水平变化，对生物学行为引起的影像变化进行定性和定量的研究。因此，分子影像学可通过对基因或分子及其传导途径改变的成像来了解疾病的产生和发展过程。它在分子生物学与临床医学之间架起了相互连接的桥梁，被美国医学会评为未来最具有发展潜力的 10 个医学科学前沿领域之一，是 21 世纪的医学影像学。目前在研究中广泛应用的分子成像手段主要包括分子核医学成像、光学分子成像和磁共振分子成像等技术。要充分发挥分子影像学的早期诊断优势，需要对体内的特定分子变化进行研究，而目前的分子成像装置，特别是核医学和磁共振成像，更多是在宏观水平上对分子或基因片段的群体水平变化进行测量，受探针及成像分辨率所限，还难以针对微观水平上某个具体分子、具体的基因片段或基因组合进行跟踪检测，一定程度上限制了分子影像学的快速发展。

总之，医学影像技术已成为疾病研究、临床试验和医学实践中不可或缺的工具。在过去的 30 年里，成像技术及其应用得到快速发展，但在从分子生物学到结构功能的连接及临床应用上仍存在非常多的挑战。

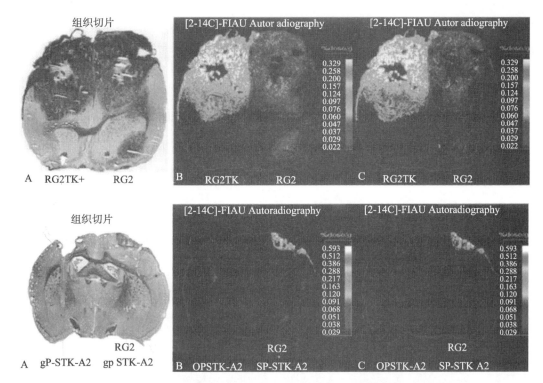

图 1-8 利用 SPECT 技术监测 HSV1-tk 基因在大鼠体内的表达情况

上层图：脑内肿瘤中 HSV1-tk 基因表达成像。A. 甲苯胺蓝染色组织切片；B. 给药后 24 小时 2-[^{14}C]FIAU 的定量彩色放射成像，表达为每克组织的给药剂量百分比；C. 用 10% TCA 冲洗 B 所示相邻切片 4 小时后，该切片的显影成像。RG2TK$^+$肿瘤位于左半球，未转导的 RG2 肿瘤位于右半球。下层图：RG2 肿瘤细胞 HSVI-tk 基因转导的体内成功成像。A. 甲苯胺蓝染色组织切片；B. 给药后 24 小时 2-[^{14}C]FIAU 的定量彩色放射图像，表达为每克组织的给药剂量百分比；C. 用 10% TCA 冲洗 B 所示相邻切片 4 小时后，该切片的显影成像。HSV1-tk 基因转导的 RG2（TK$^+$）肿瘤由 RG2 和 gp-STK-A2 细胞的共植入产生，位于右半球。切片上单独注射 gp-STK-A2 细胞的部位在左半球。（引自 Cancer Research, 1995）

1.1.2 医学成像类型

医学成像技术根据用于导出视觉信息的载体能量（X 射线、正电子、光子或声波）、获得的空间分辨率（宏观、介观或微观）或获得的信息类型（解剖、生理、细胞或分子）进行分类。按空间分辨及尺度可分为两大类：一是以研究生物体微观结构为主要对象的生物医学显微成像技术，一是以人体宏观解剖结构及功能为研究对象的现代医学成像技术。按信息类型，提供解剖和生理信息的宏观成像系统如 CT、MRI 和超声等现在被广泛用于临床和临床前研究。相比之下，获得分子信息的系统出现相对较晚，但有部分已在临床和临床前使用。这些系统包括 PET、SPECT、荧光反射成像、荧光调制断层扫描（fluorescence mediated tomography，FMT）、光纤显微镜、光学频域成像、生物发光成像、激光扫描共聚焦显微镜和多光子显微镜。美国哈佛大学医学院 Ralph Weissleder 教授对疾病研究及临床中常用的成像技术进行了总结，如图 1-9 所示，其中，CT、MRI、PET 和 SPECT 已在临床实践中得到广泛应用，随着空间分辨率的提升，这些系统已可用于小鼠模型等临床前实验，开发用于临床的新成像探针。相比之下，荧光反射成像、FMT、纤维光学显微镜和光学频域成像仍然主要用于临床前实验研究，但已展示出临床转化的明显潜力，如荧光分子成像用于术中导航。由于每种技术都有其独特的优势和局限性，将 PET-CT、PET-MRI、FMT-CT 等技术相结合的多模态成像平台得到广泛关注，这些多模态平台改进了数据的重建和可视化，从而为临床诊疗和疾病研究提供更多更为丰富的信息。

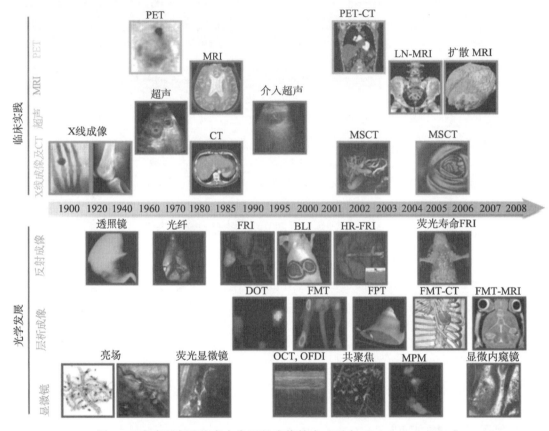

图 1-9　疾病研究及临床中常用的成像技术（引自 Weissleder，2008）

注：BLI(bioluminescence imaging)：生物发光成像；CT（computed tomography）：计算机断层成像；DOT（diffuse optical tomography）：扩散光学层析成像；FMT（fluorescence-mediated tomography）：荧光调制层析扫描；FPT（fluorescence protein tomography）：荧光蛋白层析成像；FRI（fluorescence reflectance imaging）：荧光反射成像；HR-FRI（high-resolution FRI）：高分辨率荧光反射成像；LN-MRI（lymphotropic nanoparticle-enhanced MRI）：淋巴纳米粒增强 MRI；MPM（multiphoton microscopy）：多光子显微镜；MRI（magnetic resonance imaging）：磁共振成像；MSCT（multislice CT）：多层螺旋 CT；OCT（optical coherence tomography）：光学相干断层成像；OFDI（optical frequency-domain imaging）：光学频域成像；PET（positron-emission tomography）：正电子发射断层成像

下面，我们按照导出视觉信息的载体，将现代医学成像技术分为 X 射线成像、CT、MRI、超声成像、放射性核素成像、可见光成像等。

1. X 射线成像

X 射线、放射线和电子的发现并称为 19 世纪末 20 世纪初物理学的三大发现，是现代物理学发展的标志。X 线是波长范围为 0.0006～50 nm 之间的电磁波，X 射线成像主要基于 X 射线透过被检人体的组织结构时会发生衰减。由于不同组织的密度、原子序数以及厚度的不同，对 X 射线的衰减系数不同，导致穿过人体射出的 X 射线强度不同而产生 X 射线对比度，含有人体信息的 X 射线被荧光屏、胶片系统或平板探测器接收，再经过处理形成可见的 X 射线图像（图 1-10）。X 射线成像系统主要由 X 射线发生装置（X 射线球管及高压发生器）、X 射线成像装置（探测器）和附属装置（如检查床、轨道、支架等）组成，经过一个多世纪的发展，医学 X 射线成像设备的应用广泛，类型也非常多。根据影像形式不同可分为：透视 X 射线设备、摄影（拍片）X 射线设备和透视/摄影 X 射线设备；根据临床应用可分为：乳腺 X 射线成像、齿科（口腔）X 射线设备、数字减影血管造影 X 射线设备等；根据机械结构方式可分为固定式、移动式和便携式三类。

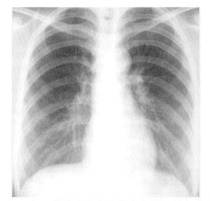 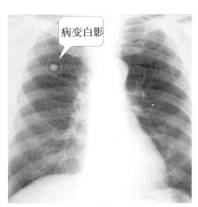

（a）正常 X 射线胸片中的高密度影和低密度影　　（b）肺内钙化的 X 射线片

图 1-10　X 射线胸片对比

2. CT

X 射线显示的是投影方向上所有物体结构的叠加衰减，由于物体内部不同物质的重叠，难以对物质进行有效区分。前面介绍的体层成像虽能得到特定层面的增强成像，但仍无法得到内部衰减系统量化分布。CT 成像技术则将 X 射线射束围绕人体旋转扫描，得到穿透人体被检测层面的多个角度的 X 射线投影，采用逆变换数学方法求解出人体被检层面上组织、器官的衰减系数分布，获得截面图像并显示。在 CT 成像中，任一角度上的投影值可表示为 X 射线路径上衰减系数的积分，而所有不同角度下的线积分投影组成的数据称为弦图，CT 图像重建指采用数学方法由弦图数据求解出断面的衰减系统分布。目前商业 CT 使用最多的是滤波反投影方法（filtered back projection，FBP），该方法对获得的投影数据先做滤波处理后，再将弦图中不同角度下的获得的投影值反投影到相应角度 X 射线方向上经过的断层图像像素中，从而获得重建图像，如图 1-11 所示。随着计算性能的提升，统计迭代重建算法和基于深度网络的重建算法已逐渐在商用机器上部署，在保证成像质量的同时，大幅降低了辐射剂量。

如前所述，从第一台 CT 扫描装置发展至今，随着扫描方式及探测器的发展，CT 扫描装置的性能已发生巨大变化，由原来只能做头颅扫描扩展至全身各脏器的扫描。其中代表性的扫描方式包括平行束扫描、扇形束扫描、电子束扫描、螺旋扫描、多排与多源 CT 扫描方式等。目前随着光子计数探测器的发展，具有能量分辨能力的能谱 CT 已在临床展现出应用前景。

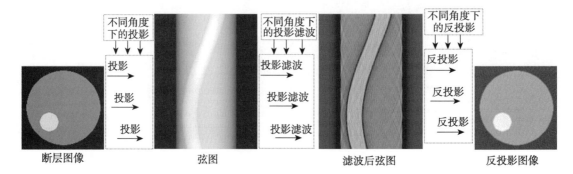

图 1-11　滤波反投影方法重建 CT 图像

3. 磁共振成像

磁共振成像是通过对处于静磁场中的人体施加某种特定频率的射频脉冲（radio frequency，RF）电磁波，使人体组织中的氢质子（^{1}H）受到激励而发生磁共振现象，当 RF 脉冲中止后，氢质子在弛豫过程中发出射频信号（MR 信号），被接收线圈接收，再利用梯度磁场进行空间定位，最后通过图像重建求解出图像中各体素对应的信号强度，形成反映人体组织不同特性的图像。

MR 信号的物理影响因素很多，其图像对比度的好坏不仅取决于不同组织之间固有对比度，还与射频脉冲的发射形式和间隔、选择的相位及频率编码、梯度磁场的引入方式，以及采集产生的 MR 信号的方式有关。通常把用于激发和获取 MR 信号、按一定时间顺序排列的射频脉冲及梯度脉冲串组成的序列，称为磁共振脉冲序列。磁共振成像的脉冲序列有很多种，常用的有自旋回波序列、反转恢复序列、梯度回波序列及各种快速扫描序列等。在成像时选择合适的脉冲序列和参数，就可得到特定物理量的加权图像（图 1-12）。丰富的成像序列极大扩展了 MRI 在脑功能、肿瘤、软组织病变、心血管等系统中的临床应用。近 30 年来，随着计算机技术、电子技术及低温超导技术的迅速发展，磁共振成像在系统设备、技术方法、临床应用以及科学研究等方面均有突飞猛进的发展，在当今医学诊断领域占有绝对优势。

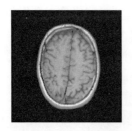 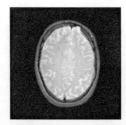 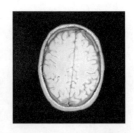

图 1-12　MRI 多参数加权成像（T1 加权、T2 加权、质子密度加权成像）

4. 超声成像

超声指频率在 20 kHz 以上、高于人耳听觉上限的声波。超声波是一种机械波,当超声从一种介质传播到另一种介质时,由于两种介质的声阻抗不同,在其分界面上会发生反射、透射和折射现象,而且分界面两侧的阻抗值将决定入射超声的反射、透射和折射比例。另外,超声在介质中传播时,由于介质的相互作用,还会产生衍射和散射等现象。人体就是一个复杂的介质,各种器官和组织,包括病理组织都有其特定的声阻抗和声衰减特性。超声射入人体后,由表面到深部,经过不同声阻抗和不同衰减特性的器官与组织,从而产生不同的反射和衰减。超声设备接收回声后,根据回声的强弱以不同形式显示在荧屏上,可形成不同型式的超声图像,如 A 型(amplitude modulated display)、M 型(motion mode scope)、B 型(brightness modulated display)。图 1-13 以心脏扫描为例,给出了 A、B 和 M 型这三种成像模式间的关系。A 型提供特定波束上的一维诊断信息,M 型用于特定结构随时间的运动信息。B 型扫描获得的二维图像,反映被扫描组织中各界面的反射回波幅度的分布图像,含有组织形态和组织特性的丰富诊断信息,可实时显像,具有直观性好,真实性强,便于诊断的特点,在临床上应用最为广泛。

入射超声如遇到运动的界面,其散射和反射的回声会产生频率的改变即频移,这称为超声的多普勒效应,是超声血流成像的基础。图 1-14 为彩色多普勒超声成像系统,系统不仅可以提供人体组织的解剖结构和组织特性信息,还可以通过多普勒超声技术,反映组织的各项血流动力学指标,如心脏不同腔室或血管的血流速度和方向等。

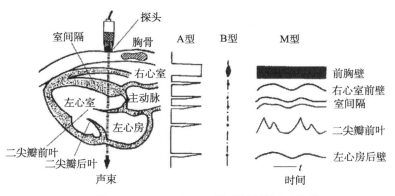

图 1-13 A、B 和 M 型扫描间的相互关系

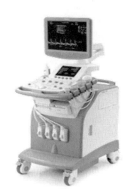

图 1-14 彩色多普勒超声成像设备

5. 放射性核素成像

放射性核素成像(radionuclide imaging,RNI)是当前核医学诊断中的重要技术手段,它通过向人体内注射低剂量的放射性示踪剂(又称放射性药物),参与体内的代谢过程,被脏器或组织吸收、分布、聚集和排泄。放射性核素在自发衰变过程中发出的射线,如 γ 射线,被体外 γ 照相机检测,继而得到放射标志物在人体内的分布图像,达到诊断疾病的目的。核医学成像设备主要包括 γ 照相机、扫描仪、SPECT 和 PET 系统。

γ 照相机主要用于对人体内放射性核素发出的 γ 射线进行检测并快速显像的装置,可以提供局部脏器和全身核素分布的静态显像,亦可用于观测脏器功能的动态变化。由于脏器内核素产生的 γ 射线具有各向同性特征,因此 γ 照相机上都有一个准直器,用于确定被检测光子的行进路径,仅限特定方向的射线能够进入探测器并计数,而其他区域的射线不得进入,从而消除成像中其他方向射线的干扰。相较 γ 照相机,与 CT 类似,SPECT 主要增加了探测器围绕患者旋转的功能,从多个角度获取探测数据,再经滤波反投影等重建算法获得人体组织的断层核素成像,提高了检出病变的阳性率。由于放射性药物参与体内的某些代谢过程,所以 SPECT 影像主要反映机体组织、器官的血流灌注、细胞的摄取、分泌代谢、转归、排泄等情况,在心肌、肿瘤、泌尿等系统的功能成像领域有广泛应用。如图 1-15 所示,不仅可直观地观察心肌缺血程度,还可估计病变的范围,提供心脏靶心图、心室容积-时间变化曲线、收缩和舒张期心功能评价等指标,更好地判断冠心病程度及预后。

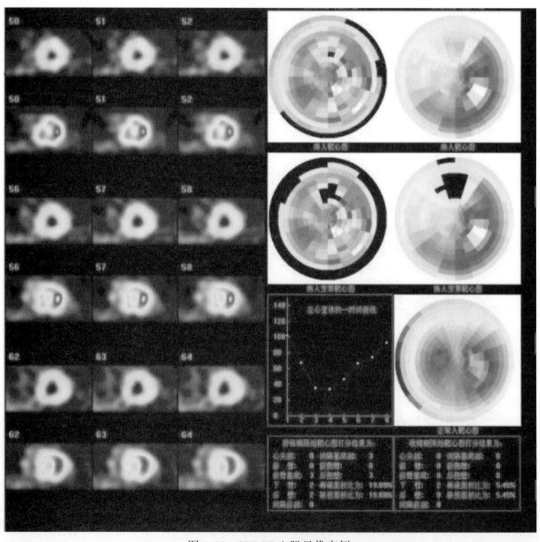

图 1-15 SPECT 心肌显像实例

PET 成像则将特定的物质（通常是生物代谢过程中必需的，如葡萄糖、蛋白质、核酸、脂肪酸等）标记上短寿命的放射性核素（如氟-18 或氘-11C），这些放射性核素在衰变过程中会发射出正电子。当这些正电子与生物组织中的电子相遇时，会发生湮灭，产生一对能量为 511 keV、发射方向相反的 γ 光子。这些光子被高度灵敏的 γ 照相机捕捉，并经过反投影重建，可获得核素所标记的人体内特定物质（如葡萄糖）的分布情况。在实际探测中，由于发射的 γ 光子对方向相反，将同时接收光子对的两个探测器之间的连线称为符合线，用符合线来确定正电子湮灭位置的方法实现电子准直，如图 1-16 所示。由于探测器采用符合线路，以电子准直取代铅准直探头，其灵敏度高，较常规 γ 相机高 10～100 倍，空间分辨率也更高。PET 成像可准确反映生物体内的代谢活动，显示疾病发生与发展的分子机制，是当今核医学及分子成像领域最先进的技术之一。

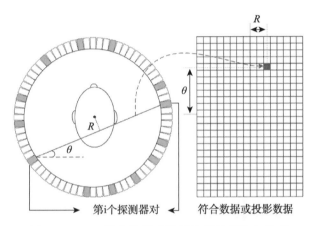

图 1-16　PET 符合数据或投影数据的获取和排列

当前，单一的 SPECT 或 PET 核医学显像因受到药物及其原理的限制，病灶定位精度不高。通过将不同模态的医学图像，特别是功能图像和解剖图像融合在一起，可为临床提供更为丰富的诊断信息。近年来影像诊断学的重要进展之一，就是图像融合技术及设备的发展与应用，其中最引人瞩目的产品，就是 SPECT-CT、PET-CT、PET-MRI 一体机的问世及在临床的迅速推广应用。这类融合设备在具有高检测敏感度的同时，可提供受检者在同一条件下解剖结构与功能代谢相融合的图像，形成了两种或多种先进成像技术的优势互补，大大提高了诊断的精确度，具有极高临床、科研应用价值。例如，临床评价表明，应用 PET/CT 诊断前列腺癌，对病理诊断的准确率为 90%，阳性预测率为 97%；对疾病分期的准确率，应用 PET/CT 后提高 12%，定位准确率提高 9%，假阳性率降低 16%。图 1-17 给出一个 PET-CT 图像融合的应用实例。

6. 其他成像技术

如图 1-9 所示，在其他成像技术中，近年来最为突出的就是光学成像技术的发展。生物医学光学成像（optical imaging）指利用光学的探测手段结合光学探测分子对分子、细胞、组织至生物体进行成像，来获得其中的生物学信息的方法。如果把生物医学光学成像限定在可见光和红外光范围（波长在 0.38～1 700 μm），依据探测方式的不同生物光学成像可分为显微成像、荧光成像、生物发光成像、光声成像、光学层析成像，以及临床上常用的内镜成像等。光学成像由于其检测仪器发展成熟、灵敏度高、对比度高、分辨率高、成像直观、成像速度快和无损探测等优点被广泛应用。

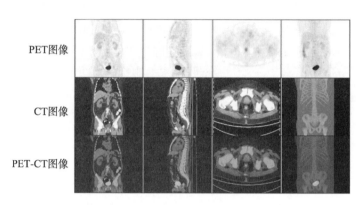

图 1-17　PET-CT 图像融合

内镜成像是可见光成像在临床上的最主要应用之一。内镜前端镜头借助人体内自然孔腔或打出的小孔伸入体内，将脏器表面的状态直接显示在屏幕上，供医生观察；同时医生还可通过内镜夹取活体组织进行活检、止血和局部病灶治疗，实现微创治疗。自 1958 年第 1 台纤维胃镜诞生以来，先后出现了光纤内镜、电子内镜、超声内镜、激光内镜等不同性能的内镜，其中，电子内镜与纤维内镜的主要区别在于，它不再通过光学镜头或光导纤维传导图像，而代之以装在内镜前端的光电耦合器件 CCD，将光信号直接转换成电信号传回视频或图像，图像质量更好，分辨率更高。

近 20 年来，显微镜和其他活体内光学技术发展极为迅速，一方面突破光学成像的物理分辨率限制，达到纳米级的超高分辨显微成像。另一方面，结合光学分子探针的发展，可在体内研究遗传、分子和细胞事件，在探寻疾病的发病机制、基因病变、药物开发及疗效，了解相应的生理学和病理学过程，开发疾病诊断和新的医疗手段等方面，已对基础及应用医学研究产生了重大影响。

1.1.3　医学成像技术临床应用

随着医学成像技术的不断发展，它在临床诊断中的应用也越来越广泛，主要包括以下三个方面。

1. 诊断性应用

医学影像技术在临床中最常见的应用是进行疾病的诊断。通过 X 射线、CT、MRI 等多种不同类型的医学影像技术，可以对人体内部进行全面、详细地检查和分析，从而帮助医生确定疾病的类型、位置、程度以及发展趋势等信息。这些信息对于制订治疗方案和预后判断都具有重要意义。

2. 治疗性应用

除了作为一种诊断工具外,医学影像技术还可以作为治疗手段的辅助及应用。如在肿瘤治疗中,放射治疗被广泛应用于肿瘤局部,通过影像辅助设计出精准而安全的放射线剂量分布方案,在此基础上利用放射线对癌细胞进行杀伤。也可基于影像导航开展更为精准的微创或手术治疗,从而达到精准治疗的目的。

3. 预防性应用

医学影像技术还可以在疾病预防性方面发挥作用,通过 CT 或 MRI 等技术对高风险人群进行筛查,可以及早发现患者的病变情况,从而采取相应的预防措施,避免疾病发展到无法治愈的地步。

图 1-18 给出一个通过融合不同成像技术获得的数据,用于早期结肠癌症的筛查、检测、表征和实时治疗的通用计算平台。腹部多层 CT(MSCT)图像及三维可视化技术可用于初步确定可疑结肠病变的位置(虚线交叉处及箭头处)。白光内窥镜图像可检查到病变但难以定性,结合蛋白酶标记的近红外内窥镜检查,可确定是否有小的恶性肿瘤的存在。图中近红外荧光通道中的明亮信号表明肿瘤(右下)中有大量蛋白酶,但正常结肠(右上)中没有。显微内窥镜检查则可进一步在体明确病灶的病理特征,用于实时现场做出治疗决定。图中显微镜图像表明息肉样病变中包含黏膜细胞(绿色)、蛋白酶(红色)和新的微血管(蓝色),是恶性肿瘤。最后,可通过病灶切除或光动力治疗来实现实时局部治疗。

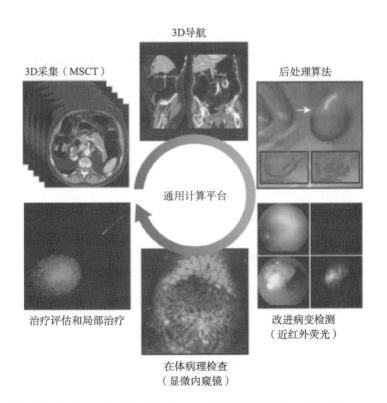

图 1-18　临床成像技术用于结直肠癌的筛查、诊断及实时治疗(引自 Weissleder,2008)

1.2 医学成像及数字化

要获得人体的 X 射线摄影、X 射线透视、CT、MRI 等成像，需要有一个相应的成像系统，用来产生光源或其他能量源作为信息载体，通过与成像目标相互作用，形成包含目标信息的信号，这些信号被系统接收处理，形成最终的影像。

1.2.1 医学成像系统组成

数字医学成像系统的基本组成如图 1-19 所示，从概念上可以划分成两个部分：成像部分和处理部分，前者用于把成像目标转换为数字图像信息，后者用于对图像进行存储、处理和分析，形成满足临床应用需求的形式，其中成像部分最关键的三个要素是成像目标、信息载体与信息检测装置（探测器或接收器）。

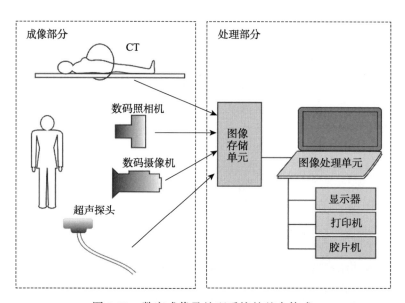

图 1-19　数字成像及处理系统的基本构成

1.2.2 医学成像系统三要素

1. 成像目标

各种医学成像系统的目标或源均为被检的人体或组织样本对象。不同成像技术通过与人体或组织的相互作用，在信息载体中携带人体或组织的不同特征信息，被检测装置或探测器检测。在医学应用，成像的目标非常广泛，如 X 射线成像获得的就是人体的 X 射线衰减特性，磁共振成像获得的是体内氢质子与磁共振相关的物理性质（弛豫时间，质子密度等），超声成像的目标主要是被检体内部各种组织结构、脏器界面对超声波的声阻抗变化，放射性核素成像获得的是放射性药物在脏器、组织或病变中的放射性浓度，显微图像获得的是病理切片或细菌、病毒等样本在光学显微镜下的光学反射特性。

2. 信息载体

为了获得人体或组织样本的不同结构或生理病理特性，多种信息载体或激发源（包括整个电磁波谱）被用于与人体相互作用，从而产生能够反映人体目标不同特征的信号载体。如 X 射线成像的信息载体是 X 射线，反映的是人体不同组织 X 射线穿透性能的差别；射频电磁波则是产生和传递 MR 信号的信息载体，MRI 成像系统通过接收装置（线圈）对磁共振现象产生的射频信号进行采集；在超声成像中，超声波是人体组织结构、脏器信息的载体，探头通过接收反射回来的超声波得到组织脏器界面的形状轮廓信息；在核医学成像中，放射性药物发出的 γ 射线是人体组织结构、脏器信息的载体；在生物医学光学成像中，组织或探针发出的可见光或红外光则是相关信息的载体。

3. 信息检测装置（探测器或接收器）

在医学成像中，信息检测装置或探测器主要用于接收探测信息载体上的信号，并形成图像。常见医学探测器主要包括：

（1）**X 射线探测器**：X 射线探测器用于接收 X 射线光子，并将其转换为可见光或电信号，用于成像。早期的 X 射线探测器多为模拟探测器，包括屏-片系统（screen/film system），即增感屏与 X 射线胶片的组合系统，用于实现 X 射线胶片感光；影像增强器（image intensifier），也是 X 射线的模拟接收介质，它将不可见的 X 射线影像转换为亮度很高的可见光影像，再通过摄像机转换为电信号。20 世纪末，X 射线数字化接收介质逐渐取代模拟探测器，进入 DR 时代。代表性装置有 IP 成像板，可将 X 射线转换为光信号，再利用光电倍增管，将光信号放大转化为电信号；平板探测器（flat panel detector，FPD），包括直接转换 FPD 和间接转换 FPD 两类，如前面提到的 CCD 型是间接转换 FPD，CSI 则属于直接转换 FPD。

（2）**磁共振成像的接收线圈**：在磁共振成像中，射频接收线圈是 MR 信号的探测器，通过接收线圈中的电动势、感应电流与磁化强度之间的关系来获得对 MR 信号的描述，图 1-20 给出了磁共振检查中常用线圈。

（3）**超声探头**：超声成像系统中，超声探头是带有人体组织和脏器信息的超声回波的接收器。超声探头将反射回来的超声脉冲信号转化为电信号，再经处理后形成超声图像，对成像质量至关重要。目前成像探头均为多阵元换能器，阵元数目也从早期的 40、50 个发展为多达 256、512 甚至上千个，三维实时心脏超声探头的阵元数可达 3 000 个以上。图 1-21 为超声诊断仪配置的用于不同部位扫描的成像探头，其中左前三个为线阵探头，左后 2 个为线阵术中探头，中前 3 个和右侧中间 3 个均为凸阵探头，中后 4 个为腔内探头（左为线阵，右为带穿刺导引架的凸阵探头），右前第 1 个为心脏用的相控阵探头，右后最大的为三维超声探头。

（4）**放射性探测器（γ 照相机）**：在核素成像中，作为放射性药物在人体中发射出的射线信号的接收器，γ 相机对体内发射出的 γ 射线进行探测，得到它们的分布位置，之后再经过处理重建，得到人体相应层面的核素分布图像。

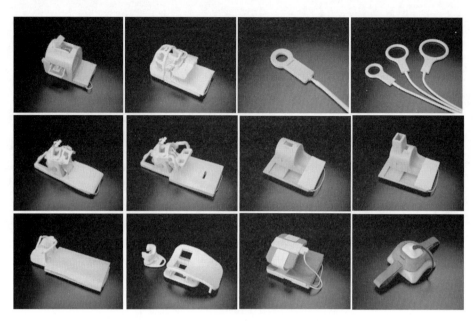

图 1-20　磁共振检查中常用线圈

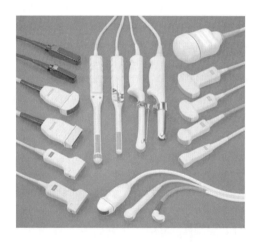

图 1-21　各种超声成像用探头

4. 典型医学成像系统组成示例

（1）**CT 成像系统组成**：CT 系统的组成主要包括 X 射线发生系统（由 X 射线球管和高压发生器组成）、X 射线探测器系统（由于探测器和数据获取系统组成）、检查床、机架以及影像处理系统和显像装置等，如图 1-22 所示。X 射线球管和探测器固定于机架上构成扫描结构，当扫描启动后，计算机发指令给检查床、X 射线发生系统和影像处理系统执行一次扫描。球管产生 X 射线光子束，X 射线子穿过人体后被探测器俘获，经由数据获取系统以均匀的采样速率采集探测器的输出后，再把模拟信息转换为数字信号并传输到影像处理系统完成图像的预处理、重建和显示。

第 1 章　从物理参量成像到数字图像

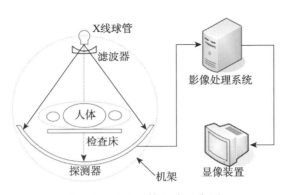

图 1-22　CT 系统组成示意图

（2）**MRI 成像系统组成**：磁共振成像设备主要由磁体系统（用于产生静磁场）、梯度系统（用于射频信号定位）、射频系统（用于产生射频激励信号及接受磁共振产生的射频信号）及图像处理和计算机系统等组成。这些系统之间通过控制线、数据线及接口电路连接成一个完整的成像系统。实际应用中的 MRI 成像系统有专用的工作站、相应的生理信号处理单元、图像的硬拷贝输出设备（如激光相机）等，另外有许多附属设备，包括磁屏蔽体、射频屏蔽体、氧监测器、冷水机组、不间断电源、空调以及超导磁体的低温保障设施等，如图 1-23 所示。

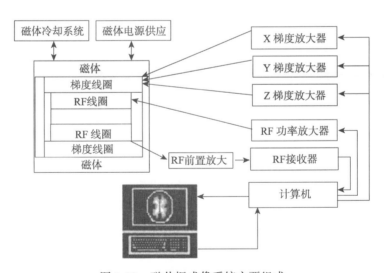

图 1-23　磁共振成像系统主要组成

1.2.3　图像生成及处理

医学图像处理的主要任务之一，就是研究如何利用这些检测设备来更好地获得反映人体器官生理特征的图像数据，抑制、平滑数据采集过程中混入的噪声，校正成像过程中各种不完美因素的影响，得到更准确的图像用于临床诊断和治疗；另一方面，图像处理的任务还包括医学图像数据的规范高效表达、组织形式以及存储、彩色变换、图像中感兴趣区域的提取与分析,三维可视化等。

例如,超声成像主要利用声波反射原理,接收并检测回波信号,从而得到能够反映扫描平面上组织器官的结构及声学特性的图像。获得超声成像后,可进一步利用图像处理技术对其进行边缘增强、噪声抑制等,也可对结石、肿瘤等病灶部位的直径、面积等做出定量分析。对于普通B超来说,获得的是反射声波的强弱变化,因此通常显示为灰度图像。由于人眼对色彩的分辨能力远远高于对灰度的分辨能力,利用图像处理技术将灰度图像转换为伪彩色图像,可增强医生的检测能力,便于发现更细微的病灶部位。例如彩色多普勒血液成像就是用不同颜色表示检测血流的方向和速度。

1.3 医学图像中的噪声模型

医学影像的形成过程中不可避免地会产生噪声及某些伪影,医学影像学上将影像强度的随机变化称为影像噪声。数字图像的噪声主要来源于图像的获取、传输过程。医学图像由于受成像机制和人体安全的限制,得到的初始图像中往往含有大量的不同性质的噪声。由于噪声的存在,表现为图像中出现斑点、细粒、网纹、雪花状等结构异常的信息,这些异常信息的存在掩盖了图像的某些重要的细节信息,导致图像的质量下降,直接影响图像密度分辨率和空间分辨率。给后续图像分析和医生诊断带来了不利的影响。去除噪声的影响,提高图像的信噪比,改善图像质量,是医学图像处理技术的重要目标之一。

1.3.1 常见噪声模型

虽然不同的成像系统会产生不同类型的噪声,但噪声在图像中出现的大小和多少往往是随机的,因此可以看作是图像原始灰度的加性随机变量,其统计特性可由概率密度函数(probability density function,PDF)描述。描述和去除噪声的关键是确定图像中噪声的类型和相应的统计参数。噪声的类型通常由噪声的物理来源特性决定,主要分为以下几类:

(1)电子噪声:由图像采集电路的阻性器件中的电子运动发热而产生的噪声。

(2)光电子噪声:由图像的光电转换器引起,特别是在弱光的条件下,噪声尤为强烈。

(3)感光颗粒噪声:一般存在胶片图像中。它是由于在胶片曝光和显影中,感光剂卤化银颗粒转化为金属颗粒时的形状不均和分布的随机性造成的。

(4)散斑噪声:在一些相干成像系统(如医学超声成像、激光成像)中,由于声波或光波的相干作用而在图像中产生的噪声。

考虑到图像噪声的随机性,常用 PDF 或噪声的统计特征,如噪声的均值和方差等,对噪声进行评价。在数字图像中常见的噪声模型主要有高斯噪声、伽马噪声、瑞利噪声、指数噪声、脉冲噪声、均匀分布噪声。

1. 高斯噪声(Gaussian noise)

高斯噪声是最常见的一种噪声,它的概率密度函数服从高斯分布(即正态分布),所以它也叫正态噪声。高斯噪声主要源于电子噪声和由低照明度或高温带来的传感器噪声。

设随机变量 z 服从高斯分布，高斯噪声的 PDF 则由式（1.1）给出：

$$p(z) = \frac{1}{\sqrt{2\pi}\sigma} e^{-(z-\mu)^2/2\sigma^2} \quad (1.1)$$

其中，z 表示图像的灰度值，μ 表示 z 的均值或期望值，σ 表示 z 的标准差，σ^2 表示 z 的方差。高斯噪声的 PDF 分布曲线如图 1-24 所示。

当随机变量 z 服从式（1.1）的分布时，其值将有 68%落在 $[(\mu-\sigma),(\mu+\sigma)]$ 内，有 95% 落在 $[(\mu-2\sigma),(\mu+2\sigma)]$ 范围内。

2. 伽马噪声（Gamma noise）

伽马噪声也称为爱尔朗噪声，其分布常见于光子成像的探测过程。设随机变量 z 服从伽马分布，其 PDF 由式（1.2）给出：

$$p(z) = \begin{cases} \dfrac{a^b z^{b-1}}{(b-1)!} e^{-az} & z \geqslant 0 \\ 0 & z < 0 \end{cases} \quad (1.2)$$

其中，$a > 0$，b 是正整数。当参数已知时，伽马噪声的 PDF 的均值和方差分别是 $\mu = \dfrac{b}{a}$ 和 $\sigma^2 = \dfrac{b}{a^2}$。伽马噪声的 PDF 分布曲线如图 1-25 所示，当 $a = 1$ 且随机变量只取非负整数时，伽马分布就变成泊松分布 $p(z=k) = \dfrac{e^{-\lambda}\lambda^k}{k!}$，这是一种常见的离散型分布，其中 λ 既是泊松分布的均值，也是泊松分布的方差。在医学应用中，放射性物质发射出的粒子数、显微镜下某区域中的白细胞数、SPECT 成像系统探测到的光子数，都近似服从泊松分布。

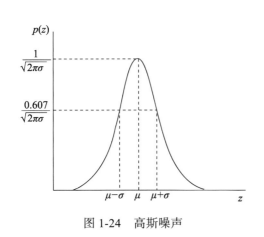

图 1-24　高斯噪声

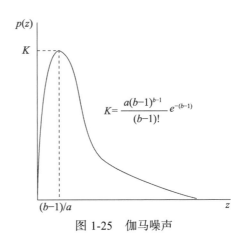

图 1-25　伽马噪声

3. 指数噪声（exponential noise）

当上述伽马噪声的 PDF 中 $b=1$ 时就成为指数分布，指数分布主要出现在激光成像系统中，亦常用于描述许多电子产品的寿命分布。设随机变量 z 服从指数分布，则指数噪声的 PDF

由式(1.3)给出：

$$p(z) = \begin{cases} ae^{-az} & z \geq 0 \\ 0 & z < 0 \end{cases} \quad (1.3)$$

其中，$a > 0$。指数噪声的 PDF 的均值和方差分别是 $\mu = \dfrac{1}{a}$ 和 $\sigma^2 = \dfrac{1}{a^2}$，其曲线分布如图 1-26 所示。

4. 瑞利噪声（rayleigh noise）

瑞利分布常用来描述光子的散射特性或平坦衰减信号如磁共振射频信号的接收包络。瑞利噪声的 PDF 可由式(1.4)给出：

$$p(z) = \begin{cases} \dfrac{2}{b}(z-a)e^{-(z-a)^2/b} & z \geq a \\ 0 & z < a \end{cases} \quad (1.4)$$

其 PDF 的均值和方差分别是：$\mu = a + \sqrt{\pi b/4}$ 和 $\sigma^2 = \dfrac{b(4-\pi)}{4}$。图 1-27 显示了瑞利分布的曲线，从图中可以看出瑞利密度曲线距原点的位移是 a，且其密度图像的基本形状向右偏斜变形，因此瑞利分布非常适用于不对称、峰有偏斜的直方图的近似。

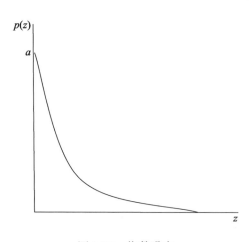

图 1-26 指数噪声

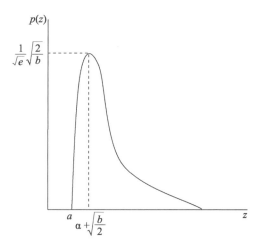

图 1-27 瑞利噪声

5. 脉冲（椒盐）噪声（impulse/salt and pepper noise）

脉冲噪声指由非连续的、持续时间短和幅度大的不规则脉冲或噪声尖峰组成的分布，脉冲可以是正的，也可以是负的。产生脉冲噪声的原因多种多样，其中包括电磁干扰以及通信系统传输故障等，也可能由系统中错误的开关操作和继电器状态改变引起。

若随机变量 z 服从脉冲分布，则脉冲噪声的 PDF 可由式(1.5)给出：

$$p(z) = \begin{cases} P_a & z = a \\ P_b & z = b \\ 0 & 其他 \end{cases} \quad (1.5)$$

其中，如果 $b>a$，则灰度值 b 在图像中将显示一为一个亮点；反之则 b 值将显示为一个暗点。如果 Pa 或 Pb 为零，则脉冲噪声称为单极脉冲。如果 Pa 或 Pb 均不为零，尤其是它们接近相等时，由于脉冲噪声的值相对于图像强度要大或小得多，看起来就像随机分布在图像上的胡椒和盐粉微粒，因此双极脉冲噪声又称为椒盐噪声。单脉冲噪声则只含有随机的盐噪声（正脉冲噪声）或胡椒噪声（负脉冲噪声）。脉冲噪声的 PDF 分布如图 1-28 所示。

6. 均匀噪声（uniform noise）

均匀噪声在实际中较为少见，但均匀密度分布作为随机数产生模拟器的基础非常有用。设随机变量 z 服从均匀分布，其概率密度由式（1.6）给出：

$$p(z)=\begin{cases} \dfrac{1}{b-a} & a\leqslant z\leqslant b \\ 0 & 其他 \end{cases} \quad (1.6)$$

均匀噪声概率密度函数的均值和方差分别是：$\mu=\dfrac{a+b}{2}$ 和 $\sigma^2=\dfrac{(b-a)^2}{12}$。图 1-29 显示了均匀噪声的 PDF 分布曲线。

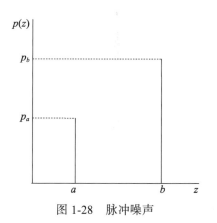

图 1-28　脉冲噪声

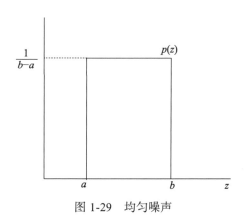

图 1-29　均匀噪声

图 1-30 给出了一幅脑部 CT 图像分别受到高斯噪声、瑞利噪声和椒盐噪声污染后的效果。

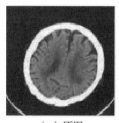

（a）原图

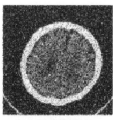

（b）被高斯噪声污染的图像

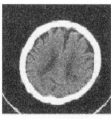

（c）被瑞利噪声污染的图像

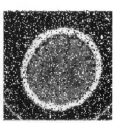

（d）被椒盐噪声污染的图像

图 1-30　CT 受噪声污染后的效果

1.3.2 典型的医学图像噪声模型

1. 超声图像的噪声

医学超声图像主要受到斑点噪声的污染，这与超声成像的过程有关。超声成像过程中，超声换能器发出声脉冲波穿入人体，与人体内部组织相作用；组织信息通过脉冲回波反射回来，被换能器接收。组织内部尺度小于声脉冲采样容积的高密度散射体的存在，大量散射波发生衍射现象，加上声波或光波的相干作用，导致回波图像包含大量伪随机性质的颗粒纹理，即所谓的斑点噪声，又称散斑噪声。斑点噪声一般属于乘性噪声，亦与成像组织表面的粗糙度有关。由于斑点噪声的存在，降低了超声成像的质量，影响了图像中感兴趣区域的提取和医生的诊断。

2. 磁共振图像的噪声

磁共振图像中的噪声从物理角度来说，主要来源于热噪声和随机噪声。热噪声的产生主要来源于成像仪器的组件（如发射线圈、接收线圈、信号传输线缆等）和所用电阻中电子的热运动，同时也来自周围环境。前面说过，热噪声的 PDF 符合高斯分布。而随机噪声主要来源于线圈电容器的阻抗效应，在高频电磁波的作用下，会在物体表面产生感应电流，从而削弱电磁波的强度，引起随机噪声的产生。

受这两种噪声的影响，多数学者认为磁共振图像中的噪声服从 Rician 分布，是非零均值的 Rician 噪声。Rician 噪声是一种与信号相关的噪声，在信噪比较高时，噪声接近于高斯分布；而在信噪比较低时，噪声又接近于瑞利分布。

3. CT 图像中的噪声

CT 图像中的噪声主要源于量子噪声和电子噪声。量子噪声的产生主要由 X 射线光子进入探测器的不均匀造成，一般服从泊松分布。而电子噪声的产生主要与成像设备各部件及模数转换产生的电子学噪声等因素相关，一般服从高斯分布。综合而言，从噪声分布的概率密度来看，CT 图像中的噪声可以认为是非平稳高斯分布的加性噪声。

噪声直接影响着图像的低对比度分辨力，提高对比度分辨力就意味着要降低噪声。CT 图像噪声受到射线剂量、探测器性能、重建算法、扫描螺距等因素的影响，射线剂量是其中主要因素之一，辐射剂量越高，图像质量越好，但是过高剂量会对人体造成伤害。如果进一步减少辐射剂量，降低 CT 球管的电流或电压，则会出现 CT 图像质量的严重退化。低剂量 CT 图像由于抵达探测器探头的光子数目过少，投影数据被随机噪声严重污染，从而在重建图像中产生斑点、条状伪迹等，图像质量下降。图 1-31 给出了常规剂量 CT（球管电流 190 mAs）和低剂量 CT（球管电流 10 mAs）的重建结果比较。

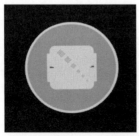
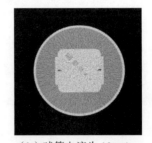

（a）CT 球管电流为 190 mAs　　　（b）球管电流为 10 mAs

图 1-31　模型的 CT 重建图像

1.4 医学图像处理技术概述

1.4.1 医学图像处理的主要研究内容

医学图像处理是为临床诊断、病理分析、医疗方案制订和医学基础研究服务的，通过对一幅或系列医学图像进行除噪、增强、恢复等操作，达到提高图像质量、改善图像视觉效果、突出感兴趣区域、对图像进行定量分析等目标。医学图像处理包括了所有与医学图像相关的技术，包括图像采集和获取、图像存储和传输、图像的变换、图像的增强、图像的重建、图像的参数测量等等。按照处理对象和目的的不同，一般可以将这些技术分为三个层次，即图像处理、图像分析、图像理解。图像处理主要着眼于图像之间的变换，通过滤波、增强、恢复、几何变换等处理技术，对输入图像进行加工以提高图像的质量、改善图像的视觉效果，为进一步提取图像信息奠定基础。图像分析主要着眼于检测、测量和描述图像中感兴趣的目标，通过获取图像中感兴趣目标的特征数据，建立对图像目标的描述并对其性质进行分析。图像理解的目的是在图像分析的基础上，结合医学学科知识和专家经验，研究图像中各目标的性质及它们之间的相互关系，并在此基础上得出图像内容含义的理解和解释，例如利用计算机辅助判断图像中病灶的性质等。本书主要涉及医学图像处理技术中第一、二层次的内容，主要包括：①改善医学图像的视觉效果。②提高医学图像处理的自动化程度并进行定量分析。

1. 图像增强（image enhancement）

图像增强是针对具体的应用需求，突出图像中感兴趣的部分，抑制或掩盖不感兴趣的部分，以改善图像判读和识别效果，满足某些特殊分析的需要。例如，为了使图像中物体的轮廓更清晰、细节更明显，可对图像进行锐化处理（见本书第 2 章），以突出轮廓，强化图像的高频分量，但图像的平滑度可能会受到影响；为减少图像中噪声的影响，可对图像进行平滑，但可能会导致图像的细节或区域边缘变得模糊。常用的图像增强方法包括亮度调节、对比度调节、图像平滑、图像锐化等。图像增强的主要目的是改善视觉效果，因此在处理过程中一般不考虑导致图像质量降低的原因，处理后的图像也不要求必须逼近原始图像，甚至很有可能会在满足局部需求的同时，导致了图像中其他方面或其他部位更大的真实性损失。

图 1-32（a）是患者拍摄的原始 X 射线胸片，图 1-32（b）是增强处理之后的效果。显然，处理后图像的视觉效果有很大改善，更便于医生对病灶部位的观察分析。

医学图像的数据量很大，如果直接在空间域中进行增强处理，涉及的计算量很大。因此，图像增强处理时也常常采用各种图像变换的方法，如傅里叶变换、沃尔什变换、离散余弦变换等间接处理技术，将空间域的处理转换到变换域处理，不仅可减少计算量，而且可获得更有效的处理（如傅里叶变换可在频域中对图像进行各种数字滤波处理，又称图像频域增强）。小波变换在时域和频域中都具有良好的局部化特性，在图像处理中也有着广泛的应用。

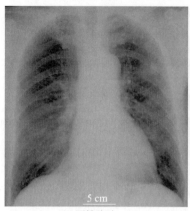

(a) 原始胸片　　　　　　　(b) 增强处理后的胸片

图 1-32　患者胸片增强处理前后的对比

2. 图像恢复（image restoration）

图像在形成、传输和记录过程中，由于成像系统、传输介质和设备的性能不足或局限，会使图像的质量变差，无法得到成像目标的本来面目，这种现象称为图像退化（image degradation）。图像恢复就是通过找出使图像质量下降的原因，采用各种处理方法，去除这些降质因素或噪声的影响，以达到恢复或重建图像本来面目，提高图像质量的目的。

典型的图像恢复处理过程就是先根据图像退化的先验知识建立一个退化模型，以此模型为基础，再采用各种逆退化处理方法进行恢复，得到质量改善的图像。因此，图像恢复的成功与否主要取决于对图像退化过程的先验知识掌握的精确程度，建立的退化模型是否合适。

3. 图像分割（image segmentation）

一般而言，医学图像中储存了大量信息，但实际诊断时我们往往只对某种组织或某个器官感兴趣。图像分割是将图像中有意义的特征部分提取出来，这是进一步进行定量分析、模型重建、图像识别等处理的基础。

最简单的图像分割就是选择保留原始图像中的一个或多个具有规则几何形状边界（矩形、椭圆形等）的区域，而清除其余部分。图 1-33 是利用 B 超对患者的腹部进行检查时获得的一幅视频截屏画面，由于感兴趣的肝脏区域与其他组织器官的边界不太清晰，可利用图像处理工具或算法人工勾画出感兴趣区域的边界。

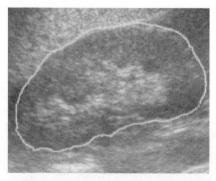

图 1-33　对超声图像进行分割以提取感兴趣区域（肝脏）

在实际的医学应用中，图像中受到关注的特征区域往往是形状不规则、边界不清晰的，必须综合运用多种方法才能实现图像分割。为了提高图像分割的自动化程度，相关研究人员进行了长期的研究，已经提出多种边缘提取、区域分割的方法，但这些方法往往仅适用于某些特殊类型的图像，迄今为止还没有一种适用于各种医学图像的通用分割方法。因此，对医学图像分割的研究还在继续深入，亦是目前图像处理的研究热点之一。

4. 医学图像定量分析

医学图像处理的重要任务之一就是，在对图像进行预处理（如增强、恢复）的基础上，根据临床需要对感兴趣的目标进行分割和特征提取，并对目标区域的特征进行定量分析，从而为疾病的无创检测和诊断提供更多有用的信息。例如，根据染色体分布的显微图像自动确定染色体核型，从血液涂片自动生成白细胞分类计数报告，从 B 超图像中获得结石的尺寸等。近年来，基于影像的计算机辅助检测（computer-aided detection，CADe）和辅助诊断（computer-aided diagnosis，CADx）技术引起了广泛关注，它通过对图像中特定区域或特征的定量分析和识别，提供相关病灶的计算机自动检测和诊断结果，为医生的准确诊断提供更多辅助信息。例如基于乳腺 X 射线图像的乳腺肿瘤 CAD 系统和基于 X 射线成像和 CT 成像的肺结节计算机辅助检测系统，均已有较为成熟的软件产品上市。

1.4.2 数字图像的类型

从颜色区分，数字图像包括灰度图像（包括黑白图像）与彩色图像。医学图像大部分为灰度图像，像素从最暗到最高的变化范围称为灰度级数。日常生活中拍摄的照片基本上都是彩色图像，像素不仅有明暗的变化，还由不同的颜色分量组成。图 1-34 表示了不同像素灰度变化范围的显示效果。

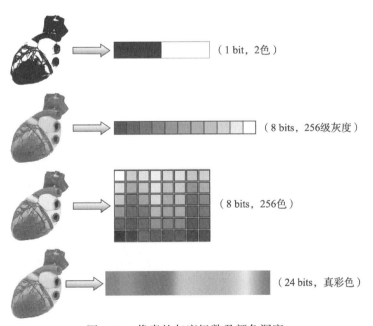

图 1-34　像素的灰度级数及颜色深度

1. 二维图像（binary image）

如果每个像素只用 1 个二进制位（bit）来表示，图像就只有黑、白两种颜色（也可以是黑、红，或者蓝、黄等任意两种颜色的组合）。习惯上用 0 表示黑色，用 1 表示白色。

2. 灰度图像（gray level image）

灰度图像指每个像素的信息由一个量化的灰度级来描述的图像，没有彩色信息。如果每个像素用 8 bits 表示，图像就可以有 $2^8=256$ 种灰度，对于灰度图像，用 0 表示最黑，用 255 表示最白，中间的值表示深浅不同的灰色。

3. 彩色图像（color image）

彩色图像的像素不仅有明暗的变化，还由不同的颜色分量组成，其表达取决于彩色模型。以 RGB 模型为例，每个像素的信息由 RGB 三原色构成，其中 RBG 是由不同的灰度级来描述。目前普遍应用的高质量彩色图像，每个像素用 24 bits 来表示，也就是占用 3 个字节，红（R）、绿（G）、蓝（B）三基色的分量各用 1 个字节表示，分别有 0~255 的取值范围，从而可以有 $2^{24}\approx1\ 600$ 万种颜色，实现了所谓的"真彩色"（true color）效果。用"真彩色"位图冲印出来的数码照片，基本上可以达到射线学相机胶卷拍摄的图像质量。

临床诊断使用的 CT、磁共振、X 射线透视片都是灰度图像，不仅分辨率高，而且每个像素都会用 10~12 bits 来表示，可以达到 1 024~4 096 个灰度级，能够精细地表示从暗到明的变化层次，因而能更清晰地显示患者病灶部位的细节，有助于影像医师的准确诊断。但普通的计算机显示器只能观看 256 级灰度的图片，这样的高清晰度图片需要使用专门的显示器才能观看。

1.4.3　图像的分辨率

1. 图像分辨率

数字化图像的质量主要取决于分辨率，常用的图像分辨率指标有：

（1）图像分辨率（image resolution）：指图像的大小和储存的信息量，用像素*像素度量。图像分辨率越高，包含的信息量越大，所需的存储量也越大。

（2）空间分辨率（spatial resolution）：指图像对空间细节的最小识别能力，反映空间细节的区分程度，常用像素物理尺寸或像素/英寸（pixels/per inch，ppi）度量。

（3）灰度分辨率（grayscale resolution）：指对图像灰度变化最小的识别能力，常用灰度级数表示。图 1-35 给出了同样图像分辨率的脑 X 射线图像灰度分辨率变化的影响。

（4）设备分辨率（device resolution）：常用于打印或扫描设备，它决定了输出的每单位长度所代表的点或像素的数目，常用 dots/ per inch（dpi）或 ppi 来度量。

2. 数字图像的存储量

数字图像的质量取决于图像分辨率和像素灰度级数或颜色深度，图像质量越高，占用的存储空间越大。若图像大小为 $M\times N$，灰度级数为 L（2^k，k bits），图像值的动态范围$[0, L-1]$，所需比特数为 $B=M\times N\times k$。以一幅 $1\ 600\times1\ 200$ 像素的 24 bits 真彩色数码照片为例，在未压缩的情况下，需要占用的存储空间为 $1\ 600\times1\ 200\times3$ bytes = 5.76MBytes，为了处理这样一幅图像,加载、显示、变换需要付出的时间代价也相当可观。一次医学检查生成的图像动辄几十张到数百张,数据量更是惊人。为了节省存储空间和处理时间,科学家将大量精力用于图像压缩和处理技术的研究。

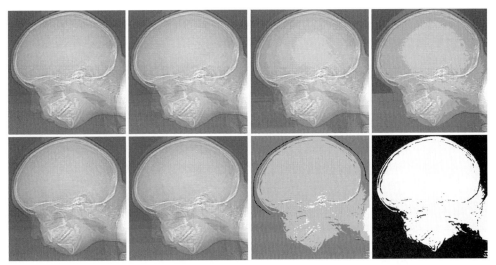

图 1-35　脑 X 射线图像灰度分辨率变化的影响

(从左到右,从上到下,灰度级分别为:256,128,64,32,16,8,4,2)

1.4.4　数字图像的表达

相邻的像素构成邻域,许多图像处理方法都是以邻域为基础而展开的。

1. 数字图像的数学表示

数字图像是二维的,由平面上的像素按行和列的组合来表达。常用图像数学表示有:

(1) 二维函数表示:下图所示为一幅宽度×高度 = $M \times N$ 的图像,即整幅图像中包含 m 个像素行,每行包含 n 个像素,$f(x,y)$ 表示一幅图像,其中 $x \in [0, M-1]$,$y \in [0, N-1]$,x,y 为整数(图 1-36)。

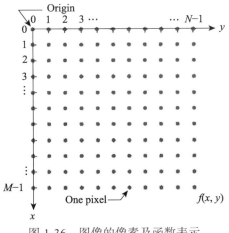

图 1-36　图像的像素及函数表示

（2）矩阵表示法：为了便于处理，绝大多数实际应用的静态位图都是矩形结构，因而可以用一个二维矩阵来表示。对于$(m+1)\times(n+1)$的图像，像素p_{xy}表示了图像中处于第x行第y列位置的一个像素（图1-37）。

$$image = \begin{bmatrix} p_{01} & p_{02} & p_{03} & \cdots & p_{0n} \\ p_{11} & p_{12} & p_{13} & \cdots & p_{1n} \\ p_{21} & p_{22} & p_{23} & \cdots & p_{2n} \\ \cdots & \cdots & \cdots & & \cdots \\ p_{m1} & p_{m2} & p_{m3} & \cdots & p_{mn} \end{bmatrix}$$

图1-37　图像的二维矩阵表示

（3）向量表示：二维图像亦可用向量表示如下：
$$\boldsymbol{F} = [f_1\ f_2\ f_3\ \cdots\ f_N]$$
其中：$f_i = [f_{1i}\ f_{2i}\ f_{3i}\ \cdots\ f_{Mi}]^T$，$i = 1, 2, \cdots, N$。

1.4.5　像素的邻域

设p为位于坐标(x,y)处的一个像素，则p在水平和垂直方向上的4个相邻像素的坐标为$(x+1,y)$，$(x-1,y)$，$(x,y+1)$，$(x,y-1)$，组成p的4邻域，用$N4(p)$表示，每个像素到(x,y)的距离为一个单位距离。

像素p的4个对角相邻像素的坐标为$(x+1,y+1)$，$(x+1,y-1)$，$(x-1,y+1)$，$(x-1,y-1)$，这4个像素用$ND(p)$表示。$N4(p)$和$ND(p)$合起来称为p的8邻域，用$N8(p)$表示。当(x,y)位于图像的边界时，$N4(p)$、$ND(p)$和$N8(p)$中的某些点会位于图像的外部。

在图像中执行边界或区域搜索时，如果在一个像素$p0$的8邻域中发现灰度值相同（或灰度值相差很小，满足特定的相似性准则）的像素$p1$，则称这两个像素是连通的，于是再接着搜索$p1$的8邻域，如此持续下去，就可能搜索到一条边界，或者搜索到由封闭的边界确定的一个区域。图1-38表示了在二值图像中搜索到的一个封闭区域。

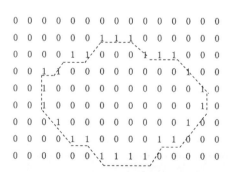

图1-38　二值图像中的邻域与连通性

1.5 主要挑战与发展前景

1.5.1 面临的主要挑战

医学影像技术在精准诊断、非侵入性、高分辨、安全可靠等方面已展现出巨大优势，但也存在不少挑战，如设备成本相对高昂、专业技能要求高、解读不一致性等，对医学图像处理提出了更高要求。

1. 数据量庞大和质量不一

医学图像处理需要大量的数据支持，而且这些数据往往具有多样性和异质性，如何收集和处理这些海量且复杂的数据，如何提高数据的质量和可靠性，是医学图像处理技术面临的首要挑战。

2. 隐私和安全问题

医学图像涉及患者的隐私信息，如何保护患者的个人隐私和数据安全，是医学图像处理器的重要考量。同时，医学图像的存储、传输和共享必须符合相关法律法规和医学伦理要求。

3. 算法的可解释科性和可复现性

虽然基于人工智能的医学图像处理技术取得了很大的突破，但这些算法往往缺乏可解释性，难以为医生提供决策的理论依据。此外，算法的复现性也是一个重要问题。缺乏统一的评估标准和公开的数据集，限制了医学图像处理技术的进一步推广应用。

4. 不确定性和错误诊断

由于医学图像本身的不确定性和医生对图像信息的解读不一致，导致存在一定的错误率和漏诊率。如何减少错误诊断，提高医学图像处理技术的准确性和可靠性，是未来研究的重点。

1.5.2 技术发展趋势

1. 基于人工智能的医学图像处理技术将广泛应用

人工智能技术的迅猛发展为医学图像处理提供了新的机遇。通过机器学习和深度学习算法，可以建立准确的医学图像识别、分类、分割和重建模型，提高医学图像处理的自动化和智能化水平。

2012 年，ImageNet 竞赛中深度神经网络在图像识别领域的表现远远超过传统算法，也超过了普通人在图像识别领域的辨识能力。随着互联网大数据的积累和硬件计算能力提升到临界点，深度学习作为实用技术走上历史舞台。摆脱了算法和计算能力的困扰之后，深度学习深度神经网络开始了飞速的发展。特别在医学影像领域，建立了多个精准深度学习医学辅助诊断模型，取得良好的进展。

2017 年，斯坦福大学的 Esteva 等人在《自然》杂志上发表了一款深度学习系统，通过训练该系统学习一个包含 2 032 种不同皮肤疾病共 129 450 张临床皮肤病图像的数据集，并将其诊断性能与 21 位执业皮肤科医生的诊断能力进行比较，结果显示，系统在皮肤癌诊断上的能力与专业医生的平均水平不相上下。2018年,谷歌开发的一款深度学习系统在基于前列腺切除标本病理图像的前列腺癌分级上达到了70%的总体准确率,而美国执业病理医生的平均准确率为61%。医疗领域深度学习团队Airdoc在眼科专家的帮助下,通过让深度学习算法学习远超人类医生一生接诊量的患者眼底照片,训练了一个检测糖尿病视网膜病变的深度神经网络,该算法在有明显症状和无明显症状二分方面准确性与三甲资深眼科医生持平,在糖网眼底照片国际标准5分类方面,准确性也不逊于专业眼科医生。这些系统和算法对眼科专家不足的地域和广大基层医疗机构开展糖网筛查具有积极意义。

近年来,生成式人工智能(generative artificial intelligence)的发展引起了极大关注。作为生成式人工智能的代表,人工智能实验室OpenAI推出的全新聊天机器人模型ChatGPT成为2023年度最火热的话题之一,给人类带来了巨大的冲击。ChatGPT基于GPT-3.5架构,使用Transformer神经网络架构,是经过大量文本数据训练的高级人工智能系统,拥有强大的语言理解和文本生成能力,一经发布,其用户数量在5天内突破100万。这类具备深度学习能力、交互性极强的新一代人工智能产品迅速引发全球范围的关注,谷歌和Meta等其他科技公司已开发了自己的大型语言模型工具。2023年1月底,美国《财富》杂志2/3月合刊的封面文章《全球爆红的ChatGPT是如何诞生的?》则引爆了创投圈。考虑医学影像在临床决策中发挥着巨大的作用,上海科技大学沈定刚教授提出ChatCAD模型,将大型语言模型(large language model,LLMs)集成到医学影像计算机辅助诊断网络,在理解计算机视觉任务中的视觉信息的同时,利用LLMs广泛而可靠的医学知识来提供交互式的解释和建议,使患者更清楚地了解自己的症状、诊断和治疗方案,进一步提升其支持临床决策过程的能力。随着生成式AI的不断进步,随着对更可信的医疗数据的访问,我们可以期待看到更多医学图像领域的创新和突破。有专家预测到2040年,生成式人工智能可能会为医疗行业带来万亿美元的价值。

2. 多模态医学图像融合成为发展方向

单一模态的影像对医学诊断与治疗的价值有其局限,将不同成像方式提供的互补信息进行融合从而形成多模态影像,有助于医生进行更准确的诊断和治疗规划。目前多模态影像融合能够基于图像分割、配准和融合等技术,实现多种无创成像技术获得的解剖学、形态学和功能数据的准确融合,为临床提供更可靠的决策支持,已在心脏疾病、肿瘤诊断治疗、骨科手术导航等临床实践中发挥重要作用。其中多模态医学图像融合技术主要分为输入融合、中间融合(包括单级融合、分层融合和基于注意力的融合)和输出融合,这些技术针对不同的应用领域和多模态融合场景,展现出各自的优势和局限性。深度学习方法,特别是卷积神经网络(CNN)和生成对抗网络(GAN),在多模态医学图像融合中显示出强大的特征提取能力,能够减少手动干预并有效提高融合结果的保真度。尽管多模态医学图像融合技术取得了显著进展,但仍面临诸多挑战,进一步的研究将继续探索新的融合技术、改进现有算法,有效处理不完整的多模态数据,开展对不同融合算法的定性和定量分析等,以找到更优化的融合策略,服务并扩展到更广泛的临床应用中。本书第5、第6章将针对图像配准和分割展开深入讨论。

3. 超分辨图像重建技术将得到进一步改进

超分辨率图像重建技术旨在从低分辨率图像中恢复出高分辨率图像，尤其在医学成像设备受人体限制或图像采集条件不理想时，能够显著增强图像细节和清晰度，对于医学图像的准确识别、检测和分割至关重要，已在 MRI、超声、光声等成像技术中得到应用。常用算法包括插值算法、基于学习的方法和深度学习方法等，其中基于深度学习的单图像超分辨率和多图像超分辨率是当前的研究热点。单图像超分辨率进一步细分为盲超分辨率和非盲超分辨率，而多图像超分辨率则利用多个低分辨率图像来提高重建质量。尽管深度学习技术推动了超分辨率重建算法的发展，但仍存在过拟合、内存占用、噪声敏感性等问题。提高算法效率和鲁棒性，同时保证重建质量，是当前研究的发展方向。本书第 7 章将对超分辨图像重建技术进行介绍。

4. 医学图像的三维可视化和虚拟现实（VR）技术日益成熟

可视化和 VR 技术通过将二维医学图像转换为三维模型，使医生能够从不同角度和深度观察和分析患者体内的结构，并利用 VR 技术提供沉浸式交互体验，增强对复杂结构的理解和操作。涉及的关键技术主要包括图像分割、三维重建及渲染、虚拟现实集成等，已在医学教育、手术规划、疾病诊断和治疗等领域得到广泛应用。目前研究热点主要集中在多模态融合、实时渲染技术（包括云渲染）、交互技术（如手势识别和语音控制等）等方面。医学可视化技术通过与人工智能、影像材料、医用机器人等技术的融合，在提高诊疗效率、优化患者体验和推动医学教育方面展现出更大的潜力的同时，正在变革传统医疗方法和策略，实现精准医学与精准手术的直观、实时监测、智能分析与精准操作，为诊断和治疗提供更加强大和多样化的解决方案。

5. 推动医学影像数据库的规范建设并扩大开放

由于人工智能的发展是由深度学习算法的突破和海量数据形成所推动的，因此数据的开放对于人工智能的发展至关重要。美国《为人工智能的未来做好准备》报告提出，将实施"人工智能公开数据"计划，实现大量政府数据集的公开，增强对高质量和完全可追溯的联邦数据、模型和计算资源的访问。中国近几年大力启动了跨区域多中心的国家级医学影像数据库体系化建设，中国心血管疾病、肝胆疾病、乳腺癌等标准数据库建设逐步开展，以解决高质量医学数据库缺失的瓶颈问题。

1.6 本章小结

本章在对医学成像技术进行简介的基础上，对图像处理系统组成、医学图像中的噪声模型、数字图像的表示、医学图像处理的主要内容、面临的挑战与发展前景进行了介绍和分析。医学图像处理技术发展迅速，基于人工智能的技术和多模态图像融合等将成为未来的发展方向。但医学图像处理技术面临数据量庞大和质量不一、隐私和安全问题、算法的可解释性和可复现性以及不确定性和错误诊断等挑战。需要跨学科的合作和研究，确保医学图像处理技术的可持续发展和应用。

参考文献

GONZALEZ RAFAEL C, WOOODS. 2007. Digital Image Process (3rd Edition)[M]. Prentic-Hall, lnc.

卢虹冰，宋文强，张国鹏，等. 2013. 医学成像及处理技术[M]. 北京：高等教育出版社.

COOLEY J W, TUKEY J W. 1965. An Algorithm for the machine calculation of complex fourier series[J]. Math Comp, 19, 297-301.

WEISSLEDER R, PITTET M J. 2008. Imaging in the era of molecular oncology[J]. Nature, 452(7187): 580-589.

王飞跃. 2021. 计算知识视觉：迈向智能视觉推理的新范式[J]. 智能系统学报, 16: 393.

ZHENG W, YAN L, GOU C, et al. 2020. A Relation Hashing Network Embedded with Prior Features for Skin Lesion Classification[C]. 2020 Medical Image Computing and Computer Assisted Intervention (MICCAI), 115-123.

王飞跃，金征宇，苟超，等. 2021. 基于ACP方法的平行医学图像智能分析及其应用[J]. 中华放射学杂志, 55: 309-315.

CLARK K, VENDT B, SMITH K, et al. 2013. The Cancer Imaging Archive (TCIA): Maintaining and operating a public information repository[J]. J Digit Imaging, 26: 1045-1057.

KATHER J N, LALEH N G, FOERSCH S, et al. 2022. Medical domain knowledge in domain-agnostic generative AI[J]. npj Digital Medicine, 5: 90.

TJUVAJEV J G, STOCKHAMMER G, DESAI R, et al. 1995. Imaging the Expression of Transfected Genes in Vivo[J]. Cancer Res, 55: 6126-6132.

第 2 章

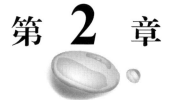

图 像 增 强

人们常说"透过现象看本质",是说通过观察事物的表象而发现其背后隐藏的规律。然而现实中事物的表象往往是纷乱复杂,令人眼花缭乱而无所适从。如何才能具备"透过现象看本质"的能力?除了主观上需要缜密的思辨能力、洞若观火的观察能力和强大的推理能力外,客观上也可以利用一些方法或者工具对事物进行变化处理,使其更适于人类的观察,从而更容易发现其背后的规律。主观上的某些能力可能需要一定的天赋,未必人人生来具有,但如果掌握了客观的科学方法或者工具,普通人认识事物也可以像庄子在《庖丁解牛》所述的庖丁一样,达到"以神遇而不以目视"的境界,从而"恢恢乎其于游刃必有余地矣"。

在现实中,图像往往是要呈现在人们的眼前,靠人的眼睛获取图像中的信息。人的眼睛由于生理结构限制,只能对一定范围内的图像的亮度和对比度进行分辨,但是图像采集生成时由于光照环境、采集设备等因素的影响,图像的亮度和对比度有可能不一定适合人眼识别,或者图像被环境噪声所污染,从而影响到人眼对图像信息的获取。比如在医学领域,医生能否快速准确地从各种医学影像图像中获取信息,都直接影响着医生对患者疾病的诊断和治疗方案的制订。因此如何减小干扰信息,改善图像质量,使图像更适合人的读取就显得尤为重要。

本章先考虑直接在空间域对图像像素进行相关处理,增强图像的视觉性能,从而提高图像的人眼识别效果。然后从频率域对相关的空域增强效果进行对比分析,从而解释图像增强的底层原理。

2.1 图像的空间域增强

空间域指把图像看作一个二维平面上排列的很多像素点,每一个像素点都有其对应的坐标和值,可以表示为 $f(x,y)$,其中 x 和 y 为像素的位置,而 $f(x,y)$ 为该位置像素的值。在空间域对图像增强的本质是对这些像素值进行转化，从而获得更好的视觉效果，这些转换可以表示为 $g(x,y)=T(f(x,y))$，其中 $g(x,y)$ 表示增强后的图像。

2.1.1 点运算增强

从空间域对图像进行增强，最基本的方法就是对图像中的像素点逐个进行某种数学运算来获得增强的效果，因为运算的对象是每个像素点，因此也称为点运算。

常用的数学运算有线性运算、对数运算和指数运算。

1. 线性运算

图像成像过程中常常由于曝光不足或过度、图像记录设备动态范围太窄等因素，造成图像的对比度或者亮度不足。在医学领域，成像效果不佳可能会导致医生在诊疗时错过一些细节而无法做出最优的判断和决策。比较直观的方法就是通过线性变换来实现对比度或者亮度的增强，从而改善图像的视觉效果。

（1）取反运算：取反运算是一种简单的线性变换。理论上一幅图像的像素灰度范围在 $[0,L]$ 之间，比如常见的灰度图像范围为 $[0,255]$。则图像 $f(x)$ 进行取反的转换过程为：

$$g(x,y)=L-f(x,y) \tag{2.1}$$

【例 2-1】 取反运算实例

对图 2-1（a）的骨关节 X 线图进行取反运算，转换后的图像如图 2-1（b）所示。

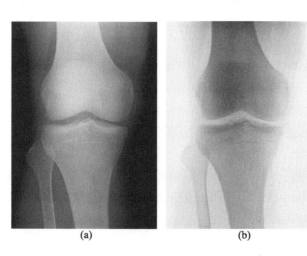

图 2-1 图像的取反运算

取反运算的 Python 实现代码如下：

```
from PIL import Image as im
import numpy as np
import matplotlib.pyplot as plt
L =  255
fname = 'bonexray.jpg'# 色彩深度为 8 位的灰度图
a = im.open(fname) #打开文件
```

```
f = np.asarray(a).astype('float32')
g = L - f #取反操作
gim = im.fromarray(g.astype('uint8'))
gim.save(fname[:-5]+'B.jpg')
```

上述代码中 PIL、numpy 和 matplotlib 三个包为非常流行的第三方开发包，其中 PIL 指的是 Python Imaging Library，是一个强大的 Python 图像处理包。通常使用 pip install pillow 命令（注意不是 pip install PIL）来安装后即可使用。第三方包 numpy 是一个通用的数值计算包，提供了强大又简洁的数值计算功能；matplotlib 提供了一种快速可视化数据的方案。和 pillow 相似，numpy 和 matplotlib 分别可通过 pip install numpy 和 pip install matplotlib 命令来安装。这三个包是 Python 语言图像处理常用的包，在本章的示例中会经常使用。

（2）对比度拉伸：在实际应用中，对于同一幅图像，不同的观察者关注的区域可能是不一样的，这些关注的区域称为感兴趣区域（region of interest，ROI）。在对医学图像进行增强时，可以根据需要把某一个 ROI 的像素灰度值范围进行展宽，增加 ROI 对比度，使观察者更容易观察到图像的 ROI 细节。

比度拉伸可以通过分段线性函数来实现。设一幅图像 $f(x,y)$ 的灰度值范围为 $[0,L]$，ROI 区域灰度值范围为 $[a,b]$，如果希望在增强后的图像 $g(x,y)$ 中 ROI 的灰度值范围展宽到 $[c,d]$，其中 $0 \leqslant c \leqslant a \leqslant b \leqslant d \leqslant L$，则分段线性函数为：

$$\begin{cases} g(x,y) = f(x,y)\dfrac{c}{a} & f(x,y) < a, a \neq 0 \\ g(x,y) = (f(x,y)-a)\dfrac{d-c}{b-a} + c & a \leqslant f(x,y) \leqslant b, b > a \\ g(x,y) = (f(x,y)-b)\dfrac{L-d}{L-b} + d & f(x,y) > b, b \neq L \end{cases} \quad (2.2)$$

分段线性函数图像如图 2-2 所示。

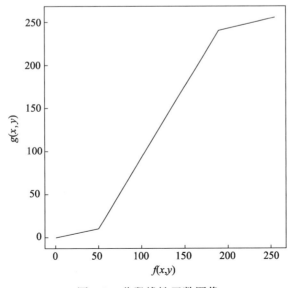

图 2-2　分段线性函数图像

由于图像的整体灰度值范围在$[0,L]$，因此上述分段线性函数的处理效果虽然实现了灰度值范围的拉伸，如式 2.2 中从范围$[a,b]$拉伸到范围$[c,d]$，$0 \leq c \leq a \leq b \leq d \leq L$。但其代价是范围$[0,a]$和范围$[b,L]$的灰度值被压缩。也就是通过压缩不感兴趣区域（背景等）的对比度来实现感兴趣区域的对比度增强。

【例 2-2】 对比度拉伸实例

图 2-3（a）为一幅胸部 CT 图像，其中 ROI 为肺部。对于呼吸科医师而言，利用图片查阅工具简单进行评估，ROI 灰度值范围约为[40,180]，灰度值过于集中于低灰度值区域，对比度不足使得 ROI 视觉效果不佳，肺部纹理信息不容易识别。采用对比度拉伸的方法对图像进行增强，将 ROI 灰度值范围[40,180]拉伸至[10,240]，分别对应于式（2.2）中的$[a,b]$和$[c,d]$。其中拉伸后灰度值范围[10,240]为经验值，可自由调整。拉伸后的图像如图 2-3（b）。可以看到处理后图像的 ROI 对比度得到了充分拉伸，肺部的纹理细节视觉效果更好。

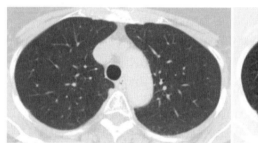 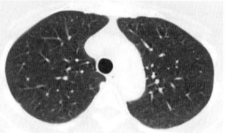

(a) 肺部CT图像　　　　　　　　(b) 对比度拉伸后的图像

图 2-3　对比度拉伸变换

图 2-3 的对比度拉伸变换代码如下：

```
from PIL import Image as im
import numpy as np
L = 255
a,b = 40,180
c,d =10, 240
fname = 'lungct.jpg'#色彩深度为 8 位的灰度图
imgdata = im.open(fname) #
f = np.asarray(imgdata).astype('float32')
plt.subplot(211)
plt.imshow(f,cmap='gray')
#对比度拉伸，区段 1
g1 = np.where(f<a,f*c/a,0)
#对比度拉伸，区段 2
g2 = np.where((f>=a)& f<=b),(f-a)*(d-c)/(b-a) + c,0)
#对比度拉伸，区段 3
g3 = np.where(f>b,(f - b)*(L - d)/(L-b) + d,0)
g = g1 + g2 + g3
plt.subplot(212)
```

```
plt.imshow(g,cmap='gray')
gim = im.fromarray(g.astype('uint8'))
gim.save(fname[:-5]+'B.jpg')
plt.show()
```

（3）**灰度值切片**：灰度值切片的本质是将某一部分关心的灰度值从图像背景中分割出来，以便进一步进行定性定量的分析研究。从数学角度来看，灰度值切片的原理和对比度拉伸类似，也是一种特殊的分段线性函数，设 ROI 区域的灰度值范围为[a,b]，比较常见的处理的是将感兴趣的灰度范围都设置为最大灰度值 L（式 2.3）或者保留为原灰度值（式 2.4），而将其余的灰度值设置为 0，从而达到突出 ROI 区域的效果。灰度值切片的函数曲线如图 2-4 所示。

$$\begin{cases} g(x,y) = 0 & f(x,y) < a \\ g(x,y) = L & a \leqslant f(x,y) \leqslant b \\ g(x,y) = 0 & f(x,y) > b \end{cases} \quad (2.3)$$

$$\begin{cases} g(x,y) = 0 & f(x,y) < a \\ g(x,y) = f(x,y) & a \leqslant f(x,y) \leqslant b \\ g(x,y) = 0 & f(x,y) > b \end{cases} \quad (2.4)$$

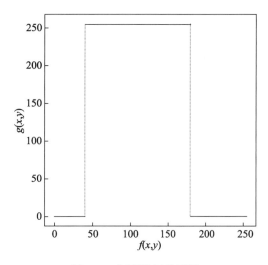

图 2-4　灰度值切片函数

【**例 2-3**】灰度值切片实例

对图 2-5（a）所示的图片进行灰度值切片增强，增强的目的是便于后续进行肺部面积计算等操作。灰度值切片增强可以依据式（2.3）将 ROI 赋值为 255，其他部分赋值为 0。处理后图像如图 2-5（b）。可以看到处理后的图像变成了二值图像，ROI 区域主体变为白色，而其他区域大体为黑色。这样可以实现将感兴趣的区域从原始图像中"抠"出来的效果。如果后续区域要对 ROI 进行面积计算，将会变得非常简单。图 2-5（b）这种将 ROI 从图像中"抠"出来的操作在图像处理领域称为图像分割，图像分割也是图像处理领域非常基础且重要的一个处理操作，相关技术将在本书第 6 章详细介绍。

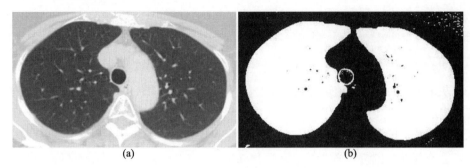

图 2-5　灰度值切片增强

图 2-5 的灰度值切片增强的代码如下：

```
from PIL import Image as im
import numpy as np
import matplotlib.pyplot as plt
L = 255
a,b = 40,100
fname = 'lungct.jpg'#色彩深度为8位的灰度图
imgdata = im.open(fname) #
f = np.asarray(imgdata).astype('float32')
plt.subplot(211)
plt.imshow(f,cmap='gray')
g = np.where((f>=a) & (f<=b), 255 , 0)
plt.subplot(212)
plt.imshow(g,cmap='gray')
gim = im.fromarray(g.astype('uint8'))
gim.save(fname[:-5]+'B.jpg')
plt.savefig(fname[:-5]+'灰度值切片.jpg')
plt.show()
```

2. 对数变换

在图像采集的过程中，有的图像动态范围太大，远远超出了显示设备允许的动态范围。这时需要对图像进行灰度动态范围调整，将其压缩到显示设备允许的范围内，以获得较好的显示效果，此时可以采用对数变换：

$$g(x,y) = c\log[1 + f(x,y)] \tag{2.5}$$

其中，c 是常数。对数变换曲线如图 2-6 所示，从函数图像容易看出，对数变换将窄的低灰度区域映射为宽的灰度区域，拉伸了低灰度区域的灰度范围。在总的动态范围恒定的情况下，其代价是将中高灰度区域压缩至较窄的高亮度灰度区域，其效果是降低了中高灰度区域的对比度。从视觉效果来看，其本质是增强了图像低灰度区域的对比度，从而便于观察者看到一些隐藏在低灰度区域的图像细节。

【例 2-4】　在图像处理领域经常需要将一幅图转换到频率域进行分析处理，转换后的频域图像动态范围会大大拓宽。图 2-7（a）是一幅普通灰度图像进行傅里叶变换后的结果图，其原始转换数据的动态范围为$[0, 10^7]$这个级别。

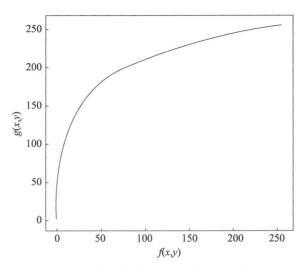

图 2-6 对数变换曲线（归一化到 L 区间）

为了用计算机的显示器显示，图 2-7（a）直接将动态范围$[0,10^7]$级别线性映射到[0,255]灰度范围，然后显示出来。可以看到图像中心低频区域的 1 个亮点，其他低频细节没有充分显示出来，而实际上多数频域图像的低频部分蕴含着图像的主要成分，因此需要进行增强以获得更好的显示效果。图 2-7（b）为采用对数变换对原始的高动态范围频域数据进行处理，对低频区域的灰度级进行了拉伸后再线性映射到[0,255]灰度级范围显示。从结果图像可以看出，对数变换将频域图像低频细节较好地显现了出来，实现了图像的增强。

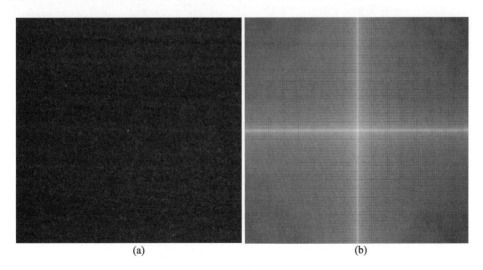

图 2-7 对数变换实例（标准化到[0,255]区间）

上述对数转换的核心实现代码为：

```
g = np.log(1+f)
N = np.max(g)
gUint8 = (g/N*L).astype('uint8')
plt.imshow(gUint8,cmap='gray')
```

其中，f为待处理高动态范围图像数据，格式为Numpy数组。g为对数变换后的图像数据，将其标准化到[0,255]区间后按灰度图在电脑显示器中显示。

3. 指数变换（伽马矫正）

很多图像采集、打印或者显示设备的响应都遵循指数变换规律，例如图像采集设备的输入（入射光强度）与其输出（电流强度）为指数关系；早期的 CRT 显示器的输入（射线强度）与其输出（电压）也是指数变换关系。指数变换的一般表达式为：

$$g(x,y) = C * f(x,y)^{\gamma} \qquad (2.6)$$

其中，C 和 γ 为大于 0 的常数。图 2-8 显示了 $C=1$ 时，不同 γ 值的曲线（标准化到[0,L]区间）。由图可见，当 γ 值在（0,1）区间时，指数变换实现了低灰度区间拉伸和高灰度区间的压缩，因此低灰度区域的细节得到了增强。当 γ 值在 $(1,\infty)$ 区间时，指数变换实现了低灰度值区间压缩和高灰度值区间的拉伸，因此可以用来突出高灰度值区间的细节。

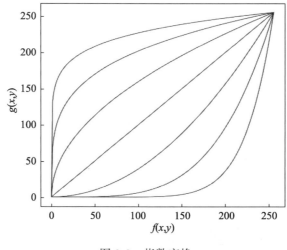

图 2-8　指数变换

对于某一个具体的设备，其指数值 γ 往往是确定的。通过上述分析可以看出，这种输入和输出的指数变换关系会引起图像视觉效果的失真，比如当 γ 值较大时，图像整体发暗，视觉效果较差。如果通过某种手段能够对 γ 值进行测量，就可以对设备的输出信号进行校正，使得处理后的设备输出值与设备的原始输入值之间近似为线性关系，从而实现图像显示效果的增强。因为这种失真矫正的本质是对设备的 γ 进行评估后，再进行相应的反变换，因此通常把这种增强也称为伽马（γ）矫正。

【例 2-5】指数变换实例

图 2-9（a）为一幅经过某设备采样后伽马失真的图像，已知采样设备的 γ 值为 2.5，C 值为 1，图像整体偏暗，部分细节不清晰，请对此图像进行增强，以获得更好的视觉效果。

题目已知图像伽马失真并告诉了设备依赖的 C 值和 γ 值，因此可以用伽马矫正对图像进行增强。取 $C1=1$ 和 $\gamma 1 = 1/\gamma$ 进行指数变换，变换后的图像如图 2-9（b）所示，可以看到原图中部分区域难以识别的细节更好地呈现出来，图像得到了增强。

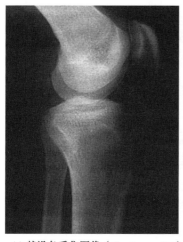 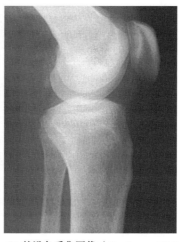

(a) 某设备采集图像（$C=1$, $\gamma=2.5$）　(b) 某设备采集图像（$C=1$, $\gamma=1/2.5$）

图 2-9　指数变换实例（标准化到[0,255]区间）

上述指数变换的实现代码为：

```
import numpy as np
from PIL import Image as im
import matplotlib.pyplot as plt
gamma = 2.5; C=1 #指数变换（γ矫正）
def gammaTrans(img, gamma, C = 1, L = 255):
    '''指数变换，返回值会归一化到[0,L]区间'''
    tmpf =  C*np.power(img, gamma)
    maxy = np.max(tmpf)
    return tmpf/maxy*L
fname = 'bonegamma.jpg' #色彩深度为 8 位的灰度图
imgdata = im.open(fname)
fUint8 = np.asarray(imgdata).astype('uint8')
plt.subplot(121)
plt.imshow(fUint8,cmap='gray')
#指数变换（伽马矫正）
plt.subplot(122)
gamma = 1/gamma
gUint8 = gammaTrans(fUint8 , gamma).astype('uint8')
plt.imshow(gUint8,cmap='gray')
plt.show()
```

4. 多幅图像运算增强

前面的点运算都是通过对一幅图像进行处理来实现图像的增强，在实际应用中，有时也会通过多幅图像之间的运算来实现图像的增强，比较常见的有图像平均和图像相减，其基本的原理是多幅图像对应位置像素之间的运算，来提升图像的视觉效果。这些运算依然是基于图像中的单个像素点，因此也属于点运算增强。

（1）**图像平均**：图像平均比较常见的应用场景是消除图像中的噪声干扰。例如在图像被 0 均值噪声污染的场景下，通过图像平均可以使噪声干扰趋向于 0，从而实现图像增强。具体实现方法是在图像采集时,保持环境条件不变和目标静止,对目标进行多次采集成像,然后进行图像叠加平均。这种情况下采集的图像可以表示为:

$$f(x,y) = f_0(x,y) + e(x,y)$$

其中 $f(x,y)$ 为采集后的图像,$e(x,y)$ 为噪声,$f_0(x,y)$ 为理论上的原始图像。其中噪声 $e(x,y)$ 的数学期望 $E(e(x,y))$ 为 0。则通过图像平均增强后的图像为:

$$g(x,y) = \frac{\sum_{i=1}^{N} f_i(x,y)}{N}$$

图像平均后的数学期望:

$$E(g(x,y)) = E(f_0(x,y)) + E(e(x,y)) = f_0(x,y) + \frac{0}{N} = f_0(x,y)$$

图像平均运算常用于降低图像中的高斯噪声。高斯噪声是一种常见的噪声模型,其所在的像素灰度值是一个高斯随机变量 z,其概率密度函数由下式给出:

$$p(z) = \frac{1}{\sqrt{2\pi}\sigma} e^{-\frac{(z-\mu)^2}{2\sigma^2}} \tag{2.7}$$

其中 z 为噪声的所在图像像素的灰度值,μ 为 z 的数学期望,σ 为标准差。数字图像中的高斯噪声主要来源于图像采集期间的传感器噪声,所以图像采集中的高斯噪声往往是设备相关的,对于同一个采集设备,式(2.7)中的 μ 和 σ 为固定值。

假设某图像采集设备引入图像的高斯噪声模型 $\mu=0$ 和 $\sigma=5$,理想情况下无噪声污染的图像为图 2-10(a),可以用程序模拟该设备的图像采集过程,通过程序为图 2-10a 加入 $\mu=0$ 和 $\sigma=5$ 的高斯噪声,连续产生 10 幅图像,图 2-10(b)为随机抽取的一幅被高斯噪声污染的图像,把 10 幅图像进行平均后的结果如图 2-10(c)所示,可以看到通过图像平均操作,图像中的高斯噪声明显降低,图像的视觉效果得到了增强。

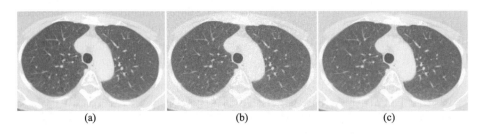

图 2-10　图像平均示例图

(2)**图像相减**:除了图像相加运算外,图像相减运算在实际中也有应用,比如常用于心血管成像的数字减影成像(digital subtraction angiography,DSA),其原理是先获取一幅蒙版(mask)图像,注入造影剂后再获取一次同一部位的图像 B,然后通过图像 B 减去图像 A,这样可以把无关的信息去除,只保留医生关注的造影剂影响位置的影像,从而达到图像增强的效果。图 2-11 是通过图像相减运算对 DSA 原理的演示。其中(a)图是蒙版图像,(b)图是打入造影剂后的成像,图(c)是图(b)减去图(a)后获得的减影图像,可以看到感兴趣的血管影像清晰地呈现出来。这样医生可以快速准确地做出相应的诊断和处理。

基于图像相减原理的 DSA 技术在介入放射学、脑血管病、胸部血管系统、腹部血管系统的检查中都有非常广泛的应用。

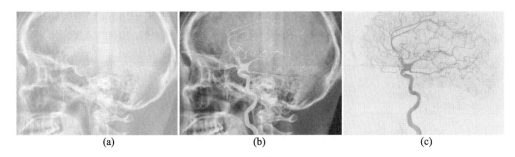

图 2-11　DSA 图像成像原理演示

2.1.2　基于直方图的图像增强

1. 直方图的概念

一幅图像直方图描述了图像像素值分布的情况，若一张图像的像素灰度值 r 的取值范围为 $0, 1, 2, \cdots, L$，则此图像的直方图 $H(r_k)$ 定义为像素值为 r_k 的元素的占图像像素总数的比例，即有：

$$H(r_k) = \frac{n_k}{MN}$$

其中 r_k 为第 k 个灰度值，n_k 为像素值为 r_k 的像素个数，$k = 0, 1, 2, \cdots, L$。

如果是彩色图像，则需要单独计算每个通道的直方图。

图 2-1 中取反运算前后的两张图，其直方图分别如图 2-12 所示。可以看到，在取反操作之前，低灰度值的像素很多，因此在图 2-12（a）直方图左侧低灰度值区域有一个尖峰，图 2-12（b）是对图像进行取反操作后的直方图，因此从直方图上可以直观地看出来，图 2-12（a）中低灰度值区域的尖峰在图 2-12（b）中翻转到高灰度值区域。

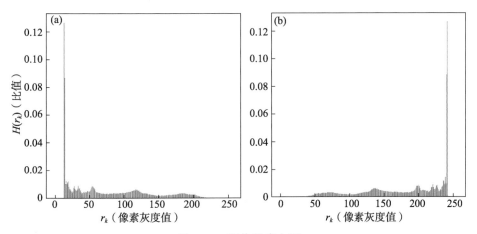

图 2-12　图像的直方图

在进行图像直方图分析计算时，经常会认为 $H(r)$ 是图像灰度级为 r 的像素概率密度，而图像灰度值落在区间 $[0,L]$ 的概率 $p(r\leqslant L)$ 为 1，表示所有的 $H(r)$ 之和 $\sum_{0}^{L}H(r)$ 为 1。

通过直方图的原理可知，如果直方图的曲线峰值集中在低灰度值区域，图像整体会比较暗；如果曲线峰值集中在高灰度值区域，则图像会整体偏亮。而一幅视觉良好的图像，往往是像素在各个灰度值上均匀分布。基于这样的原理，可以通过直方图均衡化（histogram equalization）来实现图像的增强。

2. 直方图均衡

当用直方图对图像进行处理时，关注的主要是每个像素的灰度值，转换过程与像素的位置无关，简单起见，我们可以用 r 和 s 来分别表示原图和转换后图像的像素灰度值。

为了便于分析原理，这里把一幅图像的灰度值看作一个取值范围在 $[0,L]$ 之间的连续随机变量，原图和转换后图像的直方图 $H_r(r)$ 和 $H_s(s)$ 可被看作灰度值的概率密度函数，这样便可以用概率论的理论知识来分析问题。直方图均衡的目标是寻找一个转换函数

$$s=f(r)$$

使得 $H_s(s)=C$ 为恒定值。

对于图像处理这个具体的问题，所求的转换函数 f 需要满足以下两个条件：

（1）转换函数 f 在 $[0,L]$ 区间单调递增。

（2）对于 $r\in[0,L]$，$f(r)\in[0,L]$。

上述第 1 个条件保证了转换过程中灰度级次序不会颠倒，例如灰度值 r_i 和 r_j 转换后的灰度值分别为 s_i 和 s_j。若转换前有 $r_i<r_j$，则转换结果 $s_i<s_j$；第 2 个条件保证了转换前后的图像具有相同的灰度值动态范围。

因为变换前后的像素个数恒定，若有 $s=f(r)$，则有：

$$\int_0^s H_s(w)dw=\int_0^r H_r(w)dw$$

可理解为转换前灰度值落在 $[0,r]$ 区间的概率和转换后灰度值落在 $[0,s]$ 的概率相等。如图 2-13 所示，阴影部分面积相同。

直方图均衡的目的是使转换后概率密度函数为一个常数 C，即在灰度值区间 $[0,L]$ 上均匀分布，所以 $H_s(s)=C=\dfrac{1}{L}$，则有：

$$\frac{s}{L}=\int_0^r H_r(w)dw$$

即，

$$s=L\int_0^r H_r(w)dw \tag{2.8}$$

根据概率论知识可知，若 $H_r(r)$ 为的概率密度函数，则 $\int_0^r H_r(w)dw$ 为累积概率分布函

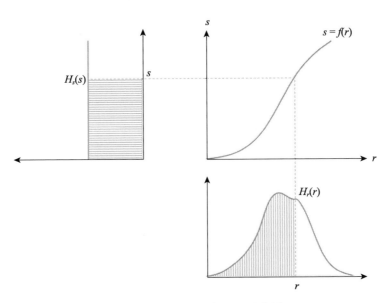

图 2-13 直方图均衡原理示意图

数(cumulative distribution function,CDF),因此所求的转换函数为原图像灰度的灰度值概率累积分布函数乘以灰度级最大值。对照前述转换函数需要满足的两个条件,上式均已满足。因为 $H_r(r)$ 为原图像的灰度级概率密度函数,所有的值均为非负值,所以 s 在 $[0,L]$ 区间单调递增,满足条件 1;当 $r=0$ 时,$s=0$(注意积分是计算面积,即 r 单个 PDF 取值概率为 0);当 $r=L$ 时,$p(r\leqslant L)$ 为必然事件,$\int_0^L H_r(w)dw$ 为 1,则 $s=L$,即对于 $r\in[0,L]$,$f(r)\in[0,L]$,满足条件 2。

在离散状态下,$H_r(r)$ 和 $H_s(s)$ 分别为原图和变换后图像的直方图,此时有:

$$H_r(r_k)=\frac{n_k}{MN} \quad k=0,1,2,\cdots,L$$

其中 M 和 N 分别为图像的长和宽,MN 为图像中的像素总个数,n_k 为像素灰度级为 r_k 的像素个数。

$C=\dfrac{MN}{L}$,M 和 N 为图像的长和宽,MN 为图像中的像素总个数,而 L 为图像的灰度级数,则上式转换为:

$$s=f(r)=\frac{L}{MN}\sum_{w=0}^{r}H_r(w) \qquad (2.9)$$

其中 $r=0,1,2,\cdots,L$。

综上,对于任意一幅灰度图像(医学影像绝大多数都是灰度图像),若其直方图为 $H_r(r)$,则对其进行直方图均衡操作的转换函数 $f(r)$ 只与原图像的直方图 $H_r(r)$ 相关,而转换后图像的直方图 $H_s(s)$ 理论上为均匀分布,完全独立于原图像直方图 $H_r(r)$ 的分布。注意上述理论推导过程是基于连续随机变量的,而实际中的数字图像都是离散的,直方图均衡的结果最终要近似到一个具体的整数灰度值,因此实际中直方图均衡后的图像直方图 $H_s(s)$ 并不是在所有的灰度等级上均匀分布。直方图均衡增强图像有一个优点就是不需要任何自定义参数,可以根据图像的直方图自动完成。

【例2-6】 直方图均衡实例

图 2-14(a)所示的肺部 CT 图像,由于灰度值集中在低灰度区域,采用直方图均衡进行处理后效果如图 2-14(b)所示,可以看到图像的对比度得到了明显的提升,图像中肺部细节变得更加清晰。

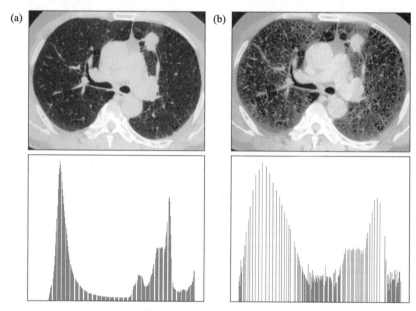

图 2-14　直方图均衡示例

2.1.3　图像平滑

1. 像素的邻域

像素邻域是图像增强中经常要用到一个概念,其描述的是当前像素与周边像素的邻接性质,通常把和当前像素具有某种邻接关系的一系列像素称为当前像素的邻域。按照不同邻接性质通常分为 4 邻域、D 邻域、8 邻域。

若图像 I 中任意一点 p 的坐标为 (x, y),则坐标位置分别为 $(x-1, y)$、$(x, y-1)$、$(x+1, y)$ 和 $(x, y+1)$ 的四个像素构成像素 p 的四邻域,记为 $N_4(p)$。即以当前像素为中心位置,其中上、下、左、右的四个像素就是当前像素的 4 邻域。

D 邻域:以当前像素为中心位置,其中左上、右上、左下、右下的四个对角上的像素就是当前像素的 D 邻域。

8 邻域:以当前像素为中心位置,其中上、下、左、右、左上、右上、左下、右下的 8 个像素就是当前像素的 8 邻域,用来表示像素点 p 的 8 邻域。

4 邻域、D 邻域和 8 邻域如图 2-15 所示。

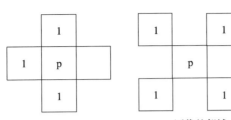

图像的邻域

图 2-15　图像的邻域

从上面的定义可以看到：8 邻域 =（4 邻域 + D 邻域）。

像素领域的概念在图像处理中有广泛的应用。例如在本章后面对图像进行平滑或者锐化操作时，通常都是结合当前像素的邻域进行操作来实现图像的增强，此时涉及的邻域范围可能更大，而不限于 4 邻域或者 8 邻域。

2. 图像的空域滤波

与前面的图像点运算增强不同，图像的空域滤波指对图像中的每一个像素和其邻域进行处理而实现图像增强的技术。"滤波"这个词来自于图像的频率域，表示滤除图像中某一个频率范围的信息而实现图像的增强。由于这种处理方式和空间域的平滑或者锐化过程可以一一对应，因此在空间域的处理也可以称为滤波，也可以称为卷积。

空间域滤波的过程是用一个模板进行的图像处理，所使用的模板被称为空域滤波器。模板一般是一个矩形的窗口，滤波的过程是用这个模板覆盖到图像上，把模板上每个点的值和图像上对应的点相乘，然后把所有的积进行累加作为处理后图像的值。图 2-16 是一个 5×5 的图像用一个 3×3 模板进行滤波的示意图，每一个格子代表一个像素点。先将模板的中心（系数 w5 所在位置）对准原图中待处理的点（像素值 p5 所在位置），然后把模板中的每一个点的值和下方图像中对应的点的值相乘，再将 9 个积累加的和（g）作为滤波后图像的值。

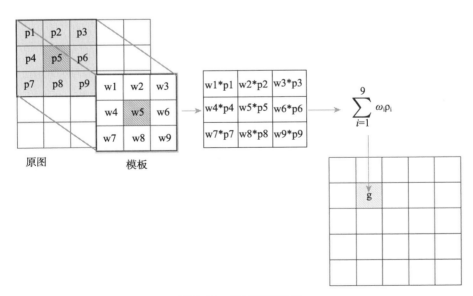

图 2-16　空域图像滤波

注意滤波后的 g 在滤波后图像中的位置对应于原图中模板计算中心的位置（本例中为 p5 所在位置）。如果要对 p6 所在位置进行计算，应该是把模板右移一格，再按照前述规则进行计算，然后把所计算的值填写到滤波后图像的对应位置。

图 2-16 中如果要对原图边上的像素进行滤波时，模板会有一部分超出图像范围，一个常用的解决方法是在原图外侧填充 0,使得模板中心可以和原图中的每一个像素重叠。图 2-16 中的例子需要在原图外侧填充一圈 0，从而使模板超出原图部分的计算依然可以进行，图 2-16 填充示意图如图 2-17 所示。

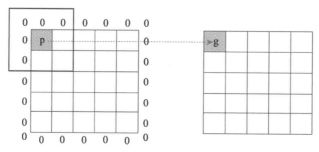

图 2-17 滤波填充示例

大多数情况下，模板都是一个边长为奇数的正方形，例如 3×3，5×5 等，其尺寸远远小于图像的大小。另外为了确保滤波后图像灰度值范围依然在区间 $[0,L]$，一般模板中的系数之和应为 1，即图 2-16 中 $w1+w2+\cdots+w9 = 1$。

设模板的长和宽均为 $2n+1$，则对图像 $f(x,y)$ 滤波的过程可以用式（2.10）来表示，滤波后的图像为 $g(x,y)$。滤波时在原图的外围分别需要填充 n 行/列数据 0，以解决模板超出原图的范围的问题。

$$g(x,y) = \sum_{s=-n}^{n}\sum_{t=-n}^{n} w(s,t) f(x+s, y+t) \quad (2.10)$$

其中 $\sum_{s=-n}^{n}\sum_{t=-n}^{n} w(s,t) = 1$

3. 均值滤波平滑

均值滤波是一种线性滤波器，如果模板的长和宽均为 $2n+1$，则均值滤波器的中的每一个系数值均为 $\frac{1}{(2n+1)^2}$，当滤波器为 3×3 时，n 的值为 1，模板如图 2-18（a）所示。

均值滤波是一种线性滤波，在实际中为了提高计算机的运算效率，一般采用图 2-18（b）的方式进行运算，即模板的系数全部为整数 1，进行求和运算之后再除以模板的系数之和。均值滤波过程的也可以用式（2.11）表示。

$$g(x,y) = \frac{\sum_{s=-n}^{n}\sum_{t=-n}^{n} w(s,t) f(x+s, y+t)}{\sum_{s=-n}^{n}\sum_{t=-n}^{n} w(s,t)} \quad (2.11)$$

其中模板 $w(s,t)$ 的系数均为整数，相比式（2.10），式（2.11）的模板系数全部均为整数，在实际运算中更为高效实用。

$\frac{1}{9}$	$\frac{1}{9}$	$\frac{1}{9}$
$\frac{1}{9}$	$\frac{1}{9}$	$\frac{1}{9}$
$\frac{1}{9}$	$\frac{1}{9}$	$\frac{1}{9}$

(a)

$\frac{1}{9}\times$

1	1	1
1	1	1
1	1	1

(b)

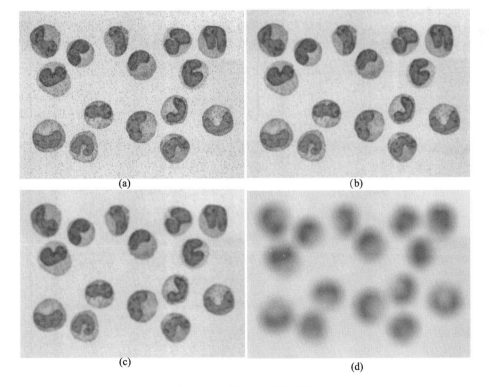

图 2-18　均值滤波器示例

均值滤波的本质是用模板覆盖区域的像素灰度值平均操作，其效果使图像中的灰度值剧烈变化区域变得平缓，这些灰度值剧烈变化区域往往是图像中的不同区域或者目标之间的边界位置，因此均值滤波可以使图像中的边界变得更加模糊，视觉效果图像显得更加平滑。

【例 2-7】 均值滤波实例

图 2-19（a）是一幅被椒盐噪声污染的细胞图像，所谓椒盐噪声，是指图像中随机污染的黑点（黑胡椒）和白点（白盐），图 2-19（b）、图 2-19（c）和图 2-19（d）分别对应的是用尺寸为 3×3、7×7 和 31×31 的均值滤波器进行滤波的效果。

图 2-19　图像的均值滤波

上述处理的代码如下：

```
from PIL import Image, ImageFilter
import matplotlib.pyplot as plt
fname ='cellsgraySaltPepper.jpg' #色彩深度为8位的灰度图
imgf = Image.open(fname)#读入图像，返回Image对象
plt.subplot(121)
plt.imshow(imgf,cmap='gray')  #pyplot绘制Image对象
n = 15  #模板的长宽为 2*n+1
avgfilter = ImageFilter.BoxBlur(radius=n)
imgg = imgf.filter(avgfilter)
plt.subplot(122)
plt.imshow(imgg,cmap='gray')
plt.show()
```

可以看出，随着均值滤波模板尺寸的增大，椒盐噪声对图像带来的脉冲式灰度变化被均值滤波器进行"平滑"的效果越来越好，但是原图中感兴趣对象细胞的内部结构和轮廓也变得模糊起来，从图像视觉效果上看，似乎不应该称为图像的增强。但这只是从人类视觉的角度而谈的"增强"，在实际应用中，这种只保留图像大体轮廓的效果（图 2-19d）对于机器目标识别很有效，因此均值滤波增强操作有时候会作为一些图像目标识别的预处理。

【例2-8】 细胞计数

如果想计算出前述图 2-19（a）中有多少个细胞，对于人类通过视觉分析是很容易的一件事情。但如果有大量的类似的图片需要分析计数，则不适合人工来完成，需要计算机的协助。计算机直接从图 2-19（a）这样的图像中对细胞进行计数似乎有一定的难度，但是如果对其进行均值滤波得到图 2-19（d），然后再使用 2.1.1 节所提到的灰度值切片，便可以把细胞从图像背景中"抠"出来，从而使计算机很容易完成计数操作。

图 2-20（a）是直接对图 2-19（a）进行灰度值切片的结果，图 2-20（b）是直接对图 2-19（a）进行均值滤波后灰度值切片的结果，显然图 2-20（b）很容易由计算机完成自动化细胞计数。

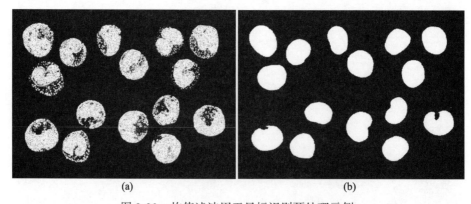

图 2-20 均值滤波用于目标识别预处理示例

4. 中值滤波

如果要想尽量保留原有对象的轮廓信息，同时又能够对椒盐噪声进行抑制，需要充分利

用椒盐噪声的脉冲式灰度值的这个特点，即椒盐噪声点的灰度值非黑即白，而图像中对象的边界点灰度值往往会有一些邻域像素的灰度值和其比较接近。充分利用椒盐噪声和图像中对象的边界的这个区别来设计一种新的滤波器，从而实现图像视觉降噪增强效果，这就是中值滤波。

中值滤波器的原理是充分利用椒盐噪声和图像中对象边界信息的不同来实现噪声去除。其操作过程和均值滤波类似，可以认为模板上所有的系数全部为1，但计算过程不是卷积求和，而是把每次模板覆盖到的图像像素灰度值进行排序，然后取其中值作为增强后图像的灰度值。如果所计算的邻域存在椒盐噪声，则其值往往是在排序队列的队首或者队尾，取中值作为滤波后的灰度值，便可以大概率取到一个和原图中真实像素灰度值非常接近的值，从而达到去除椒盐噪声的目的。显然中值滤波器是一种非线性的滤波器。

针对图 2-19（a）被椒盐噪声污染的细胞图像，采用 3×3 中值滤波器进行滤波结果如图 2-21（b）所示。图 2-19（c）是采用 3×3 的均值滤波器对图 2-19（a）进行处理的结果，图 2-19（d）是没有被椒盐噪声污染的原图。可以看出，均值滤波器对椒盐噪声的去除效果非常有限，而中值滤波对于椒盐噪声污染的图像有非常好的去噪效果。

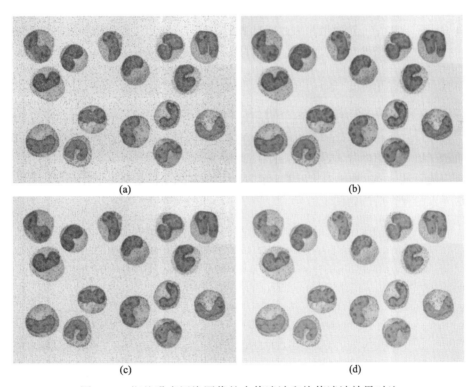

图 2-21　椒盐噪声污染图像的中值滤波和均值滤波效果对比

上述中值滤波的实现代码如下：

```
from PIL import Image, ImageFilter
import matplotlib.pyplot as plt
fname ='cellsgraySaltPepper.jpg'#色彩深度为8位的灰度图
imgf = Image.open(fname)#读入图像，返回Image对象
```

```
plt.subplot(121)
plt.imshow(imgf,cmap='gray') #pyplot 绘制 Image 对象
n = 1 #模板尺寸 3×3 的中值滤波
filter = ImageFilter.MedianFilter(size=2*n+1)#模板长宽为 3
imgg = imgf.filter(filter)
plt.subplot(122)
plt.imshow(imgg,cmap='gray')
plt.show()
```

2.1.4 图像锐化

图像锐化是另外一种常见的空域图像增强方式,其通过强调图像中像素值的变化过渡区域而突出图像中对象的边界或者轮廓,而边界或者轮廓信息往往是图像分析处理中的关键信息,因此锐化后的图像经常为人工识别图像提供辅助或者作为进一步图像分析识别的预处理结果。

1. 锐化的理论基础

正如数学函数中用一阶导数来表达函数曲线的变化程度,在数字图像处理领域一般用一阶差分来描述数字图像的变化程度。一维离散函数的一阶差分定义如下:

$$\frac{df}{dx} = f(x+1) - f(x) \tag{2.12}$$

图像锐化的目的是对图像中的边界进行检测并突出显示出来,如果要用差分的方式来检测图像中的边界,期待其能在边界位置(灰度值变化的部分)有较强的响应,而在同一个对象内部(灰度值均匀的部分)没有响应。

简单起见,图 2-22 显示了一阶差分在一维离散函数上的响应,二维函数(即图像)只需要把这种差分操作应用到两个方向上即可。

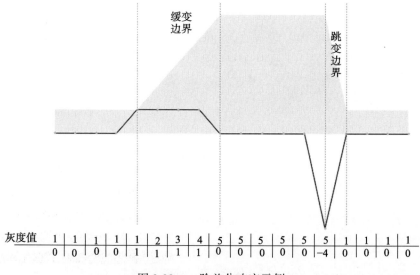

图 2-22 一阶差分响应示例

图 2-22 下方表格第 1 行是一维离散函数的灰度值，对应上方灰色图形，可以看到该函数刚开始 5 个值均为 1，对应于灰度值均匀部分，相当于图像中的背景或者对象内部；然后灰度值逐渐增大到 5，形成一个坡度，相当于图像缓慢过渡的边界；然后一段连续的灰度值 5 的平台区，相当于又是另一个对象内部；然后直接跳变到 1，这种快速跳变常见于对比度强烈的边界或者孤点噪声。可以认为图中有 2 个边界区域，一个是缓慢变化的边界，一个是跳变的边界。

图 2-22 下方表格第 2 行是根据式（2.12）计算的第 1 行灰度值数据的一阶差分结果，对应上方的黑色线条。可以看到一阶差分对于没有变化灰度值响应为 0，这个符合预期。而对图中两种边界都有响应，在缓慢变化的边界，会跳变形成一个比较宽的平台区；而在跳变边界则会有一个较强的脉冲响应。

除了一阶差分，二阶差分在图像锐化中也会经常用到。二阶差分对应于连续函数的二阶导数，其定义如下：

$$\frac{d^2 f}{dx^2} = f(x+1) + f(x-1) - 2f(x) \quad (2.13)$$

为了和一阶差分对比，图 2-23 显示了二阶差分在和图 2-22 相同的一维离散函数上的响应。可以看到在灰度值没有变化的区域，二阶差分值响应为 0，这个和一阶差分相同；在两个边界部分，二阶差分也都会有响应，和一阶差分不同的是二阶差分只在边界的起始位置和结束位置各有一个脉冲（方向相反），而在"缓变边界"中间部分依然响应为 0。二阶差分在边界的起始位置和结束位置这两个方向的脉冲值符号相反，中间理论上必然存在一个差分值为 0 的二阶差分点，这个特点也被称为二阶差分在边界上具有"过 0 效应"。

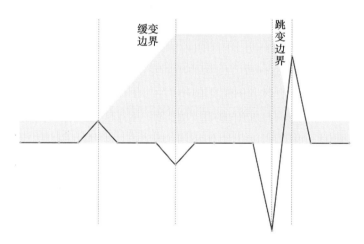

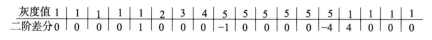

图 2-23 二阶差分响应示例

从上述分析可以看出，一阶差分和二阶差分都可以用来检测数字图像中的边界。现实世界中物体之间的边界是清晰明确的，但在成像中由于成像过程的光照环境和环境设备等影响，数字图像中物体的边界往往是一个缓变的边界。用一阶差分进行检测会获得一个比较宽的边界，而二阶差分由于在边界起始和结束部分各有一个方向相反的脉冲，因此可以利用二阶差分的"过 0 效应"，将中间的过 0 点作为检测的精确边界位置。找到图像的边界之后将其突出显示出来，就完成了图像的锐化，从而提升图像的视觉效果。

2. 一阶差分锐化

前面提到，一维连续函数的求导对应于一维离散函数的差分。在二维情况下，已知二维连续函数可以用梯度来描述二维函数在某点值的最大变化程度和方向，梯度计算公式为：

$$grad(f) = \begin{bmatrix} g_x \\ g_y \end{bmatrix} = \begin{bmatrix} \dfrac{\partial f}{\partial x} \\ \dfrac{\partial f}{\partial y} \end{bmatrix}$$

任意一点 (x,y) 梯度的幅值 $M(x,y)$ 可以用下面的公式求得：

$$M(x,y) = \sqrt{g_x^2 + g_y^2} \qquad (2.14)$$

为了简化计算，在实际应用中常常用两个偏导数的绝对值之和作为梯度的幅值，即有：

$$mag(x,y) \approx |g_x| + |g_y| \qquad (2.15)$$

同样，离散情况下的二维函数（即图像）也可以用梯度的幅值来对图像的灰度值变化程度进行描述，只不过这时候的求偏导变成了在两个方向上求差分。

$$\dfrac{\partial f}{\partial x} = f(x+1,y) - f(x,y) \qquad (2.16)$$

$$\dfrac{\partial f}{\partial y} = f(x,y+1) - f(x,y) \qquad (2.17)$$

可以用图 2-24 所示的模板来进行滤波实现差分。其中图 2-24a 和图 2-24b 分别对应式（2.16）和式（2.17）。

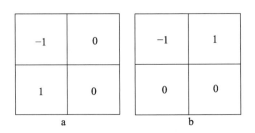

图 2-24　图像的一阶差分模板

计算出 $f(x,y)$ 两个方向的差分后，可以用式（2.14）或者式（2.15）计算出该点的梯度值，然后作为梯度图像 $g(x,y)$ 的值，对 f 中每一个像素点进行计算获得梯度的幅值，最后可以生成一个梯度图像 g。

和上述差分方式类似的一阶差分还有 Roberts 交叉梯度算子（Roberts cross-gradient operators），模板如图 2-25 所示。该算子的特点是多引入了一个像素点进行计算。

−1	0
0	1

a

0	−1
1	0

b

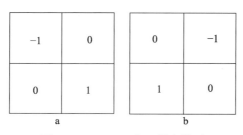

图 2-25　Roberts 交叉梯度算子

直接差分或者 Roberts 交叉梯度算子计算梯度都不具有旋转不变特性。在数字图像处理中，所谓的旋转不变是指将图像旋转后（数字图像通常以 45°或者 90°作为旋转增量）进行某种计算的结果与对图像进行处理后的结果进行旋转是等效的。相比于连续二维函数的梯度值计算，离散二维函数的梯度值计算用直接差分法或者 Roberts 交叉梯度算子来实现都不是特别完美。为了获得各向同性的计算属性，人们又提出了一些改进的一阶差分模板，比较常用的有 Sobel 算子，其计算模板见图 2-26。

−1	−2	−1
0	0	0
1	2	1

a

−1	0	1
−2	0	2
−1	0	1

b

图 2-26　Sobel 算子

注意，差分计算的模板系数总和为 0，这是要保证在处理灰度值均一的图像时，差分计算输出结果也为 0。

Sobel 算子计算偏导数都采用了 3 × 3 的模板，每次运算时把待处理的像素和模板的中心对齐即可。利用 Sobel 算子计算得出的差分值再通过式（2.14）或者式（2.15）计算梯度值得到梯度图像，这种方法是旋转不变的（以 90°作为旋转增量）。

图 2-27 是一个 3 × 3 的图像区域，单元格中的标记为该点的灰度值，中心点灰度值为 r_5。

r_1	r_2	r_3
r_4	r_5	r_6
r_7	r_8	r_9

图 2-27　一个 3×3 的图像区域

基于图 2-27，用 Sobel 算子的计算公式如下：

$$g_x = (r_7 + 2r_8 + r_9) - (r_1 + 2r_2 + r_3)$$
$$g_y = (r_3 + 2r_6 + r_9) - (r_1 + 2r_4 + r_7)$$

根据式（2.15）可以计算出 r_5 所在位置的梯度值 $mag(x, y)$，最后形成图像的梯度图。

图 2.28 显示了一幅图像的原图（a）及其 Sobel 算子在 x 方向（b）和 y 方向（c）求得的结果。可以看到，g_x 可以检测出图像中的横向的边界，但无法检测到竖向的边界。而 g_y 恰好相反。图 2-28（d）是依据式（2.14）生成的最后梯度图。可以看到，Sobel 算子可以检测到所有的边界。

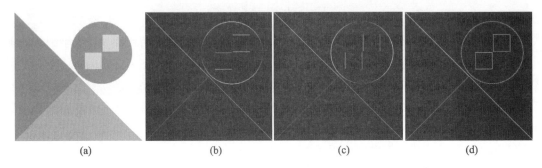

图 2-28 Sobel 算子计算梯度示例

图 2-28 也展示了一阶差分算子处理图像的特点，图像中灰度值比较均匀的地方，梯度值很小或者为 0，基本显示为黑色，而图像中灰度变化比较剧烈的地方，梯度值也会很大，在梯度图上高亮显示。

如果将图像旋转 90°的倍数，再用 Sobel 算子计算出 r_5 所在位置的梯度值不会改变，因此 Sobel 算子具有旋转不变性（以 90°作为旋转增量）。Sobel 算子的特点是给对角位置的像素和中间位置的像素不一样的权重，中间位置的权重要大一些，这样有一定的噪声抑制作用。

还有一种比较常用的一阶差分的实现叫 Prewitt 算子，其实现模板如图 2-29 所示。

-1	-1	-1
0	0	0
1	1	1

-1	0	1
-1	0	1
-1	0	1

图 2-29 Prewitt 算子

对图 2-27 所示图像区域的中心点（r_5 所在位置）分别进行两个方向的偏导数：

$$g_x = (r_7 + r_8 + r_9) - (r_1 + r_2 + r_3)$$
$$g_y = (r_3 + r_6 + r_9) - (r_1 + r_4 + r_7)$$

最后再根据式（2.15）计算梯度图像。将 Sobel 算子稍作改变就可以计算图像的 Prewitt 梯度图。对比可以发现，两者检测图像的边界能力差别很小，但是和 Sobel 算子相比，Prewitt 算子具有更好的旋转不变特性（以 45°作为旋转增量）。

【例 2-9】 图 2-30 是一幅人眼睛的 CT 图片，用一阶差分算子进行处理并进行对比。

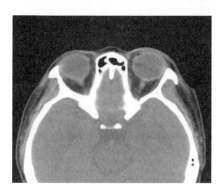

图 2-30 头部 CT 图

直接应用前述的一阶差分处理方法分别对图像进行处理获得梯度如图 2-31 所示，可以看到这些差分算子都可以获得图像中的边界信息，相对来说，Sobel 算子和 Prewitt 获得的信息要更强一些，因此有更好的视觉效果。

为了达到图像增强的目的，在实际应用中，经常把用差分处理的结果和原图进行叠加，这种通过图像处理技术使得图像的边界更加清晰的操作称为图像锐化。锐化后的图像一般有更好的视觉效果，便于医生快速做出更加准确的诊断。图 2-32 显示了原图（a）和叠加了 Sobel 梯度图的效果（b），锐化后的图像有更好的视觉效果，各个器官的边界更加清晰，一些小的局部细节也凸显出来。

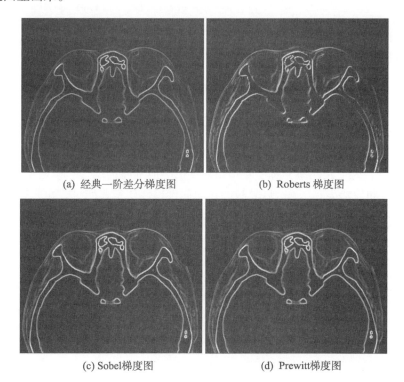

图 2-31 一阶差分梯度图

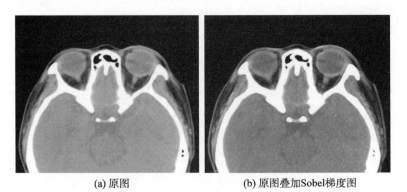

(a) 原图　　　　　　　　(b) 原图叠加Sobel梯度图

图 2-32　一阶差分结果叠加到原图实现图像锐化的效果

3. 二阶差分锐化

如 2.4.1 节开始部分所述，二阶差分可以实现图像的锐化，其定义如式（2.13）。把式（2.13）拓展到二维变为：

$$\nabla^2 f = \frac{\partial^2 f}{\partial x^2} + \frac{\partial^2 f}{\partial y^2} \tag{2.18}$$

离散情况下，公式中的两个偏导数分别为：

$$\frac{\partial^2 f}{\partial x^2} = f(x+1, y) + f(x-1, y) - 2f(x, y) \tag{2.19}$$

$$\frac{\partial^2 f}{\partial y^2} = f(x, y+1) + f(x, y-1) - 2f(x, y) \tag{2.20}$$

公式（2.18）也被称为拉普拉斯算子。由于求导和差分都是线性操作，所以拉普拉斯算子是一个线性算子，其离散形式定义为：

$$\nabla^2 f = f(x+1, y) + f(x-1, y) + f(x, y+1) + f(x, y-1) - 4f(x, y) \tag{2.21}$$

依据式（2.21）可以设计出基本的拉普拉斯算子模板如图 2-33（a）所示。

经典拉普拉斯算子是由当前点和其 4 邻域进行差分运算，是 90°旋转各向同性的。在实际应用中也可以用图 2-33（b）这种变形方式，这种变形的拉普拉斯算子同时考虑了 4 邻域和 D 邻域的差分，为了保证差分算子对均匀灰度值响应为 0 的属性，模板中心系数变成–8，整个模板的系数和依然为 0。改进后模板的各向同性属性比经典的拉普拉斯算子要好一些，是 45°旋转各向同性的。

0	1	0
1	–4	1
0	1	0

(a)

1	1	1
1	–8	1
1	1	1

(b)

图 2-33　拉普拉斯算子

和一阶差分算子类似，二阶差分算子可以用来检测图像中灰度值变化的区域，但从 2.4.1 节开始部分的分析也可以看出，二阶差分算子只在"缓变的边界"起始位置和结束位置有响应，而大多数数字图像中边界都是"缓变"的，因此用二阶差分算子往往在边界处会检测到两条边界线。图 2-34 是对图 2-30 的 CT 图像用经典拉普拉斯算子处理的结果。和前述图 2-31 的一阶差分梯度图相比，可以看到一阶差分算子在大的轮廓边界处是一个高亮的粗实线，而拉普拉斯算子因为在边界的两侧起始和结束处有响应，呈现出"双线"边界。

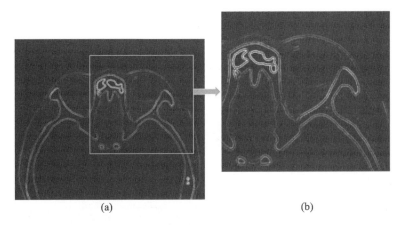

图 2-34　拉普拉斯差分结果和局部放大

为了达到增强图像的目的，一般会把拉普拉斯差分的结果叠加到原图上，从而实现边界位置的突出显示，即锐化图像。根据式（2.19）和式（2.20）可知在二阶差分时把模板中线位置（对应图像中当前处理点的位置）的系数定义为了负值，如果要和原图叠加，模板上中心点的系数应该是正值才能达到叠加的效果。因此图 2-33 的算子，可以调整为中心为正值，而邻域的系数为负值，如图 2-35（a）所示，图 2-35（b）为对应的 8 邻域差分模板。这样，拉普拉斯差分的结果叠加到原图的过程可以用公式表示为：

$$g(x,y) = f(x,y) + \nabla^2 f(x,y) \tag{2.22}$$

因为拉普拉斯算子为线性运算，用图 2-35（a）所示的 4 邻域差分拉普拉斯算子对图像增强的具体公式为：

$$g(x,y) = 5f(x,y) - f(x+1,y) - f(x-1,y) - f(x,y+1) - f(x,y-1) \tag{2.23}$$

0	−1	0
−1	4	−1
0	−1	0

(a)

−1	−1	−1
−1	8	−1
−1	−1	−1

(b)

图 2-35　中心值调整为正值的拉普拉斯算子

同理,用 8 邻域差分模板按照式(2.22)进行图像增强的可描述为:

$$g(x,y) = 10f(x,y) - \sum_{s=-1}^{1}\sum_{t=-1}^{1} f(x+s, y+t) \qquad (2.24)$$

其中 $s = -1, 0, 1$;$t = -1, 0, 1$

注意式(2.24)中 $\sum_{s=-1}^{1}\sum_{t=-1}^{1} f(x+s, y+t)$ 包含了一个 $f(x, y)$,所以被减数部分应该是 $10f(x, y)$ 而不是 $9f(x, y)$。

【例 2-10】 二阶差分图像锐化实例

依据式(2.24)对图 2-30 头部 CT 图进行锐化增强。因为拉普拉斯算子对噪声比较敏感,所以可以先用均值滤波器对其进行滤波,对图像细节进行平滑,抑制噪声同时保持图像内部大的边界轮廓。然后采用图 2-35(b)的模板求得拉普拉斯差分图,再和原图进行图像相加运算便可以得到拉普拉斯锐化结果。为了能更加清晰地看到锐化前后的差异,图 2-36(a)和图 2-36(b)分别展示了原图和拉普拉斯锐化增强图的放大局部。可以看到,图像中原有的均质部分内容基本保持不变,而边界部分有所增强,获得了更好的视觉效果。

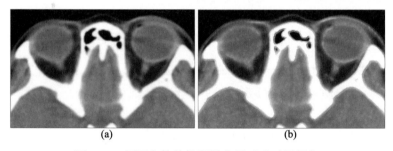

图 2-36 原图和拉普拉斯锐化图对比(局部)

上述过程的实现代码如下:

```
import numpy as np
import matplotlib.pyplot as plt
import ztools as zt
def laplacian(f, kernal = None):
    x=kernal
    if kernal==Noner:
        x=(0.1,0.1, -4,1,0.1,0)  #默认经典 laplacian
    n=int(np.sqrt(len(x)))
    knl=np.array(x).reshape(n,n)  #生成模板
    return zt.filter2D(f, knl)
fname ='headeyes.jpg'#色彩深度为 8 位的灰度图
f = Image.open(fname)
fary = np.asarray(f)
fary = zt.filter2D(fary,np.array(9*(1/9,)).reshape(3,3))
knl = (-1, -1,-1, -1, 8, -1, -1, -1, -1)  #拉普拉斯算子
g = np.abs(fary + laplacian(fary,knl))  #叠加
```

```
g = np.clip(g,0,255) #灰度范围[0,255]
rows = 1; cols = 2
fig, axs = plt.subplots(rows, cols) #获得画布和坐标轴
axs[0].imshow(fary,cmap='gray') #原图
axs[1].imshow(g,cmap='gray') #增强图
```

2.2 图像的频域增强

在前面 2.1.3 节 "图像的空域滤波"部分提到，"滤波"这个词来自于图像的频率域，表示滤除图像中某一个频率范围的信息而实现图像的增强。实际上，前面学习的空域滤波模板，如果从图像的频率域进行分析，可以更直观地解释各种模板的图像增强效果。要在频率域对图像进行增强，首先要将图像转换到频率域。

2.2.1 图像的傅里叶变换

1. 傅里叶变换的概念

数学上可以证明，任意周期函数可以由不同频率的正弦和余弦函数的加和并乘以一个系数来表示，这个表示结果称为傅里叶级数（Fourier series）；如果某函数不是周期函数，只要其下方的面积是有限的，此函数也可以用一系列正弦和余弦函数的和并乘以一个权重函数来表示，这个表示过程称为傅里叶变换（Fourier transform）。傅里叶级数和傅里叶变换都是可逆的，即可以通过逆操作而重新获得原来的函数，而不丢失任何信息。在图像处理领域，需要处理的对象（图像）往往是幅值有限且可以用一个非周期函数来表示，因此我们重点来讨论傅里叶变换。简单起见，先从一维连续函数开始。

连续函数 $f(x)$ 的傅里叶变换定义为：

$$\mathcal{F}\{f(x)\} = \int_{-\infty}^{\infty} f(x)e^{-j2\pi\mu x}dx \qquad (2.25)$$

傅里叶变换后原来的自变量 x 因为积分而消除，上式变成一个关于连续变量 u 的函数：

$$\mathcal{F}\{f(x)\} = \int_{-\infty}^{\infty} f(x)e^{-j2\pi u x}dx = F(u)$$

通过傅里叶逆变换，可以再把 $F(u)$ 转换为 $f(x)$：

$$f(x) = \mathcal{F}^{-1}\{F(u)\} = \int_{-\infty}^{\infty} F(u)e^{j2\pi u x}du \qquad (2.26)$$

【例 2-11】对于函数 $f(x) = \begin{cases} C & -\dfrac{T}{2} \leqslant x \leqslant \dfrac{T}{2} \\ 0 & \text{其他} \end{cases}$，其傅里叶变换的结果为：

$$F(u) = \mathcal{F}\{f(x)\} = \int_{-\infty}^{\infty} f(x)e^{-j2\pi u x}dx = \int_{-\frac{T}{2}}^{\frac{T}{2}} Ce^{-j2\pi u x}dx = \frac{C}{j2\pi u}(e^{j\pi uT} - e^{-j\pi uT}) = C\frac{\sin(\pi uT)}{\pi u}$$

可以看到原函数 $f(x)$ 是一个关于原点对称的"矩形"区域，傅里叶变换后 $F(u)$ 为一个偶函

数，变换前后的图形分别为图 2-37（a）和图 2-37（b）。其中图 2-37（b）所示的函数称为 sinc 函数。

从上例也可看出，空域"矩形"的宽度 T 和频域的波峰宽度成反比关系，反之亦然，这个特性在后续频域滤波部分会多次观察到。

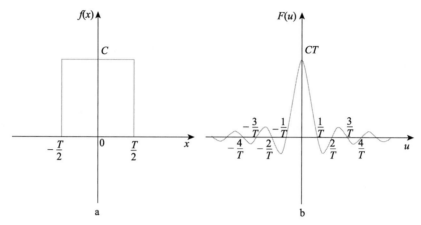

图 2-37 "矩形"函数 $f(x)$ 及其傅里叶变换结果

由于计算机只能处理有限长度的离散数据，因此对于有限长度且有限幅值的离散实函数 $f(x)$，参照式（2.25）可定义离散傅里叶变换（discrete fourier transform，DFT）如下：

$$F(u) = \mathcal{F}\{f(x)\} = \sum_{x=0}^{M-1} f(x) e^{\frac{-j2\pi ux}{M}} \quad (2.27)$$

参照式（2.26）定义离散反傅里叶变换（inverse discrete fourier transform，IDFT）：

$$f(x) = \mathcal{F}^{-1}\{F(u)\} = \frac{1}{M} \sum_{u=0}^{M-1} F(u) e^{\frac{j2\pi ux}{M}} \quad (2.28)$$

其中 x 和 u 取值范围为 $0,1,2,\cdots,M-1$，$f(x)$ 为某一维函数的在 $0,1,2,\cdots,M-1$ 区间的一个抽样。

可以证明离散傅里叶变换对总是存在的。在实际应用中要处理的对象基本都是实函数，而傅里叶变换后的结果往往是复函数，因此傅里叶变换的结果也可以写成：

$$F(u) = R(u) + jI(u) \quad (2.29)$$

其中 $R(u)$ 和 $I(u)$ 分别代表 $F(u)$ 的实部和虚部，也可以表示成极坐标形式：

$$F(u) = |F(u)| e^{j\varphi(u)} \quad (2.30)$$

其中 $|F(u)| = \sqrt{R^2(u) + I^2(u)}$，称为频谱（frequency spectrum）。一般情况下，傅里叶变换的结果都是复数，人们常采用频谱（实数表示）来描述或显示傅里叶变换结果。

$\varphi(u)$ 为相位角，其值等于：

$$\varphi(u) = \arctan \frac{I(u)}{R(u)} \quad (2.31)$$

2. 二维离散傅里叶变换

一幅大小为 $M \times N$ 数字图像可以看作一个二维离散函数 $f(x,y)$，其中 $x = 0,1,2,\cdots M-1$，

$y = 0,1,2,\cdots N-1$。参照式（2.27）和式（2.28），容易写出二维离散傅里叶变换对，从而实现图像空间域和频率域的相互转换：

$$F(u,v) = \mathcal{F}\{f(x,y)\} = \sum_{x=0}^{M-1}\sum_{y=0}^{N-1} f(x,y) e^{-j2\pi\left(\frac{ux}{M}+\frac{vy}{N}\right)} \tag{2.32}$$

$$f(x,y) = \mathcal{F}^{-1}\{F(u,v)\} = \frac{1}{MN}\sum_{u=0}^{M-1}\sum_{v=0}^{N-1} F(u,v) e^{j2\pi\left(\frac{ux}{M}+\frac{vy}{N}\right)} \tag{2.33}$$

二维离散傅里叶变换有一些重要的性质，掌握这些性质有助于在进行实际应用中对变换结果的理解和解释。

（1）可分离性：指二维傅里叶变换可以看作分别在两个维度上单独进行一维傅里叶变换，即式（2.32）和式（2.33）可以写成：

$$F(u,v) = \sum_{x=0}^{M-1} e^{\frac{-j2\pi ux}{M}} \sum_{y=0}^{N-1} f(x,y) e^{\frac{-j2\pi vy}{N}} \tag{2.34}$$

$$f(x,y) = \frac{1}{MN}\sum_{u=0}^{M-1} e^{\frac{j2\pi ux}{M}} \sum_{v=0}^{N-1} F(u,v) e^{\frac{j2\pi vy}{N}} \tag{2.35}$$

根据分离性可知，一幅图像的二维傅里叶变换可以通过两个维度上依次进行一维傅里叶变换来实现。例如先进行 y 方向的变换：
$F_y(x,v) = \sum_{y=0}^{N-1} f(x,y) e^{\frac{-j2\pi vy}{N}}$，再进行 x 方向的变换获得最终结果：

$$F(u,v) = \sum_{x=0}^{M-1} F_y(x,v) e^{\frac{-j2\pi ux}{M}}$$

（2）平移性质：指在空域乘以指数，相当于在频域的中心点移动；在空域的中心点移动相当于在频域乘以指数。

$$f(x,y) e^{j2\pi\left(\frac{u_0 x}{M}+\frac{v_0 y}{N}\right)} \Leftrightarrow F(u-u_0, v-v_0) \tag{2.36}$$

$$f(x-x_0, y-y_0) \Leftrightarrow F(u,v) e^{-j2\pi\left(\frac{x_0 u}{M}+\frac{y_0 v}{N}\right)} \tag{2.37}$$

其中 $A \Leftrightarrow B$ 表示 A 和 B 是一对傅里叶变换对。

（3）旋转性质：指在空域极坐标中函数 $f(r,\theta)$，旋转角度为 θ_0，相当于在频域的相位角旋转角度为 θ_0。

$$f(r, \theta+\theta_0) \Leftrightarrow F(\omega, \theta+\theta_0) \tag{2.38}$$

其中 $x = r\cos\theta, y = r\sin\theta, u = \omega\cos\theta, v = \omega\sin\theta$。

（4）周期性：二维离散傅里叶变换和反变换具有周期性，对于任意整数 a 和 b，有：

$$F(u,v) = F(u+aM, v) = F(u, v+bN) = F(u+aM, v+bN) \tag{2.39}$$

以 $F(u+aM, v)$ 为例，根据式（2.27）可知：

$$F(u+aM,v) = \sum_{x=0}^{M-1}\sum_{y=0}^{N-1} f(x,y) e^{-j2\pi\left(\frac{(u+aM)x}{M}+\frac{vy}{N}\right)} = \sum_{x=0}^{M-1}\sum_{y=0}^{N-1} f(x,y) e^{-j2\pi\left(\frac{ux}{M}+\frac{vy}{N}+ax\right)} =$$

$$\sum_{x=0}^{M-1}\sum_{y=0}^{N-1} f(x,y) e^{-j2\pi\left(\frac{ux}{M}+\frac{vy}{N}\right)} e^{-j2\pi ax}$$

因为 a,x 均为整数，根据欧拉公式，$e^{-j2\pi ax}=1$，所以上式变为：

$$= \sum_{x=0}^{M-1}\sum_{y=0}^{N-1} f(x,y) e^{-j2\pi\left(\frac{ux}{M}+\frac{vy}{N}\right)} = F(u,v)$$

傅里叶变换的周期性说明，只需要频域内的一个周期的 $F(u,v)$ 就可以完全确定 $f(x,y)$。同理可知反傅里叶变换也具有周期性，即有：

$$f(x,y) = f(x+aM,y) = f(x,y+bN) = f(x+aM,y+bN) \tag{2.40}$$

（5）卷积定理：指在空域中的两个函数的卷积相当于两个函数分别进行傅里叶变换后在频域的乘积。

$$f(x,y)*h(x,y) \Leftrightarrow F(u,v)H(u,v) \tag{2.41}$$

$$f(x,y)h(x,y) \Leftrightarrow F(u,v)*H(u,v) \tag{2.42}$$

其中 $f(x,y) \Leftrightarrow F(u,v)$，$h(x,y) \Leftrightarrow H(u,v)$

【例 2-12】已知二维离散函数 $f(x,y) = \begin{cases} 50 & -25 \leq x \leq 25, -25 \leq y \leq 25 \\ 0 & 其他 \end{cases}$，其中 $x,y = 0,1,2,\cdots,512$。请画出图像并求其二维离散傅里叶变换。利用 Python 结合 Numpy 和 Matplotlib 模块，可以很容易画出 $f(x,y)$ 并计算出傅里叶变换后的频域图像如图 2-38 所示。注意为了便于显示，图 2-38 的频域图只显示了频谱，而且为了提升显示效果，对频谱值进行了对数转换，对数转换的原理参见【例 2-4】的解释。

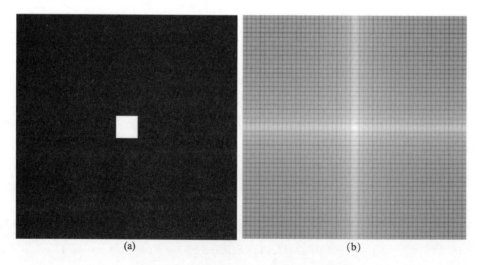

图 2-38 "矩形"图像及其傅里叶变换图

完成的代码如下:

```
import numpy as np
import matplotlib.pyplot as plt
T = 25; C = 50
M = N = 512
fx = np.zeros((M,N))
fx[M//2-T:M//2+T,M//2-T:M//2+T] = C
plt.subplot(121)
plt.imshow(fx, cmap='gray')
#二维傅里叶变换
fft_img = np.fft.fft2(fx)
fft_shift = np.fft.fftshift(fft_img)
Fu = np.abs(fft_shift)
Fu = np.log(Fu)#对数变换,提升显示效果
plt.subplot(122)
plt.imshow(Fu, cmap='gray')
plt.show()
```

上述例子实现代码采用了 Numpy 包中的傅里叶变换函数。这个函数是公式 2.27 的一个具体实现,但是采用了一些技巧,使得傅里叶变换的速度大大提高了。

3. 快速傅里叶变换

根据傅里叶变换的可分离性(式 2.34,式 2.35),二维傅里叶变换可以分解成两个一维傅里叶变换过程。现基于式(2.27)的一维傅里叶变换分析其变换过程的计算量。

空域和频域的序列长度均为 M,对于一个具体的傅里叶变换后结果 $F(u_0)$,需要做 M 次 $f(x)$ 和 $e^{-j\frac{2\pi u_0 x}{M}}$ 相乘的运算后,再做 $M-1$ 次加法。计算一个频域值的运算量在 M^1 这个级别。如果要把整个频域序列 $F(0), F(1), \cdots, F(M-1)$ 共 M 个频域值都计算出来,前述 M^1 级别的运算操作要再进行 M 次,这样进行一次完整的一维傅里叶变换的运算量在 M^2 这个级别。随着序列长度的增加,其计算量会快速增加。在二维情况下,对于一幅 $M \times N$ 的二维图像,其运算量为 $(MN)^2$,例如一幅 1 024×1 024 像素的数字图像现在很常见,其傅里叶变换的运算量为 $(1\,024 \times 1\,024)^2 \approx 1$ 万亿次,如此巨大计算量严重影响了傅里叶变换在现实中的应用。20 世纪 60 年代 Cooley 和 Tukey 提出了快速傅里叶变换(fast fourier transform,FFT),可以大大提升傅里叶变换的效率,从而使得傅里叶变换在生产生活的方方面面得到了广泛的应用。

FFT 算法的基本思想是将 $f(x)$ 按照 x 的奇偶性进行分组,然后再利用傅里叶变换的周期性和对称性来避免重复计算,通过多次迭代,实现降低计算复杂度的目标。对于式(2.27)一维离散傅里叶变换,其空域序列共有 $x = 0, 1, \cdots, M-1$ 个 $f(x)$ 值,若令 $M = 2^n = 2K$(其中 n 和 K 均为正整数),则有:

$$F(u) = \sum_{x=0}^{M-1} f(x) e^{\frac{-j2\pi ux}{2K}}, \quad u = 0, 1, \cdots, M-1$$

把序列按照 x 的取值分成偶数组和奇数组:

$$= \sum_{x=0}^{K-1} f(2x) e^{\frac{-j2\pi u(2x)}{2K}} + \sum_{x=0}^{K-1} f(2x+1) e^{\frac{-j2\pi u(2x+1)}{2K}}$$

$$= \sum_{x=0}^{K-1} f(2x) e^{\frac{-j2\pi ux}{K}} + \sum_{x=0}^{K-1} f(2x+1) e^{\frac{-j2\pi ux}{K}} e^{\frac{-j2\pi u}{2K}} \quad (2.43)$$

对于 $u=0,1,\cdots,K-1$，可令：

$$F_e(u) = \sum_{x=0}^{K-1} f(2x) e^{\frac{-j2\pi ux}{K}} \quad (2.44)$$

$$F_o(u) = \sum_{x=0}^{K-1} f(2x+1) e^{\frac{-j2\pi ux}{K}} \quad (2.45)$$

带入式（2.43）则有：

$$F(u) = F_e(u) + F_o(u) e^{\frac{-j2\pi u}{2K}} \quad (2.46)$$

式（2.46）可以计算出一半的频域序列，即当 $u=0,1,\cdots,K-1$ 的 $F(u)$ 值，对于另外一半，可以用式：

$$F(u+K) = F_e(u+K) + F_o(u+K) e^{\frac{-j2\pi(u+K)}{2K}} = F_e(u) + F_o(u) e^{\frac{-j2\pi(u+K)}{2K}}$$
$$= F_e(u) - F_o(u) e^{\frac{-j2\pi u}{2K}} \quad (2.47)$$

计算得出。注意观察对于式（2.47），其中的 $F_e(u)$ 和 $F_o(u) e^{\frac{-j2\pi u}{2K}}$ 在式（2.46）中已经计算得出，只需要再重新做减法就可以得出另外一半频域序列。

利用式（2.44）、式（2.45）、式（2.46）、式（2.47）重新分析傅里叶变换的计算量。设傅里叶变换序列长度 $M=2^n$ 时，$m(n)$ 和 $a(n)$ 分别代表转换需要的乘法运算次数和加法运算次数。

当 $n=1$ 时，$M=2^n=2K=2$，其中 $K=1$，转换序列只有 2 个点 $F(0)$ 和 $F(1)$ 需要计算。对于第 1 个点 $F(0)$ 先依据式（2.44）和式（2.45）计算 $F_e(0)$ 和 $F_o(0)$，因为 1 个抽样点的傅里叶变换就是抽样点自身，不需要进行乘法和加法运算，所以有 $F_e(0)=f(0)$，$F_o(0)=f(1)$。再根据式（2.46）做 1 次乘法运算[得到 $F_o(u) e^{\frac{-j2\pi\times 0}{2}}$]和 1 次加法运算（和 $F_e(0)$ 相加）即可算出 $F(0)$。因为 $F_e(0)$ 和 $F_o(u) e^{\frac{-j2\pi\times 0}{2}}$ 均已算出，所以依据式（2.47）做 1 次加法运算（减法和加法同类）即可计算出 $F(1)$。最后总计算量为 $m(1)=1$，$a(1)=2$。

当 $n=2$ 时，$M=2^n=2K=4$，其中 $K=2$，整个 $F(u)$ 序列共 4 个点分成 2 个部分，$F(u)$ 的前 2 个点，依据 $K=2$ 带入式（2.44）和式（2.45），对于 $u=\{0,1\}$，计算 $F_e(u)$ 需要计算量为 $m(1)$ 和 $a(1)$，计算 $F_o(u)$ 需要计算量为 $m(1)$ 和 $a(1)$，总计算量为 $2m(1)$ 和 $2a(1)$。再根据式（2.46）做 2 次乘法运算和 2 次加法运算即可算出 $F(0)$ 和 $F(1)$。依据式（2.47）做 2 次加法计算出 $F(2)$ 和 $F(3)$。所以 $n=2$ 时的转换总计算量为 $m(2)=2m(1)+2^1$，$a(2)=2a(1)+2^2$。

当 $n=3$ 时，$M=2^n=2K=8$，其中 $K=4$，整个序列可分成 2 个 4 点转换。对于

$F(0) \sim F(3)$,先分别计算转换的 $F_e(u)$ 和 $F_o(u)$,需要总计算量为 $2m(2)$ 和 $2a(2)$。再根据式(2.46)做 4 次乘法运算和 4 次加法运算即可算出 $F(0) \sim F(3)$。依据式(2.47)做 4 次加法计算出 $F(4) \sim F(7)$。所以 $n=3$ 的转换总计算量为 $m(3)=2m(2)+2^2$,$a(3)=2a(2)+2^3$。

重复上述递推过程,可知对于任意正整数 n,其傅里叶变换的点数为 $M=2^n$,则 FFT 的计算量符合如下递推公式:

$$m(n) = 2m(n-1) + 2^{n-1} \quad (2.48)$$

$$a(n) = 2a(n-1) + 2^n \quad (2.49)$$

用数学归纳法容易证明,对 $M=2^n$ 个点的序列,其 FFT 的计算量为:

$$m(n) = \frac{1}{2} M log_2 M \quad (2.50)$$

$$a(n) = M log_2 M \quad (2.51)$$

直接进行一维 DFT 的运算量在 M^2 这个级别,FFT 在 $M log_2 M$ 级别,FFT 相比 DFT 的优势可以表示为:

$$r(M) = \frac{M^2}{M log_2 M} = \frac{M}{log_2 M} \quad (2.52)$$

当 $M=1024$ 时,FFT 比 DFT 要快 102 倍,对于一幅 1024×1024 像素的数字图像,FFT 比 DFT 的速度可以提高 10 000 多倍。

4. 反傅里叶变换的计算

反傅里叶变换可以用傅里叶变换的算法来完成。对于一维反傅里叶变换式(2.28),两边同时取共轭运算,再同时乘以 M:

$$Mf^*(x) = \sum_{u=0}^{M-1} F^*(u) e^{\frac{-j2\pi ux}{M}} \quad (2.53)$$

可以看出,式(2.53)右侧就是对于 $F^*(u)$ 序列的傅里叶变换,因此反傅里叶变换可以采用 FFT 来完成。已知一个 M 点的一维傅里叶变换结果序列 $F(u)$,对其进行反傅里叶变换求解其对应 $f(x)$ 序列的计算过程为:

(1) 对 $F(u)$ 序列取共轭获得 $F^*(u)$。

(2) 对 $F^*(u)$ 序列进行 FFT。

(3) 对步骤(2)计算结果取共轭后除以 M 便可以获得反变换序列 $f(x)$。

根据傅里叶变换的可分离特性(式 2.35),二维反傅里叶变换也可以用二维 FFT 算法来实现。

2.2.2 频域滤波基础

依据卷积定理(式 2.41 和式 2.42)可知,在本章 2.1 节所用到的模板卷积方式进行图像平滑和锐化的方法,从理论上可以通过 DFT 将图像函数和模板函数转换到频域,进行简单的乘积操作，然后再 IDFT 来获得图像增强的效果。在频域对图像的增强和空域相比会更直观，更容易解释。但是需要注意的是，如要想要通过频域的乘积来实现空域的卷积操作，则需要考虑 DFT 的周期性可能会使得这种处理过程出现重叠误差（wraparound error），需要通过"零填充"（zero padding）操作来避免这种误差。

1. 零填充

对于两个有限长度 M 的离散序列，其卷积公式为：

$$h(x)*f(x)=\sum_{\tau=0}^{M-1}f(\tau)h(x-\tau) \tag{2.54}$$

如果通过卷积定理在频域实现上述操作，就需要考虑到 DFT 操作的周期性，图 2-39 左侧一列显示了序列长度为 $M=14$ 的一维离散函数和其卷积的结果。图 2-39 右侧的 $f_T(x)$ 和 $h_T(x)$ 分别表示的是左侧对应的 $f(x)$ 和 $h(x)$，但考虑了 DFT 处理时的周期性（周期为 14）。可以看到右侧 $f_T(x)*h_T(x)$ 的结果也具有周期性，理论上应该是多个左侧 $h(x)*f(x)$ 结果周期性出现，但实际上右侧 $f_T(x)*h_T(x)$ 的结果由于周期太小导致相邻周期互相影响，无法获取一个正确的卷积结果，这个现象称为重叠误差。

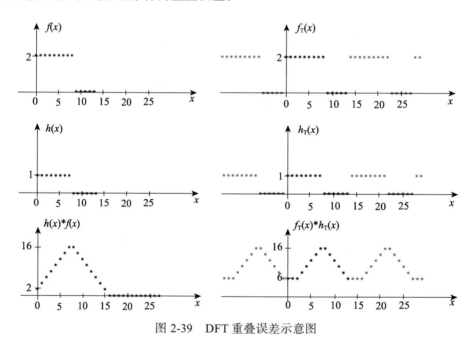

图 2-39　DFT 重叠误差示意图

解决重叠误差的方法很简单。若需要卷积的两个函数采样长度分别为 A 和 B，只需要在两个采样序列后面补充 0 使其序列长度均为 P 且满足：

$$P \geqslant A+B-1 \tag{2.55}$$

这样可以使周期足够大，从而使得 DFT 的周期性不会对卷积结果产生影响，这种在采样序列后面填充 0 的过程称为"零填充"。

图 2-39 所示的例子中的混叠误差，只需要根据 $P \geqslant A+B-1=27$，分别对 $f(x)$ 和 $h(x)$

两个序列后面填充 0 使其长度达到 27 即可获得正确的结果。

对于二维 DFT，根据式（2.34）和式（2.35）的可分离性可知，只需要在每个维度单独使用式（2.55）进行"零填充"即可。

2. 调整频域中心

根据奈奎斯特采样定理，对于一个最大频率为 u_{max} 的离散实函数 $f(x)$，设其采样频率 $f = \dfrac{1}{\Delta T}$，只要采样频率满足条件：

$$f = \frac{1}{\Delta T} > 2u_{max} \tag{2.56}$$

则从 $f(x)$ 的 DFT 结果 $F(u)$ 可以完全恢复 $f(x)$。

设 $f(x)$ 依据奈奎斯特采样定理采样，采样点个数为 M 个，采样间隔为 ΔT，则可以证明 DFT 后频域的周期为 $\dfrac{1}{\Delta T}$，在频域一个周期 $0 \sim \dfrac{1}{\Delta T}$ 内同样取 M 个采样点，频域的取样间隔 $\Delta u = \dfrac{1}{M \Delta T}$。根据式（2.56）有 $u_{max} < \dfrac{1}{2\Delta T}$，所以频域一个周期 $0 \sim \dfrac{1}{\Delta T}$ 内的 M 个采样点包含了两个背对背的半周期。图 2-40 是一个函数 DFT 前后采样间隔关系示意图。

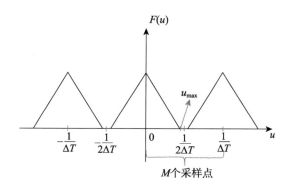

图 2-40　DFT 前后采样间隔关系示意图

为了显示方便，通常会将频域一个完整周期的坐标原点放在 M 个采样点的中间位置处，可以用 DFT 的平移特性来实现，对于式（2.27）的一维 DFT，若要将频域原点处的一个完整周期移动到 $\dfrac{1}{2\Delta T}$ 处，依据式（2.36）（只考虑一维的情况），$u_0 = \dfrac{M}{2}$，有：

$$F\left(u - \frac{M}{2}\right) \Leftrightarrow f(x) e^{j2\pi\left(\frac{Mx}{2M}\right)} = f(x) e^{j\pi x}$$

因为 x 为正整数，$e^{j\pi} = -1$，所以有：

$$F\left(u - \frac{M}{2}\right) \Leftrightarrow f(x)(-1)^x$$

数字图像处理一般都是二维情况，根据上述推导很容易将图像 DFT 频域的原点平移到频域图像中心的公式为：

$$F\left(u-\frac{M}{2},v-\frac{M}{2}\right) \Leftrightarrow f(x)(-1)^{x+y} \qquad (2.57)$$

前述图 2-38 的频谱图就是将频域原点移到频域图像中心显示的结果，此时频谱图像的中心即频域的原点，依据式（2.32），当 $u=v=0$ 时：

$$F(0,0)=\sum_{x=0}^{M-1}\sum_{y=0}^{N-1}f(x,y)=MN\frac{1}{MN}\sum_{x=0}^{M-1}\sum_{y=0}^{N-1}f(x,y)=MN\overline{f}(x,y)$$

即 $F(0,0)$ 的值为图像平均灰度值的 MN 倍，其中 $\overline{f}(x,y)$ 为原图像 $f(x,y)$ 所有像素灰度值的平均值，通常频谱的中心位置比其他位置的值要高出多个数量级，所以在频谱图一般在显示之前要进行对数转换。

3. 频域滤波

图像中缓慢变换的部分对应着频域中的低频成分，而图像中目标的边界和噪声等剧烈变化的部分往往对应着频域中的高频成分。因此在频域对图像的增强需要设计一个滤波函数 $H(u,v)$，通过 $H(u,v)$ 和 $F(u,v)$ 相乘来调整 $F(u,v)$ 的频率成分，来达到图像增强的目的。在频域滤波中，一般要求 $H(u,v)$ 和 $F(u,v)$ 具有相同的尺寸，而前面所讲到空域滤波都是用小尺寸的模板来完成卷积。这种基于图像频率成分调整的图像增强，在频域中进行设计和完成显然要更容易理解一些。

基于上述基础知识，一幅尺寸为 $M \times N$ 数字图像 $f(x,y)$ 通过频域进行增强的实现流程通常为：

（1）"零填充"图像：尺寸为 $M \times N$ 的图像 $f(x,y)$，填充后 $f_p(x,y)$ 尺寸为 $2M \times 2N$。

（2）平移中心：对 $f_p(x,y)$ 乘以 $(-1)^{x+y}$（如果要显示频谱图一般要进行平移）。

（3）变换：计算离散傅里叶变换 $F(u,v)=\mathcal{F}[f_p(x,y)]$。

（4）频域滤波：$G(u,v)=F(u,v)H(u,v)$，其中函数 $H(u,v)$ 为滤波函数，尺寸为 $2M \times 2N$，关于中心 (M,N) 对称。

（5）反变换：$g_p(x,y)=\mathcal{F}^{-1}[G(u,v)]$，如果前面第 2 步进行了中心平移，则需要平移恢复，即 $g_p(x,y)=(-1)^{x+y}\mathcal{F}^{-1}[G(u,v)]$。

（6）裁切结果：获得 $g_p(x,y)$ 的左上角 $M \times N$ 区域即为滤波结果 $g(x,y)$。

2.2.3 频域平滑

常用的用于平滑的滤波函数有理想低通滤波器、巴特沃斯低通滤波器和高斯低通滤波器。所谓"低通"指低频成分"通过"而对高频成分进行抑制。

（1）理想低通滤波器：

$$H(u,v)=\begin{cases} 1 & D(u,v) \leqslant D_0 \\ 0 & D(u,v) > D_0 \end{cases} \qquad (2.58)$$

其中 D_0 为一个正实数，$D(u,v)=\sqrt{\left(u-\dfrac{P}{2}\right)^2+\left(v-\dfrac{Q}{2}\right)^2}$，$P$ 和 Q 为待滤波的图像 $F(u,v)$ 的尺寸，通常是按照式（2.55）原则进行二维"零填充"的尺寸。显然 $H(u,v)$ 实现了对频域图像 $F(u,v)$ 半径为 D_0 的圆域外的值的抑制，将其过滤掉，只保留了圆域内的频域信息。D_0 作为滤波函数的分界值被称为截断频率。

通过编程容易实现理想低通滤波器，滤除图像中高频成分，从而实现图像的平滑。图 2-41 显示了一幅图像通过理想低通滤波器频域滤波的结果。其中图 2-41（a）为原图，图 2-41（b）、图 2-41（c）分别为截断频率 $D_0=15$ 和 $D_0=50$ 的理想低通滤波后反变换回空域的图像。图 2-41（d）为频谱图。图 2-41（e）、图 2-41（f）分别为 $D_0=15$ 和 $D_0=50$ 的理想低通滤波函数平面图。

可以看到理想低通滤波实现了图像的平滑，但观察图 2-41（b）、图 2-41（c）可以看到图像中目标边界周围有明显的"水波"样伪影，称为"振铃"效应。这是理想滤波器固有的缺点，其原理可以参照图 2-37 进行解释：理想低通滤波函数从一维角度看是一个矩形函数，而矩形函数和 sinc 函数互为变换对，频域的矩形函数滤波相当于空域 sinc 函数卷积，在空域用 sinc 函数对图像进行卷积，会产生"振铃"效果。

从原理上看理想低通滤波器的滤波效果并不"理想"，另外理想低通滤波器无法通过电子元器件来实现，因此在实际应用中很少使用。

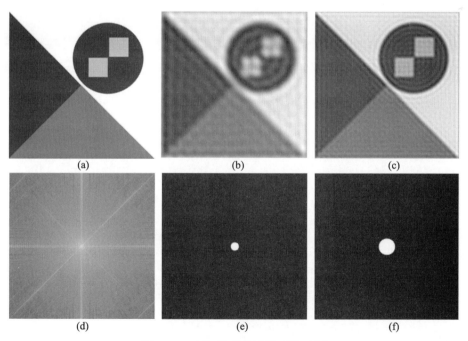

图 2-41　理想低通滤波器平滑示例

上述图像的傅里叶变换、理想低通滤波器滤波后再反变换回空域的参考代码如下：

```
import numpy as np
```

```python
import matplotlib.pyplot as plt
from PIL import Image
#读入待处理图像
fname ='edges.jpg'#色彩深度为8位的灰度图
fxy = Image.open(fname)
fxy = np.asarray(fxy)  #把image转为ndarray
plt.subplot(221)
plt.imshow(fxy, cmap='gray')
#获得频域图像 Fuv
Fuv = np.fft.fft2(fxy) #二维傅里叶变换
Fuv = np.fft.fftshift(Fuv)  #把原点移到图像中心
tmp = np.abs(Fuv) #获得频谱
Fuvlog = np.log(tmp)#对数变换获得更好的显示效果
plt.subplot(222)
plt.imshow(Fuvlog, cmap='gray')
#1. 理想低通滤波函数
def ILPF(shape, d0):
    rows, cols = shape
    center = int(rows/2), int(cols/2)
    Huv = np.zeros(shape)
    x, y = np.ogrid[:rows, :cols]
    Huv[(x-center[0])**2+(y-center[1])**2 <= d0*d0] = 1
    return Huv
#生成二维频域滤波函数 Huv
Huv = ILPF(Fuv.shape, d0=30)
plt.subplot(223)
plt.imshow(Huv, cmap='gray')  #显示滤波函数图
#进行频域滤波
Gu = Fuv*Huv
#反变换回空域获得滤波后图像 fxyNew
fxyNew = np.fft.ifft2(Gu)
plt.subplot(224)
plt.imshow(np.abs(fxyNew), cmap='gray')
plt.show()
```

上述代码中使用了 Numpy 包中的快速傅里叶变换函数和反变换函数，这些函数内部已经集成了前述的"零填充"和"裁切"过程。

（2）巴特沃斯低通滤波器：理想低通滤波器之所以产生"振铃"效应是因为其截断频率处过于陡峭，巴特沃斯滤波器的设计就充分考虑了截断频率处平滑过渡，从而改善平滑效果。巴特沃斯低通滤波函数可以用式（2.59）来表示。

$$H(u,v) = \frac{1}{1+\left[\frac{D(u,v)}{D_0}\right]^{2n}} \qquad (2.59)$$

其中 $D(u,v)$ 和公式中意义相同，而 D_0 由于曲线是光滑过渡，截断频率一般人为定义为

$H(u,v)$ 最大值的一半,即式(2.59)中 $H(u,v)=\dfrac{1}{2}$,此时有 $D(u,v)=D_0$。图 2-42 显示了和图 2-41(a)同样的一幅图像,在频域用巴特沃斯低通滤波器取参数 $n=2$ 的滤波结果。其中图 2-42(a)为原图,图 2-42(b)、图 2-42(c)分别为截断频率 $D_0=15$ 和 $D_0=50$ 的巴特沃斯低通滤波后反变换回空域的图像。图 2-42(d)为频谱图。图 2-42(e)、图 2-42(f)分别为 $D_0=15$ 和 $D_0=50$ 的巴特沃斯低通滤波函数平面图。

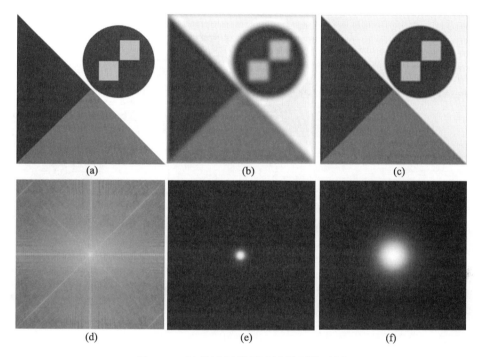

图 2-42 巴特沃斯低通滤波器平滑示例

和前面的理想低通滤波效果相比,同样的截断频率巴特沃斯低通滤波效果明显要好。从图 2-42(e)、图 2-42(f)可以看出,$H(u,v)$ 的截断频率处是平滑过渡的。

上述巴特沃斯滤波过程的实现可以参考前述的理想低通滤波过程代码来实现,只需要将其中的理想低通滤波函数更换为巴特沃斯滤波函数:

```
#2.巴特沃斯低通滤波函数
def BLPF(shape,d0,n=2):
    rows, cols = shape
    x, y = np.ogrid[:rows, :cols]
    Huv = 1/(1+(np.sqrt((x-rows/2)**2+(y-cols/2)**2)/d0)**(2*n))
    return Huv
```

巴特沃斯低通滤波的参数 n 决定着滤波器的光滑程度。图 2-43(a)显示了不同的参数 n 时滤波函数的图形。可以看到随着 n 值的增大,滤波函数逐渐变得陡峭,波形开始接近理想低通滤波器的波形。根据前述理想低通滤波器的分析,可以推测在 n 值变得很大时,图像可能会出现"振铃"效应。图 2-43(b)显示了 $n=20$($D_0=10$)时的频域滤波函数平面图,

图 2-43（d）为图 2-43（b）过中轴线截面图，可以看到其函数波形和理想低通滤波器已经非常接近。图 2-43（c）为图 2-43（b）所示频域滤波函数反傅里叶变换变换到空域的对应函数平面图，图 2-43（e）为图 2-43（c）的中轴线截面波形，可以看到当巴特沃斯低通滤波函数的 n 值很大时，对应的空域的图形是一个类似图 2-37（b）的 sinc 函数波形，在空域用这样的波形设计模板进行卷积，会出现和理想低通滤波器类似的"振铃"效应。图 2-43（f）显示了 $n=20$ 时巴特沃斯低通频域滤波后的空域效果图，仔细观察可以看到图中的对象边界周围也出现了"振铃"效应。

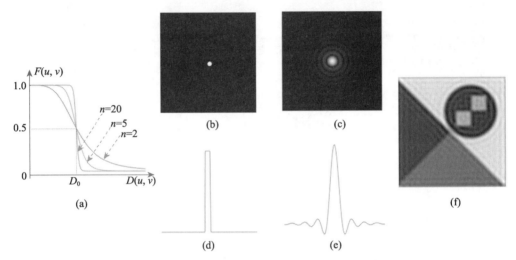

图 2-43　巴特沃斯低通滤波器参数 n 变化时的频率响应

（3）高斯低通滤波器：高斯低通滤波器也是一种常见的低通滤波器，二维高斯低通滤波器公式如下。

$$H(u,v) = e^{-\frac{D^2(u,v)}{2D_0^2}} \quad (2.60)$$

高斯低通函数的滤波效果和 n 值较小的巴特沃斯低通滤波器相似，具有很好的平滑效果。可以证明高斯滤波函数的频域和空域的波形函数均为高斯函数，两者波形区别如前述【例 2-11】所描述的，频域和空域波峰宽度成反比关系，频域波峰越窄，空域波峰越宽。据此可以推测，D_0 越小意味着更窄的频域波峰，则在空域将获得更宽的波形，意味着空域卷积时要纳入更多的邻域像素，因此图像会变得更加模糊。

高斯低通滤波的效果和前面 2.1.3 节提到的均值滤波平滑类似。图 2-44 显示了对于 2.1.3 节图 2-19 的细胞图用高斯低通滤波处理的结果。最上层为原图，中间矩形框内从左到右分别是 $D_0=100$ 时高斯低通滤波函数图像、对应的空域模板图像（反傅里叶变换）和频域滤波后的空域结果。下方矩形框内是 $D_0=2$ 时的情形。

可以看到，$D_0=100$ 时，非常大的截止频率意味着频域的低频和大部分高频成分都得以保留，只有极高的频率成分被抑制。从平滑效果来看，只有少量噪点位置变得平滑，整体结果和原图几乎没有差异。参照对应的空域模板函数（依然为高斯函数），可以设计出类似图 2-45 空域卷积模板：

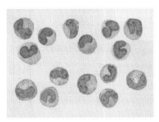

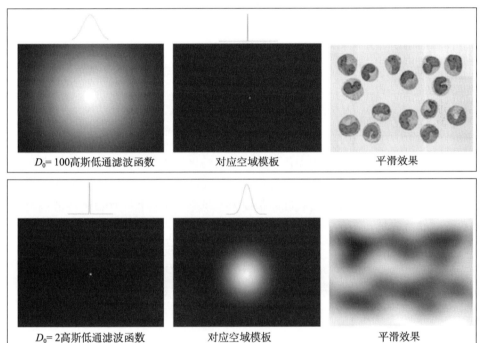

图 2-44　高斯低通滤波器频域滤波

$$\frac{1}{16} \times \begin{array}{|c|c|c|} \hline 1 & 2 & 1 \\ \hline 2 & 4 & 2 \\ \hline 1 & 2 & 1 \\ \hline \end{array}$$

图 2-45　基于高斯低通滤波函数设计的空域卷积模板

此模板滤波效果和 2.1.3 节学习的空域均值滤波效果相当，区别在于其设计参考了高斯函数的波形，根据模板单元距离模板中心的位置不同而赋予不同的权重，中心位置权重最大，权重值随着距离中心的距离增加呈指数衰减，在空域这样的模板称为加权均值滤波模板。参照频域的滤波函数反傅里叶变换到空域的函数波形来进行空域滤波模板设计，可以更好地从理论上解释空域滤波原理。

图2-44最下方的矩形框内是$D_0=2$时的高斯低通滤波，频域滤波函数是一个很窄的波峰，绝大多数高频成分被抑制。反变换到空域时，对应的空域高斯函数波峰宽度和频域成反比，因此空域加权均值滤波模板尺寸会变得更大，覆盖更大的邻域，从平滑效果来看，图像会变得更加模糊。图2-44下方矩形框内最右侧图像证实了这一点。

高斯低通滤波的实现函数代码如下，将其更换到前述理想低通滤波过程实现的代码中即可实现高斯低通滤波。

```
#3. 高斯低通滤波函数
def GLPF(shape, d0):
    rows, cols = shape
    x, y = np.ogrid[:rows, :cols]
    duv = np.sqrt((x-rows/2)**2+(y-cols/2)**2)
    Huv = np.exp(-duv**2/(2*d0**2))
    return Huv
```

2.2.4 频域锐化

理解了通过频域低通滤波实现图像平滑，频域锐化将变得非常简单。从理论上讲，只需要用1减去前述的低通滤波函数就可以得到对应的高通滤波函数，通过高通滤波函数在频域和图像相乘进行滤波，再反变换回空域而实现图像锐化。三种常见的高通滤波函数如下：

理想高通滤波函数：

$$H(u,v)=\begin{cases}0 & D(u,v)<D_0\\1 & D(u,v)\geqslant D_0\end{cases} \qquad (2.61)$$

其中D_0和$D(u,v)$的定义和式（2.58）理想低通滤波函数相同。

巴特沃斯高通滤波函数：

$$H(u,v)=1-\frac{1}{1+\left[\frac{D(u,v)}{D_0}\right]^{2n}}=\frac{1}{1+\left[\frac{D_0}{D(u,v)}\right]^{2n}} \qquad (2.62)$$

高斯高通滤波函数：

$$H(u,v)=1-e^{-\frac{D^2(u,v)}{2D_0^2}} \qquad (2.63)$$

高通滤波的本质是抑制图像低频成分而保留高频成分，因此其处理结果和2.1.4节的图像锐化效果类似：对图像的边界或者噪点等剧烈变化位置有较强的响应，而图像中缓慢变换或者均值区域输出基本为0。参考2.2.3节的频域低通滤波实现代码，可以实现常见的图像高通滤波。

图2-46（a）为一幅头部CT图，按照式（2.63）进行高斯高通滤波（$D_0=50$）后在空域再进行取反运算的结果如图2-46（b）所示。可以看到图像中的快速变化部分（主要是对象的边界）被检测出来。

需要注意的图2-46（b）下边界的黑线，是傅里叶变换时采用"零填充"操作引起的。在实际应用中应该对图像四周边界的处理结果结合实际情况进行取舍。

三种常见的高通滤波函数的代码实现仿照其对应的低通滤波函数代码可以很容易完成。上例中的高斯高通滤波函数代码如下：

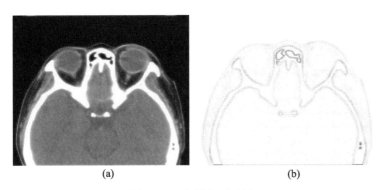

图 2-46　高斯高通滤波

```
#4. 高斯高通滤波函数
def GHPF(shape, d0):
    rows, cols = shape
    x, y = np.ogrid[:rows, :cols]
    duv = np.sqrt((x-rows/2)**2+(y-cols/2)**2)
    Huv =1- np.exp(-duv**2/(2*d0**2))
    return Huv
```

2.3　本章小结

本章基于图像增强这个目标，从简单点运算增强开始，介绍了基础的线性运算和对数变换、指数变换等常用的点运算增强方法。多幅图像的运算增强在临床上有广泛的应用，其基本的运算模式依然是逐点对多幅图像的对应位置像素进行处理运算，本章以多幅图像平均抑制噪声和 DSA 技术为典型案例介绍了两种多幅图像的运算增强技术。直方图是图像处理中的一个重要概念，本章详细介绍了基于直方图概念的一种无参化图像增强技术——直方图均衡。然后基于卷积运算的理论，分别介绍了空间域图像滤波增强的两大技术：平滑和锐化。图像平滑基于降低图像中的不连续性和拟制噪声等高频成分的思想，通过均值滤波器和中值滤波器介绍了空域滤波图像平滑技术。图像锐化是基于一阶和二阶求导的理论，通过设计差分算子来实现图像的锐化增强。主要介绍了经典一阶差分算子及一些改进的一阶差分算子 Roberts 交叉梯度算子、Sobel 算子和 Prewitt 算子；二阶差分算子主要介绍了拉普拉斯算子，这些算子在图像锐化增强领域都有广泛的应用。

图像的平滑和锐化过程本质是对图像中不同频率成分的处理。本章第 2 节介绍了图像傅里叶变换的概念。针对二维数字图像的傅里叶变换引入了 5 个常用的属性：可分离性、平移性质、旋转性、周期性和卷积定理。这些都是图像频域增强的基础理论知识，需要熟练掌握才能用好频域增强这个工具。为了提升运算效率，又介绍了 FFT 的原理，很多数学运算和图像处理包都提供了现成的 FFT 算法。要实现完整的频域滤波过程，本章还针对傅里叶变换的特点，介绍"零填充"和调整频域中心等技术细节及其原理，结合快速傅里叶变换和其反变换最后形成完整的频域滤波过程。最后结合具体案例，通过理想滤波函数、巴特沃斯滤波函数和高斯滤波函数分别介绍了频域平滑和锐化的过程和具体实现。

需要注意的是，医学的增强是基于视觉效果来实现的，目的是为临床医师更好地呈现图像中的感兴趣区域，因此在实际应用中，要结合图像的具体情况和医师的需求来设计图像的增强手段，从而真正达到服务于临床的效果。

参考文献

RAFAEL C. GONZALEZ, RICHARD E. 2008. Wooods. Digital Image Process Third Edition[M]. Pearson Education, Inc.

卢虹冰，宋文强，张国鹏，等. 2013. 医学成像及处理技术[M]. 北京：高等教育出版社.

COOLEY J W, TUKEY J W. 1965. An Algorithm for the machine Calculation of complex Fourier Series[J]. Math. Comp, 19, 297-301.

BRIGHAM E O. 1988. The Fast Fourier Transform and its Applications[M]. Prentice Hall, Upper Saddle River, N. J.

Sobel, I. E. 1970. Camera Models and Machine Perception. Ph.D. dissertation[M]. Stanford University, Palo Alto, Calif.

PREWITT J. M. S. 1970. "Object Enhancement and Extraction," in Picture Processing and Psychopictorics[M]. Lipkin, B. S., and Rosenfeld, A. (eds.), Academic Press, New York.

POYNTON, C. A. 1996. A Technical Introduction to Digital Video[M]. John Wiley & Sons, New York.

SMITH, J. O. 2003. III. Mathematics of the Discrete Fourier Transform[M]. W3K Publishing, CCRMA, Stanford, CA.

第 3 章

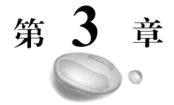

基于 PDE 演变的图像扩散增强

利用非线性扩散方程的演变对图像增强是基于变分和正则化理论的物理模型。扩散可以获得图像的一组多尺度表示，能够保留图像的重要结构特征而去除大部分噪声，增强后图像接近真实解剖结构，还具有类似于分割图像的效果，使后继的图像识别与理解变得易处理。基于变分的图像分割-恢复耦合模型成为近年的研究热点。恢复是增强的特例，图像增强理论可为研究耦合变分模型提供必要的基础。

各向同性非线性扩散是一种保边扩散，在图像中梯度幅值小的区域，扩散系数较大，而在梯度值较大处如边界，其扩散系数接近于零，这样可以较好地保留边界而平滑区域内部。各向异性非线性扩散实现了图像的定向扩散，它通过扩散张量来控制扩散的方向和程度，可以使扩散沿着期望的一致性方向进行，同时抑制垂直于一致性方向的扩散，扩散中可以闭合断开的弱边界，获得似流线型的结构。

本章在介绍图像扩散增强的变分模型和基础上，探讨了基于各向异性反应扩散的医学图像增强方法，该方法能够增强图像中的一致性取向结构，在去噪的同时强化边界，为后继的分割和理解带来方便。扩散 PDE 利用基于加性算子分裂（additive operator splitting，AOS）策略的快速算法数值实现，它是一种基于半隐式差分格式和加性分裂算子的高效稳定算法，比通常的全显式和全隐式差分方法快 10 倍。

本章从扩散的物理模型角度介绍基本的扩散 PDE。3.2 节介绍扩散的变分模型，提出基于各向异性反应扩散的医学图像增强方法；3.3 节介绍了基于 AOS 策略的快速算法，3.4 节给出了实际案例。

3.1 扩散的物理模型

扩散是描述物质中原子（分子）传输的经验规律。Fick 在 1855 年指出：在单位时间

内通过扩散方向的单位截面的物质流量称为扩散通量,用 Φ 表示,它与该处的浓度梯度成正比,即:

$$\Phi = -D \cdot \nabla u \quad (3.1)$$

其中 D 是扩散系数,∇u 是梯度。

扩散并不引起质量的增加或减少,可以用连续性方程来描述:

$$\frac{\partial u}{\partial t} = -div\Phi \quad (3.2)$$

由此推出扩散方程:

$$\frac{\partial u}{\partial t} = div(D \cdot \nabla u) \quad (3.3)$$

当 D 是数值时,扩散通量 Φ 平行于梯度方向 ∇u,这称为各向同性扩散;当 D 是对称正定矩阵时,Φ 的方向不一定平行于 ∇u,此时可通过设计 D 来旋转 Φ 的方向,使扩散朝着期望的一致性方向进行,这就是各向异性扩散。

3.2 图像扩散的变分模型

基于变分和 PDE 进行图像扩散增强的思想是将原始图像 u_0 看成是一个扩散 PDE 的初始状态,利用 PDE 方程的演变得到图像的一组多尺度表示。图像增强长期以来是利用热扩散方程,它所对应的变分问题是:

$$E(u) = \int |\nabla u|^2 \, dX \quad (3.4)$$

由于热方程是各向同性的线性扩散,在去除噪声的同时也模糊了边界。Rudin 于 1987 年提出了冲击滤波器(shock filter),以 ∇u 的符号来控制热扩散的方向,在某种程度上改进了热方程,可以对图像中 $\nabla u > 0$ 的区域进行锐化,对 $\nabla u < 0$ 的区域进行平滑。Perona 和 Malik 于 1990 年提出了保边扩散的思想,利用非线性扩散来代替原先的线性扩散。P-M 方程充分吸收了已有滤波器的优点,引入合适的扩散通量函数来控制扩散方向,本质上是一种扩散与逆扩散的结合,从而可以在保留边界的同时平滑区域内部。P-M 方程可以看作是下面变分问题的最优解。

$$E(u) = \int_\Omega \hat{g}(|\nabla u|^2) dX \quad (3.5)$$

P-M 方程可以分解成沿梯度方向的一维扩散和沿垂直于梯度方向的一维扩散。在 P-M 方程的启发下,人们试图得到只沿纯切线方向的扩散,Osher 等(1992)提出全变差模型:

$$E(u) = \int |\nabla u| dX \quad (3.6)$$

对应的扩散方程是受梯度调制的切向扩散。Kimia、Tannenbaum 和 Zucker 等提出了更适合于形状分析的"曲率方程"。类似地,仿射不变曲率方程、最小曲面方程相继提出。但是这种沿纯切线方向的扩散并非真正的切向扩散,它相当于对图像的等灰度轮廓线沿法线方向运动,在一定程度上仍会模糊边界。Weickert 提出了各向异性扩散思想,它是由扩散张量控制的定向扩散,是一种真正的切向扩散,能够使扩散沿着边界切向进行,而抑制垂直于边界方向的扩散,在扩散中能够自适应连接断开的弱边界并能获得似流线的结构。

图 3-1 给出了利用几种扩散方程进行图像增强的结果。可以看出,热扩散方程实现均匀的平滑,因而在去噪的同时模糊了边界,P-M 方程是一种扩散与逆扩散的结合,可在锐化边界的同时平滑区域内部。曲率方程和全变差模型相当于对图像的等灰度轮廓线沿法线方向运动,曲率方程是调制系数恒为 1 的纯切向扩散,因而更大程度上模糊了边界。全变差模型是受梯度调制的纯切向扩散,因而可以实现保边扩散。而各向异性扩散不仅可以去除区域内部的噪声,同时可以增强图像的一致性取向结构。

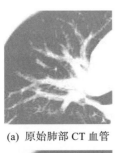
(a) 原始肺部 CT 血管

(b) 热方程扩散增强迭代 3 次

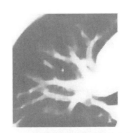
(c) P-M 方程扩散增强迭代 3 次

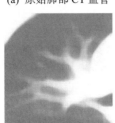
(d) 曲率方程迭代 3 次

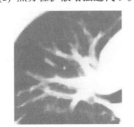
(e) 全变差模型增强迭代 6 次

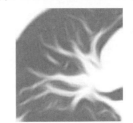
(f) 各向异性扩散方程迭代 6 次

图 3-1　CT 肺部血管图像增强方法对比

扩散方程演变中尺度参数的选择是难点。为解决此问题,在扩散方程中引入反应项,从而使得扩散的稳态解对应问题的最终解,并提出了基于各向异性反应扩散的医学图像增强方法。

3.2.1　非线性各向同性反应扩散方程

如果对一幅图像图 3-1（f）进行扩散,期望在此过程中保留图像重要信息如边界,同时去除噪声,平滑区域内部,并且使扩散后的图像尽可能与原始图像"像",可用如下变分能量来描述:

$$E(u) = \| u - f \|_{L^2(\Omega)}^2 + h \iint_\Omega \hat{g}(|\nabla u|^2) dxdy \tag{3.7}$$

上式中第一项相当于条件能量 $E(f|u)$,第二项相当于先验能量 $E(u)$。

由变分原理,图像演变的 PDE 为:

$$\begin{cases} \dfrac{\partial u}{\partial t} = div(g(|\nabla u|^2)\cdot \nabla u) + \dfrac{1}{h}(f-u) & \text{在}\Omega\text{内部} \\ \dfrac{\partial u}{\partial n}\bigg|_{\partial \Omega} = 0 & \text{在}\partial\Omega\text{上} \\ u(\cdot,0) = f(\cdot) \end{cases} \qquad (3.8)$$

其中，$g = \hat{g}'$ 是扩散系数。具体推导见附录 B（式 B.1）。

当忽略反应项 $\dfrac{1}{h}(f-u)$ 时，得到各向同性扩散方程式：

$$\dfrac{\partial u}{\partial t} = div(g(|\nabla u|^2)\cdot \nabla u) \qquad (3.9)$$

3.2.2 非线性各向异性反应扩散方程

各向同性扩散是沿梯度方向进行的，其扩散程度根据梯度值来调节。在有些图像处理任务中，需要保持图像中的流线型结构以及闭合断开的弱边界线，形成一致性扩散，例如对医学血管图像的增强。此时需要借助于定向扩散才能完成。定向扩散属各向异性扩散，其思想是将扩散通量旋转到期望的一致性方向上，使扩散沿着此方向进行。

各向异性反应扩散是极小化下面的能量函数：

$$E(u) = \|u-f\|^2_{L^2(\Omega)} + \alpha\iint_\Omega tr\psi(\nabla u \cdot \nabla u^T)dxdy \qquad (3.10)$$

对此式的变分极小化，笔者提出一种巧妙快捷的推导方法。首先引入在推导中所需的公式：

（1）矩阵微分：$\dfrac{d(A\cdot B)}{dt} = A\cdot\dfrac{dB}{dt} + B\cdot\dfrac{dA}{dt}$。

（2）$tr(a\cdot b^T) = a^T\cdot b$，$a,b$ 均为列向量。

（3）$d(tr(X)) = tr(dX)$。

（4）设 J 是 2×2 的结构张量，J 的特征值为 μ_1,μ_2，对应的特征向量为 ξ_1,ξ_2，则 $J = \sum_{i=1}^{2}\mu_i\xi_i\xi_i^T$，$J^k = \sum_{i=1}^{2}\mu_i^k\xi_i\xi_i^T$。

（5）设 $\psi(s) = \sum_{k=0}^{\infty}a_k s^k$，则：

$$\psi(J) = \sum_{k=0}^{\infty}a_k J^k = \sum_{k=0}^{\infty}a_k\cdot\sum_{i=1}^{2}\mu_i^k\xi_i\xi_i^T = \sum_{i=1}^{2}\sum_{k=0}^{\infty}a_k\mu_i^k\xi_i\xi_i^T = \sum_{i=1}^{2}\psi(\mu_i)\xi_i\xi_i^T$$

令 $\Phi(t) = E(u+tv)$，$w = u+tv$，$J_w \stackrel{\Delta}{=} \nabla w\cdot\nabla w^T$

由变分原理：$\delta E(u) = 0 \Leftrightarrow \Phi'(0) = 0$

$$\Phi'(t) = \frac{d\Phi(t)}{dt} = \frac{d}{dt}\iint_\Omega [(u+tv-f)^2 + \alpha \cdot tr\psi(\nabla w \cdot \nabla w^T)]dxdy =$$
$$\iint_\Omega \frac{d}{dt}[(u+tv-f)^2 + \alpha \cdot tr\psi(\nabla w \cdot \nabla w^T)]dxdy =$$
$$\iint_\Omega \left[2(u+tv-f)\cdot v + \alpha \frac{dtr\psi(\nabla w \cdot \nabla w^T)}{dt}\right]dxdy \quad (3.11)$$

推得:
$$\frac{dtr\psi(\nabla w \cdot \nabla w^T)}{dt} = tr\left(\frac{d}{dt}\psi(J_w(t))\right) = tr\left(\psi'(J_w)\cdot \frac{dJ_w(t)}{dt}\right) \quad (3.12)$$

推得:
$$\frac{dJ_w(t)}{dt} = \nabla w \cdot \frac{d\nabla w^T}{dt} + \nabla w^T \cdot \frac{d\nabla w}{dt} = \nabla w \cdot \nabla v^T + \nabla v \cdot \nabla w^T \quad (3.13)$$

所以:
$$\frac{dtr\psi(J_w)}{dt} = tr[\psi'(J_w)\cdot(\nabla w \cdot \nabla v^T + \nabla v \cdot \nabla w^T)] \quad (3.14)$$

推得:
$$\psi'(J) = \sum_{i=1}^{2}\psi'(\mu_i)\xi_i\xi_i^T \quad (3.15)$$

于是:
$$\frac{dtr\psi(J_w)}{dt} = tr\left[\sum_{i=1}^{2}\psi'(\mu_i)\cdot(\xi_i\xi_i^T \nabla w \cdot \nabla v^T + \xi_i\xi_i^T \nabla v \cdot \nabla w^T)\right] =$$
$$tr\sum_{i=1}^{2}\psi'(\mu_i)\cdot((\xi_i^T \nabla w)\cdot(\xi_i \nabla v^T) + (\xi_i^T \nabla v)\cdot(\xi_i \nabla w^T)) \stackrel{\text{由2)}}{=}$$
$$\sum_{i=1}^{2}\psi'(\mu_i)\cdot((\xi_i^T \nabla w)\cdot(\xi_i^T \nabla v) + (\xi_i^T \nabla v)\cdot(\xi_i^T \nabla w)) =$$
$$2\sum_{i=1}^{2}\psi'(\mu_i)\cdot(\xi_i^T \nabla w)\cdot(\xi_i^T \nabla v) = 2\sum_{i=1}^{2}\psi'(\mu_i)\cdot(\nabla w^T \xi_i)\cdot(\xi_i^T \nabla v) =$$
$$2\nabla w^T\left(\sum_{i=1}^{2}\psi'(\mu_i)\cdot \xi_i\xi_i^T\right)\nabla v = 2\nabla w^T \psi'(J_w)\nabla v =$$
$$2(\psi'(J_w)\cdot \nabla w)^T \nabla v = 2\langle \psi'(J_w)\nabla w, \nabla v\rangle \quad (3.16)$$

所以:
$$\Phi'(t) = 2\iint_\Omega [(u+tv-f)\cdot v + \alpha\langle \psi'(J_w)\nabla w, \nabla v\rangle]dxdy \quad (3.17)$$

$$\Phi'(0) = 0 \Rightarrow \iint_\Omega ((u-f)\cdot v + \alpha\langle \psi'(J)\nabla u, \nabla v\rangle)dxdy = 0 \quad (3.18)$$

即:

$$\iint_\Omega ((u-f)\cdot v + \alpha\psi'(J)\nabla u\cdot\nabla v)dxdy = 0 \qquad (3.19)$$

由此推出非线性各向异性反应扩散方程：

$$\begin{cases} \dfrac{\partial u}{\partial t} = div(\psi'(J)\cdot\nabla u) + \dfrac{1}{\alpha}(f-u) \triangleq div(D(J)\cdot\nabla u) + \dfrac{1}{\alpha}(f-u) & \text{在}\Omega\text{内} \\ \langle D(J)\nabla u, n\rangle\big|_{\partial\Omega} = 0 & \text{在}\partial\Omega\text{上} \\ u(\cdot,0) = f(\cdot) \end{cases} \qquad (3.20)$$

其中第二项 $\dfrac{1}{\alpha}(f-u)$ 是反应项。

由方程（3.20）可以看出，各向异性反应扩散方程是由扩散张量 D 来控制的。D 通常是基于结构张量来构造的。

$$J = G_\rho^* (\nabla u_\sigma \otimes \nabla u_\sigma^T) \qquad (3.21)$$

其中 G_ρ 表示方差为 ρ 的高斯核函数，$\nabla u_\sigma = G_\rho^* \nabla u$。J 的特征值和特征向量可以提供对扩散的一致性方向及一致性度量的估计。

扩散张量 D 的设计思想是使其具有与结构张量 J 相同的特征向量，而 D 的特征值设计成沿一致性方向的扩散系数与其一致性度量成正比，垂直于一致性方向的扩散系数接近于 0。

设结构张量 J 的特征值为 $\mu_1,\mu_2(\mu_1\geqslant\mu_2)$，相应的特征向量为 e_1,e_2。选取 D 的特征值为：

$$\begin{aligned} \lambda_1 &= c \\ \lambda_2 &= \begin{cases} c, & \text{if} \quad \mu_1 = \mu_2 \\ c + (1-c)\exp\left(-\dfrac{\beta}{(\mu_1-\mu_2)^2}\right), & else \end{cases} \end{aligned} \qquad (3.22)$$

其中 $c > 0$ 是常数。令 $P = (e_1, e_2)$，则：

$$D = P\begin{pmatrix} \lambda_1 & \\ & \lambda_2 \end{pmatrix} P^T \qquad (3.23)$$

3.3 数值实现快速算法

对扩散 PDE 的数值求解，通常采用的全显式差分格式收敛速度很慢，而全隐式差分格式计算量很大。Weickert 提出了 AOS 策略。

3.3.1 AOS 策略

对形如：

$$\dfrac{\partial u}{\partial t} = div\left(\dfrac{b(X)}{|\nabla u|}\nabla u\right) \qquad (3.24)$$

其 AOS 快速算法为：

$$u^{n+1} = \frac{1}{m}\sum_{l=1}^{m}(I - m\tau A_l(u^n))^{-1} \cdot u^n \quad (3.25)$$

其中，m 是图像维数。u^n 是对图像中所有像素的灰度值按行或列优先存储方式形成的一维数组，$l \in \{x, y\}$ 表示沿着 x 方向或 y 方向。

$$A_l(u^n) = [\hat{a}_{i,j,l}]$$

$$\hat{a}_{i,j,l} = \begin{cases} \dfrac{2}{d_i^n + d_j^n} = \dfrac{2}{(|\nabla u|/b)_i^n + (|\nabla u|/b)_j^n} & (j \in N_l(i)) \\ -\sum\limits_{m \in N_l(i)} \dfrac{2}{(|\nabla u|/b)_i^n + (|\nabla u|/b)_m^n} & (j = i) \\ 0; \quad (j \notin N_l(i)) \end{cases} \quad (3.26)$$

$N_l(i)$ 表示像素 i 沿 l 方向的邻域系。AOS 算法的优点在于：沿每个方向的 $A_l(u^n)$ 为三对角元，对三对角方程求逆，可利用 Thomas 快速算法。最后只需沿 l 个方向将所求 m 个结果相加，即是所求。AOS 算法的具体推导见附录 C。

3.3.2 各向异性反应扩散的 AOS 算法

对具有如下形式的扩散方程：

$$\frac{\partial u}{\partial t} = div(D \cdot \nabla u) + \alpha(f - u) \quad (3.27)$$

进行适当变形后，可以利用 AOS 快速算法数值求解。

因扩散张量 D 是对称正定矩阵，令 $D = \begin{pmatrix} d_{11} & d_{12} \\ d_{12} & d_{22} \end{pmatrix}$

$$div(D \cdot \nabla u) = \sum_{i,j=1}^{m} \partial_{x_i}(d_{ij}\partial_{x_j}u) + \alpha(f - u) \quad (3.28)$$

对图像数据 u 按行或列优先存储方式形成一维数组，方程（3.27）离散为：

$$\frac{u^{k+1} - u^k}{\Delta t} = \sum_{i,j=1}^{m} L_{ij}^k u^k + \alpha(f - u^{k+1}) \quad (3.29)$$

其中 L_{ij} 是 $\partial_{x_i}(d_{ij}\partial_{x_j}u)$ 的中心差分算子。

对方程（3.29）采用半隐式的差分格式，得：

$$\frac{u^{k+1} - u^k}{\Delta t} = \sum_{l=1}^{m} L_{ll}^k u^{k+1} + \sum_{i=1}^{m}\sum_{j \neq i} L_{ij}^k u^k + \alpha(f - u^{k+1}) \quad (3.30)$$

$$u^{k+1} = \left(I - \frac{\Delta t}{1 + \alpha \cdot \Delta t}\sum_{l=1}^{m} L_{ll}^k\right)^{-1} \cdot \frac{\left(I + \Delta t \sum_{i=1}^{m}\sum_{j \neq i} L_{ij}^k\right)u^k + \alpha \cdot f \cdot \Delta t}{1 + \alpha \cdot \Delta t} \quad (3.31)$$

对式（3.31）采用 AOS 策略，得：

$$u^{k+1} = \frac{1}{m}\sum_{l=1}^{m}\left(I - m\frac{\Delta t}{1+\alpha\cdot\Delta t}L_{ll}^{k}\right)^{-1}\cdot\frac{\left(I+\Delta t\sum_{i=1}^{m}\sum_{j\neq i}L_{ij}^{k}\right)u^{k} + \alpha\cdot f\cdot\Delta t}{1+\alpha\cdot\Delta t} \quad (3.32)$$

由于 L_{ll} 是三对角元矩阵，分别表示沿行或列方向的二阶方向导数，因而对式（3.32）中的求逆，可利用 Thomas 快速算法求解三对角线方程组，这使得计算复杂度大大降低。

具体算法如下：

输入 $u = u^k$，计算每点的结构张量 $J = G_\rho^*(\nabla u_\sigma \otimes \nabla u_\sigma^T)$，并求出 J 的特征值和特征向量。

由式（3.22），式（3.23），构造扩散张量 D。

计算 $V^k = \left(I + \Delta t\sum_{i=1}^{m}\sum_{j\neq i}L_{ij}^{k}\right)u^k$。

沿图像中 l 个不同的方向，利用 Thomas 快速算法计算：

$$W_l^{k+1} = \left(I - m\frac{\Delta t}{1+\alpha\cdot\Delta t}\cdot L_{ll}^{k}\right)^{-1}\cdot\left(\frac{V^k + \alpha\cdot f\cdot\Delta t}{1+\alpha\cdot\Delta t}\right); \quad (l=1,\cdots,m)$$

计算 $u^{k+1} = \frac{1}{m}\sum_{l=1}^{m}W_l^{k+1}$。

输 $u = u^{k+1}$。

3.4 实际案例

本文方法的实验结果与利用 P-M 方程进行增强的结果进行对比。实验中各参数选取如下：β 选为 $(\mu_1 - \mu_2)^2$ 的直方图的 90% 上百分位点。$c = 0.001$，$\sigma = 0.1$，$\rho = 1.2$，$\alpha = 0.6$。P-M 方程中扩散系数 $g = \hat{g}'(|\nabla u|^2) = \frac{1}{1+|\nabla u|^2/\lambda^2}$，$\lambda$ 是对比度参数，选成 $|\nabla f|$ 的直方图的 50% 上百分位点。数值实现均采用基于 AOS 策略的快速算法。在 P-M 方程的数值实现中选取时间步长 $\Delta t = 5$，而各向异性反应扩散方程的数值实现中选取时间步长 $\Delta t = 2$。利用 P-M 方程扩散的迭代次数在实验中具体给出。图 3-2～图 3-6 中（a）组是原始图像，（b）组是利用本文提出的各向异性反应扩散增强的结果，（c）组是利用各向同性的 P-M 方程扩散增强的结果。

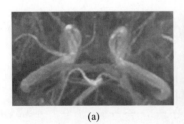
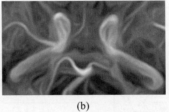
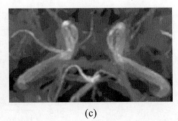

(a)　　　　　　　　(b)　　　　　　　　(c)

图 3-2　MRA 血管图像增强方法对比

第 3 章　基于 PDE 演变的图像扩散增强

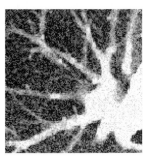
(a) 含噪肺部 CT 血管
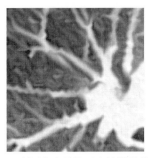
(b) 利用各向异性反应扩散增强
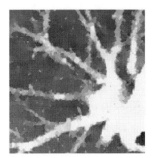
(c) 利用 P-M 方程扩散增强

图 3-3　CT 肺部血管图像增强方法对比

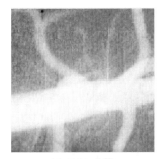
(a) DSA 血管
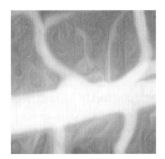
(b) 利用各向异性反应扩散增强
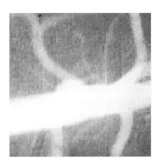
(c) 利用 P-M 方程扩散增强

图 3-4　DSA 血管图像增强方法对比

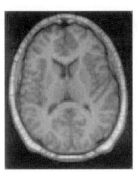
(a) 脑部 MR 图像
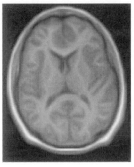
(b) 利用各向异性反应扩散增强
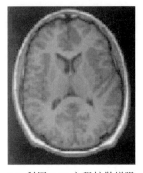
(c) 利用 P-M 方程扩散增强

图 3-5　脑部 MR 图像增强方法对比

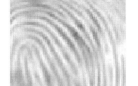
(a) 指纹图像
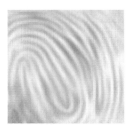
(b) 利用各向异性反应扩散增强
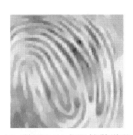
(c) 利用 P-M 方程扩散增强

图 3-6　指纹图像增强方法对比

图 3-2（a）是磁共振造影（MRA）血管图像。血管与背景对比度低，并含有大量噪声。图 3-2（b）利用各向异性反应扩散增强后，血管取向性明显增强，周边的细小血管及边界得到强化，并且去除了图像中的大部分噪声。而图 3-2（c）在扩散中滤除了重要的小血管，此外，获得的血管无明显取向特点。

图 3-3（a）是一幅含噪的 CT 肺部血管图像。比较结果可以看出，图 3-3b 中的小血管分支的取向性得到增强，并能较好地去噪，而图 3-3（c）中图像的某些细窄血管分支变得模糊，并且扩散后的血管边界出现不连续。

图 3-4（a）是数字减影造影（DSA）血管图像。图 3-4（b）中背景噪声得到有效去除，血管区域内部得到平滑，而图 3-4c 中噪声的去除并不显著。

图 3-5（a）是脑部 MR 图像，对比度很低且含有复杂噪声。图 3-5（b）中组织的取向性得到明显增强并去除了部分噪声，而图 3-5（c）虽可实现保边增强，但无法强化取向信息。

图 3-6（a）是一幅含噪指纹图像。图 3-6（b）指纹的一致性取向特性得到有效增强，并能闭合某些断开的弱边界，而图 3-6（c）无法获得连续的取向结构。

上述实验结果表明，各向异性反应扩散可以有效增强图像中定向结构的一致性取向特点，强化边界并去除噪声。此外，采用基于 AOS 策略的快速算法对一幅 256×256 的图像增强，只要几次迭代就可收敛，比通常的有限差分方法快 10 倍，可用于临床医学图像实时增强中。

3.5 本章小结

本章从变分原理角度，深入研究了基于扩散方程演变的医学图像增强。提出了利用各向异性反应扩散实现医学图像定向结构增强的方法，并利用基于 AOS 策略的快速算法实现数值求解。实验中将各向异性反应扩散增强方法与 P-M 方程进行了对比。结果表明各向异性反应扩散能够有效增强图像中的一致性取向结构，强化边界信息。采用 AOS 快速算法的数值求解比通常的方法快 10 倍。该方法可应用于临床医学图像实时增强中。本章的内容同时为第 6 章的分割-增强耦合变分模型提供必要的理论基础。

参考文献

GABOR D. 1965. Information theory in electron microscopy. Lab[J]. Investig, 14: 801-807.

JOACHIM WEICKERT. 1997. A review of nonlinear diffusion filtering[J]. Scale-Space Theory in Computer Vision, Springer, Berlin, 1252: 3-28.

JOACHIM WEICKERT. 1999. Coherence-enhancing diffusion of colour images[J]. Image and Vision Computing, 17: 201-212.

WEICKERT J, ZUIDERVELD K J, ROMENY BMTH, et al. 1997. Parallel implementations of AOS schemes: A fast way of Nonlinear diffusion filtering[J]. Proc. 1997 IEEE International Conference on Image Processing, 3: 396-399.

OSHER S J, RUDIN L T. 1990. Feature-oriented image enhancement using shock filters[J]. SIAM J. Numer.

Anal, 27: 919–940.

LEONID I. RUDIN, STANLEY OSHER, EMAD FATEMI. 1992. Nonlinear total variation based noise removal algorithms[J]. Physica D, 60(4): .259-268.

ALVAREZ L, LIONS P L, MOREL J M. 1992. Image selective smoothing and edge detection by nonlinear diffusion[J]. II, SIAM J. Numer. Anal, 29: 845-866.

PERONA P, MALIK J. 1990. Scale-space and edge detection using anisotropic diffusion[J]. IEEE Transactions on Pattern Analysis and Machine Intelligence, 12(7): 629-639.

HONGMEI ZHANG, MINGXI WAN, ZHENGZHONG BIAN. 2011. Complementary tensor-driven image coherence diffusion for oriented structure enhancement[J]. EURASIP Journal on Advances in Signal Processing, 1: 70

张红梅. 2004. 基于变分方法的医学图像分割研究[D]. 西安交通大学博士学位论文.

第 4 章

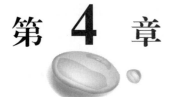

医学图像恢复

在医学图像在形成、传输和记录过程中,由于受到各种因素的影响,产生模糊、失真或出现噪声,致使图像质量下降,无法完全反映目标的真实信息,带来图像的退化,因此需要对图像进行恢复,尽可能反映其真实信息。本章将从图像恢复的基本概念出发,介绍常用的医学图像恢复方法,并通过实例展示图像恢复的效果和作用。

4.1 图像恢复模型

图 4-1 列举了典型的医学图像退化例子,可以看出图像呈现高的噪声和伪影,难以反映真实的信息。图像去失真、去模糊或噪声的过程称为图像恢复或图像复原。图像恢复与图像增强相比,尽管都是为了改善图像,但是前者需要考虑图像退化的原因,建立退化过程的数学模型,并采用相反的过程(逆过程)进行处理,是为了客观地恢复原始图像;后者是为了满足人的视觉系统的生理接受特点而设计的改善方法,目的是得到较好的视觉效果,过程较主观。

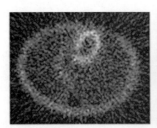
(a) 人体胸部模型的 SPECT 影像

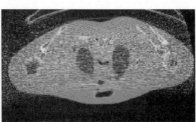
(b) 低剂量 CT 图像

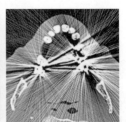
(c) 镶有汞合金的牙齿 CT 图像

图 4-1 医学图像退化举例

图像退化/恢复模型可以用图 4-2 表示，其中 $f(x, y)$ 为原始输入图像，N 表示退化函数算子，$f(x, y)$ 在 N 和加性噪声 $n(x, y)$ 的作用下生成退化图像 $g(x, y)$，公式可表示为：

$$g(x,y) = N(f(x,y)) + n(x,y) \tag{4.1}$$

需要说明的是，本章中我们仅考虑加性噪声，加性噪声与原始图像值不相关。除了加性噪声外，还有乘性噪声，与原始图像值相关，处理较复杂，不在本章考虑范围之内。图像恢复就是要设计一个滤波器，作用于退化图像，得到原始图像的最优估计图像 $\hat{f}(x, y)$。

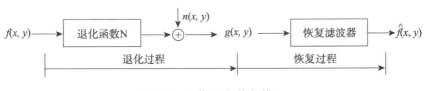

图 4-2　图像退化/恢复模型

当图像退化因素仅考虑噪声，即不考虑退化函数作用时，图像恢复需要重点关注噪声类型，选择合适的滤波算法对噪声进行抑制，以恢复图像；否则，当图像退化因素不仅包含噪声，还包含退化函数的作用时，则不仅需要考虑噪声类型，而且需要考虑退化函数，再构建合适的图像恢复算法。

4.2　含噪医学图像恢复

医学图像噪声直接影响图像质量，可能掩盖图像中的重要信息，给图像分析识别和诊断带来不利影响。医学图像噪声主要来自传感器图像获取、环境中信号干扰、图像传输及变换过程，包括传感器的电子噪声、光子的量子噪声、传感器损坏或传输等图像形成过程中可能存在的脉冲噪声及多种来源噪声的混合。不同医学图像的噪声表现不同，核医学图像易受到 γ 光子探测时的泊松噪声影响，表现尤为明显。CT 在低剂量成像时受到高斯电子噪声和 X 射线光子探测的泊松噪声的双重影响，图像噪声严重。噪声在 MRI、超声图像中也较重要，会影响图像的对比度和分辨率。噪声抑制是医学图像恢复技术一个重要的分支。

4.2.1　常见噪声类型

表 4-1 列出了常见的噪声类型及其概率密度函数（PDF）。噪声的 PDF 是指将噪声灰度值视为连续随机变量的统计分布函数，反映了噪声灰度在某个确定的取值点附近的概率。图 4-3 展示了不同噪声的 PDF，其中高斯噪声、均匀噪声和脉冲噪声是医学图像分析及医学成像中常见的几种噪声。由于泊松噪声服从泊松分布，是非连续取值，因此没有 PDF，其概率函数为：$p(z = k) = \dfrac{\lambda^k}{k!} e^{-\lambda}$，$k = 0, 1, 2 \cdots$，均值和方差都为 λ。泊松噪声通常在光量子数较低（亮度低）时出现，当亮度较高时，泊松噪声接近高斯噪声。

表 4-1　常见噪声类型及其概率密度函数

名称	PDF	参数	均值和方差
高斯	$p(z)=\dfrac{1}{\sqrt{2\pi}\sigma}e^{-(z-\mu)^2/2\sigma^2}$	u,σ	$\begin{cases}\bar{z}=u\\\sigma^2\end{cases}$
瑞利	$p(z)=\begin{cases}\dfrac{2}{b}(z-a)e^{-(z-a)^2/b} & z\geqslant a\\ 0 & z<a\end{cases}$	a,b	$\begin{cases}\bar{z}=a+\sqrt{\pi b/4}\\ \sigma^2=\dfrac{b(4-\pi)}{4}\end{cases}$
伽马	$p(z)=\begin{cases}\dfrac{a^b z^{b-1}}{(b-1)!}e^{-az} & z\geqslant 0\\ 0 & z<0\end{cases}$	a,b	$\begin{cases}\bar{z}=\dfrac{b}{a}\\ \sigma^2=\dfrac{b}{a^2}\end{cases}$
指数	$p(z)=\begin{cases}ae^{-az} & z\geqslant 0\\ 0 & z<0\end{cases}$	a	$\begin{cases}\bar{z}=\dfrac{1}{a}\\ \sigma^2=\dfrac{1}{a^2}\end{cases}$
均匀	$p(z)=\begin{cases}\dfrac{1}{b-a} & a\leqslant z\leqslant b\\ 0 & \text{else}\end{cases}$	a,b	$\begin{cases}\bar{z}=\dfrac{a+b}{2}\\ \sigma^2=\dfrac{(b-a)^2}{12}\end{cases}$
脉冲（椒盐）	$p(z)=\begin{cases}P_a & z=a\\ P_b & z=b\\ 1-P_a-P_b & \text{else}\end{cases}$	a,b	

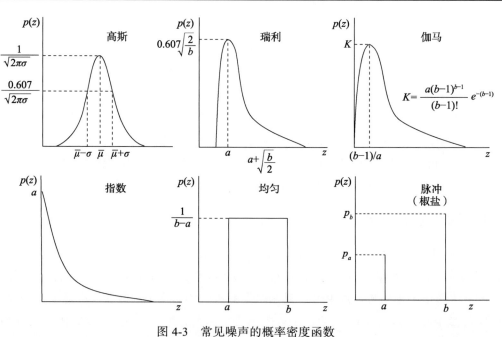

图 4-3　常见噪声的概率密度函数

实际中需要根据噪声类型设计不同的噪声抑制方法，因此需要对噪声类型及参数进行判断。根据图像中均匀区域的直方图分布可判断噪声类型及参数。由于均匀区域内的灰度变化主要是由噪声引起，因此直方图可看作是灰度 PDF 分布的近似估计。由直方图的形状可判断是属于哪种类型噪声。对于脉冲噪声，可以从直方图中直接得到参数值；对于其他噪声，可假设 S 为一均匀区域，利用下面两式对该区域的均值和方差进行估计：

$$\bar{z} = \sum_{i=0}^{L-1} z_i p_S(z_i), \sigma^2 = \sum_{i=0}^{L-1} (z_i - \mu)^2 p_S(z_i) \qquad (4.2)$$

式中 z_i 为灰度级，L 为最大灰度级，$p_S(z_i)$ 表示归一化直方图值。由均值和方差计算出相应噪声模型的参数（如 a、b）估计。

例：生成高斯噪声并绘制直方图，求噪声图像的均值和方差。

1. Matlab 代码如下：

```
NoiseGaussian =normrnd(2.0,0.2,512,512);  %生成均值为2.0，均方差为0.2的高斯噪声
imshow(NoiseGaussian,[]);
figure;
h = histogram(NoiseGaussian);   %直方图,'Normalization'= 'count' %默认
set(gca,'fontsize',16);
xlabel('\fontsize{16}灰度值'); % 添加 X 轴标签
ylabel('\fontsize{16}像素数'); % 添加 Y 轴标签
aHist = h.Values;   %取出直方图 bin 个数
Edges = h.BinEdges;  %取出 bin 边界
pdf=aHist/sum(aHist);  %归一化处理
u = sum(Edges(1:size(Edges,2)-1).*pdf);       %求均值
thigma = sum((Edges(1:size(Edges,2)-1)-u).^2.*pdf);  %求方差
std = sqrt(thigma);   %均方差
figure;
h1 = histogram(NoiseGaussian,'Normalization','probability');  %归一化直方图
set(gca,'fontsize',16);
xlabel('\fontsize{16}灰度值'); % 添加 X 轴标签
ylabel('\fontsize{16}像素数比例'); % 添加 Y 轴标签
```

2. 运行结果（图 4-4）：

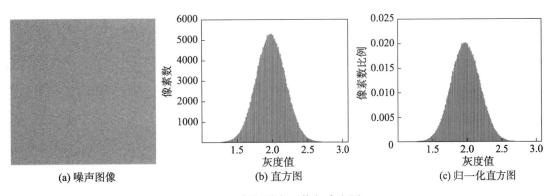

(a) 噪声图像　　(b) 直方图　　(c) 归一化直方图

图 4-4　高斯噪声图像与直方图

4.2.2 基于空域滤波的噪声抑制

基于噪声类型和噪声分布特点，对于高斯或均匀分布的随机噪声，可采用均值滤波对噪声进行平滑；对于椒盐噪声，可采用中值滤波器进行处理。如图 4-5 为采用均值滤波器处理前后的 X 线图像和中值滤波器处理前后的数字头模图像。

尽管以上滤波算法有较好的去噪效果，但由于均值滤波器对图像采用邻域值平均策略，滤波后易使图像变得模糊；中值滤波器对低密度分布的椒盐噪声表现优异，但是对密度较高的椒盐噪声表现欠佳，使用场景有限。尽管基于两类滤波器思想发展了多种性能更优的滤波器，包括 K 近邻均值（中值）滤波器、几何均值滤波器、谐波平均滤波器、自适应中值滤波器等，但是医学图像噪声通常来源于多种混合因素，表现复杂；且对医学图像而言，细节和纹理保持非常重要，两类滤波器在该方面效果有限，因此医学图像去噪需要采用更有效的细节保持类滤波器，其中双边滤波器（bilateral filter）、非局部均值（non-local means，NLM）滤波器和三维块匹配滤波器（block-matching and 3D filter，BM3D）等表现突出，在医学图像去噪中得到很好的应用，本节我们重点介绍非局部均值滤波器。

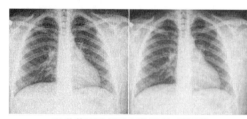
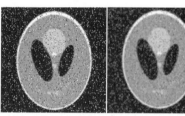

(a) 均值滤波器处理前后的X线图像　　(b) 中值滤波器处理前后的数字头模图像

图 4-5　均值滤波与中值滤波处理的图像

NLM 滤波器是由 Buades 等提出的用于图像去噪的方法，它能够有效地去除图像中的噪声，并保持图像的细节和边缘。NLM 的核心思想是利用图像中的非局部相似性来进行去噪。与传统的均值、中值滤波等仅考虑邻域像素不同，NLM 滤波突破了邻域的限制，考虑整个图像中与当前像素相似的像素值对当前像素进行加权滤波。此外，NLM 中相似像素的定义综合考虑了像素本身和其邻域。由于人体组织结构的相似性，医学图像存在很多相似的图像块，NLM 算法中相似像素即定义为具有相似图像块的像素。如图 4-6 所示，像素 x_i 为中心

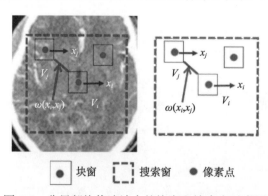

图 4-6　非局部均值滤波中的块窗和搜索窗示意图

的图像块记作 V_i，像素 x_j 为中心的图像块记作 V_j，当 V_i 与 V_j 越相似，则像素 x_i 与像素 x_j 之间的加权权重 $\omega(x_i,x_j)$ 越大。

设 Q 为待去噪图像，NLM 滤波后的图像记为 $NL[Q](x_i)$，对像素 x_i，通过以下公式计算其滤波后的值：

$$NL[Q](x_i) = \sum_{x_j \in B} \omega(x_i,x_j) Q(x_j) \tag{4.3}$$

其中，$Q(x_j)$ 是像素 x_j 的强度值，$\omega(x_i,x_j)$ 为像素 x_j 对像素 x_i 的强度权重因子，依赖于像素 x_i 和 x_j 的相似度，并且满足 $0 \leq \omega(x_i,x_j) \leq 1$，$\sum_j \omega(x_i,x_j) = 1$，其计算方法如下：

$$\omega(x_i,x_j) = \frac{1}{C(x_i)} \exp\left\{-\frac{\|Q(V_i)-Q(V_j)\|_{2,a}^2}{h^2}\right\} \tag{4.4}$$

$$C(x_i) = \sum_{x_j \in B} \exp\left\{-\frac{\|Q(V_i)-Q(V_j)\|_{2,a}^2}{h^2}\right\} \tag{4.5}$$

$$\|Q(V_i)-Q(V_j)\|_{2,a}^2 = g_a \|Q(V_i)-Q(V_j)\|_2^2 = \sum_{\delta \in N} \exp^{-\frac{\delta^2}{a^2}} \times (Q(x_i+\delta)-Q(x_j+\delta))^2 \tag{4.6}$$

$C(x_i)$ 为归一化因子，V_i 与 V_j 为以 x_i，x_j 为中心的图像块，称为块窗（patch window），其取值范围为 $[-N^d\ N^d]$，其中 d 为图像维度。$Q(V_i):\{Q(x_k),x_k \in V_i\}$ 表示 V_i 中的像素集合，$\|Q(V_i)-Q(V_j)\|_{2,a}^2$ 表示经欧式距离高斯加权的强度方差（式 4.5），$a > 0$ 为高斯核的标准差，h 为滤波参数。原则上，x_j 可以遍布整个图像，但是这样会带来很大的计算量，所以通常取 x_i 合适的邻域 $M_i < B$，$M_i = [-M^d\ M^d]$，例如一维情况下取 $M_i = [-M\ M]$，称为搜索窗（search window）。

NLM 滤波器的优点是利用了图像中的全局信息，可以实现含噪图像的非局部滤波，有效抑制和消除噪声。NLM 的滤波加权利用图像自身的结构块相似信息，能够保持图像的细节和边缘，对于复杂的纹理和结构具有较好的去噪效果。然而，NLM 滤波器对于大尺寸的搜索窗和块窗需要较高的计算成本，因此实际中需要权衡去噪效果与计算成本，设定合适的搜索窗和块窗大小。图 4-7 为经 NLM 滤波处理的低剂量灌注 CT 效果。

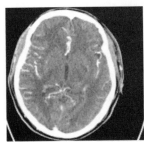 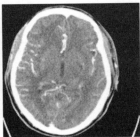 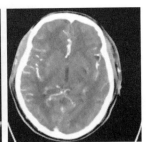

(a) 正常剂量灌注CT　　　(b) 低剂量灌注CT　　　(c) NLM滤波后的低剂量灌注CT

图 4-7　非局部均值滤波用于低剂量 CT 图像去噪

4.2.3 基于频域滤波的周期噪声抑制

典型的图像噪声还有周期性噪声，常见于电气或电机干扰，其仅在某几个频率上有值。在医学图像中传感器元器件或线路的结构可能会引入周期噪声，但是并不多见。周期性噪声在频域中表现为对称分布的几个频率，利用这个特征可以进行频域内的噪声抑制，使用陷波滤波器来分离噪声。

4.3 退化医学图像恢复

除噪声之外，退化函数作用是导致图像退化的更为复杂的因素。本节我们考虑退化函数的作用及噪声和退化函数两者均存在时的医学图像恢复。

4.3.1 运动模糊图像恢复

运动模糊通常是成像过程中由于相机与拍摄物体位置的相对变化而产生的图像退化，在医学图像中较为常见，例如患者心跳、肺部运动、移位等均会带来成像系统与被成像目标间的相对运动，导致运动模糊，成像质量下降。考虑最简单的线性传递系统，设线性移不变退化函数 $h(x,y)$ 作用于原始图像 $f(x,y)$，则运动模糊后的图像在空域中表示为：

$$g(x,y) = f(x,y)*h(x,y) + n(x,y) \tag{4.7}$$

用 $H(\mu,\nu)$ 表示 $h(x,y)$ 在频域中的表达式，根据卷积定理，运动模糊之后的图像 $G(\mu,\nu)$ 可以用原始图像的频域表示 $F(\mu,\nu)$ 与 $H(\mu,\nu)$ 相乘得到，即：

$$G(\mu,\nu) = F(\mu,\nu) \cdot H(\mu,\nu) + N(\mu,\nu) \tag{4.8}$$

其中 $N(\mu,\nu)$ 为噪声图像在频域中的形式。当 $H(\mu,\nu)$ 不为零时，可得：

$$\widehat{F}(\mu,\nu) = \frac{G(\mu,\nu)}{H(\mu,\nu)} = F(\mu,\nu) + \frac{N(\mu,\nu)}{H(\mu,\nu)} \tag{4.9}$$

由式（4.9），在线性移位置不变系统中，当已知退化函数形式时，可以准确得到原始图像的频域表达式，变换回空域即可得到原始图像，该方法称为逆滤波方法。当忽略噪声图像时，$N(\mu,\nu)=0$，则：

$$\widehat{F}(\mu,\nu) = \frac{G(\mu,\nu)}{H(\mu,\nu)} = F(\mu,\nu) \tag{4.10}$$

即可以通过逆滤波方法获得未产生退化的图像 $f(x,y)$。但实际中受噪声影响，在 H 很小或为零的情况下，噪声会被放大，甚至淹没原始信号，逆滤波的效果会受到很大影响。而且，退化函数实际中并不一定能准确得到，也成为能否使用逆滤波方法的前提。

例：逆滤波编程示例

1. Matlab 代码

```
% Display the original image.
I = phantom(256,256);    % 生成数字头模图像
[hei,wid,~] = size(I);
```

```
subplot(1,3,1),imshow(I);
% Simulate a motion blur.
LEN = 21;
THETA = 11;
PSF = fspecial('motion', LEN, THETA);
blurred = imfilter(I, PSF, 'conv', 'circular');     % 生成运动退化图像
subplot(1,3,2), imshow(blurred);
% Inverse filter
If = fft2(blurred);
Pf = psf2otf(PSF,[hei,wid]);
deblurred = ifft2(If./Pf);   % 对退化图像进行逆滤波恢复
subplot(1,3,3), imshow(deblurred);
```

2. 运行结果（图 4-8）

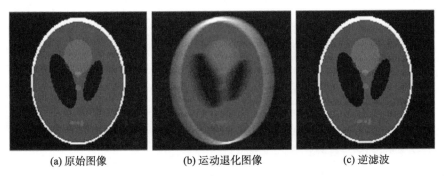

(a) 原始图像　　　　　　(b) 运动退化图像　　　　　　(c) 逆滤波

图 4-8　数字头模运动退化之后的逆滤波效果图

4.3.2　无约束最小二乘法

上节中介绍了当退化函数已知时可以在频域中采用逆滤波直接求解法得到估计图像，然而逆滤波方法极易受到退化函数和噪声的影响，影响其实际应用。本节引入优化理论框架下的图像恢复模型，以解决上述问题。

为表述方便，我们用矩阵运算表示图像退化模型，式（4.1）可表示为如下线性方程：

$$g = hf + n \tag{4.11}$$

其中，f 为用一维向量表示的原始图像向量，h 为退化作用系数矩阵，n 为噪声一维向量，g 为用一维向量表示的退化图像。图像恢复的过程便是求解上述线性方程组。当 h 存在逆矩阵，可得：

$$\hat{f} = h^{-1}(g - n) \tag{4.12}$$

但实际中 h 的条件数可能比较大，导致这一求解过程是病态问题（ill-posed problem），即解可能不是唯一的，或无解，且对于输入的微小变化，可能引起解的大幅扰动。

由于噪声的存在，可将成像看作随机过程。为了得到 f 最优估计，式（4.11）的逆求解过程可转化为一个最优估计问题，得到某种给定准则最大或最小时的对应解。最小二乘准则是最常见的优化准则，其内容为：寻找 f 的估计 $\hat{f}$，使其在最小均方误差准则下系统的输出

最接近测量值 g，即设目标函数为 $J(\hat{f}) = \| g - h\hat{f} \|^2$，最小二乘准则是取目标函数最小时的最优解。由极值条件，求得 $\hat{f} = (h^T h)^{-1} h^T g$。

$$\frac{\partial J(\hat{f})}{\partial \hat{f}} = -2h^T (g - h\hat{f}) = 0 \quad (4.13)$$

当 h^{-1} 存在时，则 $\hat{f} = h^{-1} g$。若为频域形式，即为逆滤波，所以逆滤波是无约束恢复。

4.3.3 维纳滤波

逆滤波方法并不适合处理噪声，当噪声较突出时，需要考虑噪声和退化作用的双重作用。为实现结合退化函数和噪声统计特征的图像恢复方法，假设原始图像 $f(x,y)$ 和噪声图像 $n(x,y)$ 均为二维随机序列，且不相关，则可以从统计学的观点出发，构造维纳滤波器。维纳滤波器又称最小均方误差滤波器，其目标是寻找一个统计最优滤波器，使得恢复后的图像与原图像的均方差最小。维纳滤波的目的是获得最小均方差，即最小化 $E\{|f - \hat{f}|^2\}$，$E\{\cdot\}$ 表示期望值。设 S_n、S_f 分别为噪声图像和原始图像的功率谱，即：

$$S_n(u,v) = |N(u,v)|^2 \quad (4.14)$$

$$S_f(u,v) = |F(u,v)|^2 \quad (4.15)$$

则满足要求的滤波函数为：

$$H_w(u,v) = \frac{H^*(u,v)}{|H(u,v)|^2 + S_n(u,v)/S_f(u,v)} \quad (4.16)$$

则估计图像为：

$$\hat{F}(u,v) = G(u,v) H_w(u,v) = \frac{|H(u,v)|^2}{|H(u,v)|^2 + S_n(u,v)/S_f(u,v)} \cdot \frac{G(u,v)}{H(u,v)} \quad (4.17)$$

式（4.17）即为维纳滤波后的估计图像。可以发现，不同于逆滤波，当 $H(u,v) = 0$ 时，式（4.17）的分母不为 0，病态现象消失。同时当无噪声（S_n 为零）或图像信噪比（signal-to-noise ratio，SNR，式 4.18）较高时，维纳滤波同逆滤波；当信噪比 SNR 较低时，滤波效果不佳。

$$SNR = \frac{\sum_{u=0}^{M-1} \sum_{v=0}^{N-1} |F(u,v)|^2}{\sum_{u=0}^{M-1} \sum_{v=0}^{N-1} |N(u,v)|^2} \quad (4.18)$$

若噪声为白噪声，则 $S_n(u,v)$ 为常数，通常 $S_f(u,v)$ 未知，为简化模型，引入常数项 K 并将式（4.17）简化为：

$$\hat{F}(u,v) = \frac{|H(u,v)|^2}{|H(u,v)|^2 + K} \cdot \frac{G(u,v)}{H(u,v)}，K \text{ 为常数} \quad (4.19)$$

该式称为有参维纳滤波器。

维纳滤波器的构建考虑了退化函数和噪声统计特征，相较于逆滤波方法，可以较好地恢复一定噪声水平污染的图像，在实际中有较多应用。

例：维纳滤波编程示例

1. Matlab 代码

```
% Display the original image.
I = phantom(256,256);
[hei,wid,~] = size(I);
pos1 = [0.0 0.6 0.3 0.3];
subplot('Position',pos1);
imshow(I);
% Simulate a motion blur.
LEN = 21;
THETA = 11;
PSF = fspecial('motion', LEN, THETA);
Pf = psf2otf(PSF,[hei,wid]);
blurred = imfilter(I, PSF, 'conv', 'circular');
% Simulate additive noise.
noise_mean = 0;
noise_var = 0.000001;
blurred_noisy = imnoise(blurred, 'gaussian', noise_mean, noise_var);
pos2 = [0.3 0.6 0.3 0.3];
subplot('Position',pos2);
imshow(blurred_noisy);
% Inverse filter
If = fft2(blurred_noisy);
Pf = psf2otf(PSF,[hei,wid]);
deblurred = ifft2(If./Pf);
pos3 = [0.6 0.6 0.3 0.3];
subplot('Position',pos3);
imshow(deblurred);
% ideal Wiener filter
NSR = noise_var/var(I(:));
If = fft2(blurred_noisy);
numerator = conj(Pf);
denominator = Pf.^2 + NSR;
deblurred2 = ifft2(numerator.*If./ denominator);
pos4 = [0.15 0.2 0.3 0.3];
subplot('Position',pos4);
imshow(deblurred2);
% Wiener filter with deconvwnr function
deblurred3 = deconvwnr(blurred_noisy, PSF, NSR);
pos5 = [0.45 0.2 0.3 0.3];
subplot('Position',pos5);
imshow(deblurred3);
```

2. 运行结果（图 4-9）

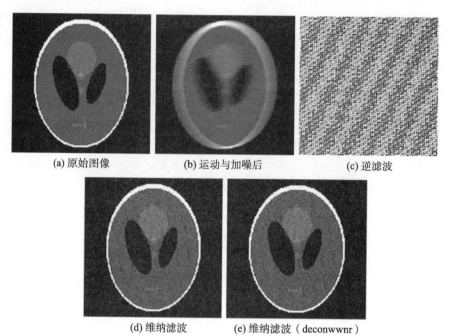

图 4-9 数字头模运动与加噪退化后的维纳滤波效果及与逆滤波效果比较

4.3.4 有约束最小二乘法

当噪声达到一定水平，维纳滤波也很难达到较好的图像恢复效果。将前述无约束最小二乘恢复问题增加约束条件使之变为有约束最优化问题，即为有约束最小二乘恢复。这样在准则 $|\eta|^2 = \|g - h\hat{f}\|^2$ 最小化的基础上增加约束条件：对某一线性运算 L，要求 $L\hat{f}^2$ 最小。采用拉格朗日乘子法，将以上两项构建为目标函数：

$$J(\hat{f}, \lambda) = \|L\hat{f}\|^2 + \lambda(\|g - h\hat{f}\|^2 - \|\eta\|^2) \quad (4.20)$$

由极值条件，得：

$$\frac{\partial J(\hat{f}, \lambda)}{\partial \hat{f}} = \frac{\partial}{\partial \hat{f}}\left[(L\hat{f})^T(L\hat{f}) + \lambda(g - h\hat{f})^T(g - h\hat{f})\right] = 2L^T L\hat{f} - 2\lambda h^T(g - h\hat{f}) = 0 \quad (4.21)$$

解得：

$$\hat{f} = (h^T h + L^T L / \lambda)^{-1} h^T g \quad (4.22)$$

上式即为有约束最小二乘法。在频域中表达式为：

$$\hat{F}(u,v) = \left[\frac{H^*(u,v)}{|H(u,v)|^2 + \gamma |P_L(u,v)|^2}\right] G(u,v) \quad (4.23)$$

P_L 为 L 的频域滤波核，可采用高通卷积核的频域形式，γ 为参数，其值对结果影响很大，最优值一般通过迭代的方法确定。当 γ 为零时，式（4.23）简化为逆滤波。当 L 为 1 时，式（4.23）成为有参维纳滤波。

4.4 医学图像伪影校正

医学图像伪影是指偏离真实图像的伪迹或误差，其本质是图像的退化。不同种类的医学图像，其伪影表现形式不同。以 CT 图像为例，典型的 CT 伪影有硬化伪影、散射伪影、金属伪影、环状伪影、条状伪影、运动伪影、风轮伪影等。例如图 4-1 中第 2、3 幅图像分别展示了低剂量 CT 下的条状伪影和镶有汞合金的牙齿 CT 的金属伪影。伪影的形成常常是多个原因共同作用引起的，噪声和伪影叠加在一起最终构成了图像的退化。对医学图像进行伪影校正更需要了解退化因素，构建合适的模型进行恢复。

不考虑硬件校正方法，医学图像伪影的软件校正方法通常包括图像域、投影域和两者相结合的方法。图像域校正是仅考虑图像的伪影特点进行校正，投影域校正是对投影图像进行校正后再进行图像重建得到医学图像，两者相结合的方法是指投影域校正之后再进行图像域残留伪影的校正。本节我们介绍一种投影域和图像域相结合的低剂量 CT 图像恢复策略。

低剂量 CT 由于在较低的电流下成像，投影噪声大、信噪比低，直接对其重建存在严重的条状伪影和噪声。因此我们首先对投影进行校正，主要消除条状伪影，再在图像域进行滤波滤除残留噪声，具体如下：

4.4.1 投影域校正

采用有约束最小二乘法思想，对投影数据进行惩罚加权最小二乘优化，设 $\hat{p} = (p_1, p_2 \cdots p_M)$ 为投影数据，$p' = (p'_1, p'_2 \cdots p'_M)$ 是待估计的投影，惩罚加权最小二乘法作用于投影空间为：

$$\Phi(p') = (\hat{p} - p')^T \sum\nolimits^{-1} (\hat{p} - p') + \beta R(p') \tag{4.24}$$

矩阵 $\sum$ 为对角矩阵，矩阵中对角线元素为投影数据的方差估计，为可求。符号 T 表示矩阵转置。$R(p')$ 为惩罚项，对应于对估计投影的约束条件，β 为惩罚参数，用于权衡最小二乘项和惩罚项之间的比例。取 $R(p')$ 为：

$$R(p') = \frac{1}{2} \sum_j \sum_{k \in s_j} w_{jk} (p'_j - p'_k)^2 \tag{4.25}$$

S_j 表示投影数据中像素 j 的四邻域，p'_j 为中心像素点的灰度取值，p'_k 表示邻域像素点灰度值。参数 w_{jk} 为权重值，在角度方向，即垂直方向取值为 0.25，在探测器方向即水平方向取值为 1。之所以 w_{jk} 在水平和垂直方向采用不同的权重，是因为水平方向的相似性大于垂直方向，因此对水平方向采用了较大的权重。对投影数据的估计为：

$$p' = \arg\min_{p' \geq 0} \Phi(p') \tag{4.26}$$

上式可以通过 Gauss-Seidel 迭代、二次优化等方法求解。

4.4.2 图像域 NLM 滤波

对投影进行校正之后，得到恢复后的投影 p'，对其进行重建即可得到图像。重建后的图像记为 I，再采用 NLM 滤波法进行图像域去噪，记为 $NL[I]$，即可得到投影域和图像域校正后的图像。图 4-10 展示了上述不同方法的校正效果。

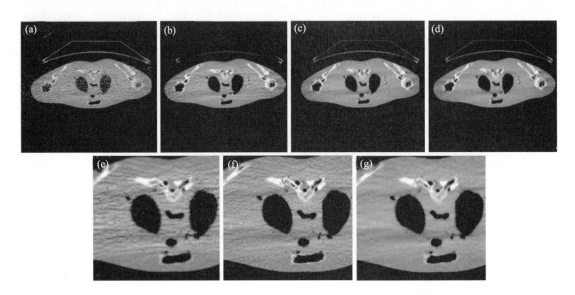

图 4-10　基于投影域和图像域相结合的低剂量 CT 图像恢复
（a）低剂量 CT 图像；（b）图像域非局部均值滤波；（c）投影域校正；（d）投影域校正与图像域非局部均值去噪相结合；（e）、（f）与（g）分别为（b）、（c）与（d）的局部放大图像

4.5 本章小结

本章首先简要介绍了医学图像退化与恢复模型，将图像退化原因归纳为退化函数与噪声两大因素；然后分别针对含噪图像与退化函数作用及叠加噪声后的图像介绍典型的图像去噪、逆滤波、无约束最小二乘、维纳滤波、有约束最小二乘等图像恢复技术；最后对医学图像伪影这种典型的退化情形进行图像校正，针对低剂量 CT 中影像退化中的高噪声与条状伪影，利用前述方法进行校正，串联所学知识。

实际中受到退化函数和噪声的影响，加上两者往往难以精确估计，因此较复杂的医学图像恢复问题常被转化为数学优化问题。通过对无约束/有约束最优化恢复的最优准则选取、目标函数构建、优化及求解等全过程进行设计，从实际出发解决医学图像的恢复问题。

参考文献

BUADES A., COLL B., MOREL J. M. 2005. A non-local algorithm for image denosing[C]. Proc. IEEE of

Computer Vision and Pattern Recognition, 2: 60-65.

GONZALEZ RAFAEL C., Woods Richard E.. Digital image processing[M]. 阮秋琦，阮宇智，2020. 数字图像处理(第四版), 北京：电子工业出版社.

MA J, HUANG J, FENG Q, et al. 2011. Low-dose computed tomography image restoration using previous normal-dose scan[J]. Medical Physics, 38(10): 5713-5731.

戎军艳. 2015. 低电流和少角度 CT 的重建研究[R]. 第四军医大学博士后出站报告.

第 5 章

医学图像配准

图像配准（image registration），也被称为图像对位（image alignment）、图像匹配（image matching）、图像融合（image fusion or image merge）或图像叠加（image superimposition），是指将从相同或不同的主体上获取的相同或不同模式的图像在空间上进行像素点间映射的过程。一般而言，图像配准主要在两张图像之间进行，其中一张在配准过程中不发生变化的图像被称为固定图像（fixed image）或参考图像（reference image），另一张发生变化的则被称为浮动图像（moving image）。本书所提到的图像配准特指医学图像配准，其主要目的是将图像中的病变或结构与参考图像进行比较，以更准确地评估病变的大小、位置、形状和变化。此外，医学图像配准还可以用于计算机辅助诊断、手术规划、病理学报告和病理学图像分析等应用领域[①]。

一个一般意义上的图像配准框架如图 5-1 所示，其中主要包括三个模块：空间变换；相

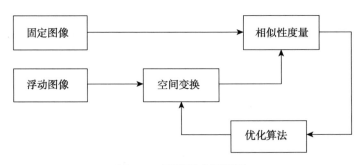

图 5-1　图像配准框架图

---

① 医学图像配准的伦理道德：在医学图像配准中，使用的原始数据均为 Dicom 数据，其中存储了大量的个人隐私数据，如姓名、性别、年龄等。因此，在进行图像配准时，需要遵守《中华人民共和国个人信息保护法》和相关的伦理道德规范，在合理必要的范围内使用相关数据，保护个人隐私和数据安全。

似性度量；优化算法。

在本章中，我们将首先学习一些最常见的空间变换方法，并在其中穿插介绍一些简单的插值算法，并在空间变换的最后给出一种非刚性变换方法。之后会从相似性度量和优化算法的角度介绍一下常见的图像配准算法。

5.1 空间变换

随着移动设备的推广和普及，功能越来越强大的智能手机已经成为我们日常生活中不可或缺的一部分，特别是其越来越强大的拍照功能，也让文件扫描变得越来越容易。但是，由于拍摄角度的问题，智能手机拍摄的文件总是呈一种不规则的四边形，甚至带有曲边（图 5-2）。为了修正这些图像，使拍摄得到的图像质量与扫描仪得到的图像相类似，需要使用图像的空间变换技术。图像的空间变换也被称为图像的几何变换，本节将着重介绍几种常用的图像变换方法，包括图像的平移、旋转、翻转、缩放等，为后续的图像配准提供必备的理论和方法基础。

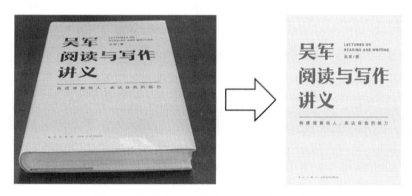

图 5-2　图像空间变换在日常生活中的应用

5.1.1 图像的平移

图像平移变换是最简单的一种空间变换方法，其基本思想是在将图像中的目标对象视为物理学中的刚体的条件下，不改变角度，将其移动到图像中的指定位置（图 5-3）。

假设目标对象的任意点 P_0 的坐标为 (x_0, y_0)，其中 x_0 表示该点的横坐标，y_0 表示该点的纵坐标。当将其在 x 轴方向移动距离 Δx，在 y 轴方向移动距离 Δy，则移动后点的坐标可以表示为：

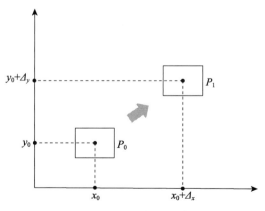

图 5-3　二维空间中的图像平移

$$x_1 = x_0 + \Delta x$$
$$y_1 = y_0 + \Delta y$$
（5.1）

其中 x_1 和 y_1 表示变换后的坐标。为了构建图像变换的统一表达形式，将式（5.1）写为：

$$x_1 = 1 \times x_0 + 0 \times y_0 + \Delta x \times 1$$
$$y_1 = 0 \times x_0 + 1 \times y_0 + \Delta y \times 1$$

将其写为矩阵形式，得：

$$\begin{bmatrix} x_1 \\ y_1 \end{bmatrix} = \begin{bmatrix} 1 & 0 & \Delta x \\ 0 & 1 & \Delta y \end{bmatrix} \begin{bmatrix} x_0 \\ y_0 \\ 1 \end{bmatrix}$$
（5.2）

在此基础上，为了形式上的一致，可以对其进行简单的配平操作，得：

$$\begin{bmatrix} x_1 \\ y_1 \\ 1 \end{bmatrix} = \begin{bmatrix} 1 & 0 & \Delta x \\ 0 & 1 & \Delta y \\ 0 & 0 & 1 \end{bmatrix} \begin{bmatrix} x_0 \\ y_0 \\ 1 \end{bmatrix}$$
（5.3）

虽然这看似比式（5.1）复杂了很多，但是后面会看到在式（5.3）的形式基础上，可以得到空间变换更加一般的表达。由于该矩阵可以将一个坐标($P_0(x_0,y_0)$)变换为另一个坐标$[P_1(x_1,y_1)]$，因此称该矩阵为空间变换矩阵，记为 T，后面会看到各种各样的空间变换矩阵。

式（5.1）和式（5.3）可以很自然地拓展到 3 维空间，若图像的维度为 3 维（如常见 CT 影像数据或 MRI 影像数据），则变换后的坐标可以表示为：

$$x_1 = x_0 + \Delta x$$
$$y_1 = y_0 + \Delta y$$
$$z_1 = z_0 + \Delta z$$
（5.4）

同样地，也可以将三维空间的平移变换矩阵为：

$$T = \begin{bmatrix} 1 & 0 & 0 & \Delta x \\ 0 & 1 & 0 & \Delta y \\ 0 & 0 & 1 & \Delta z \\ 0 & 0 & 0 & 1 \end{bmatrix}$$
（5.5）

5.1.2 图像的旋转

图像旋转也是一种较为常见的图像变换方法。其基本假设与图像的平移完全一致，即假设变换的目标对象为一个刚体。在该假设条件下，图像旋转是将图像中的目标对象 P_0，围绕指定的点 O 进行任意角度的旋转。

1. 二维空间中围绕原点的图像旋转

首先，可以将问题进行简化，将"指定的点"设为坐标轴的原点 $O(0,0)$，目标点 P_0 旋转前的坐标位置仍然表示为 $P_0(x_0,y_0)$，则如图 5-4 所示：

$$x_0 = r\cos\alpha$$
$$y_0 = r\sin\alpha$$
（5.6）

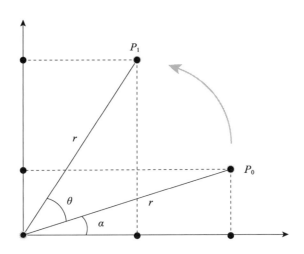

图 5-4　围绕原点的图像旋转

其中，r 表示目标点到坐标轴原点的距离。此时，如将 P_0 围绕坐标原点旋转 θ，则新得到 P_1 的坐标为：

$$x_1 = r\cos(\alpha+\theta)$$
$$y_1 = r\sin(\alpha+\theta)$$

对上述公式进行简单的变换可得：

$$x_1 = r\cos(\alpha+\theta) = r\cos\alpha\cos\theta - r\sin\alpha\sin\theta = x_0\cos\theta - y_0\sin\theta$$
$$y_1 = r\sin(\alpha+\theta) = r\sin\alpha\cos\theta + r\cos\alpha\sin\theta = y_0\cos\theta + x_0\sin\theta$$

将上式写为矩阵形式可得：

$$\begin{bmatrix} x_1 \\ y_1 \end{bmatrix} = \begin{bmatrix} \cos\theta & -\sin\theta \\ \sin\theta & \cos\theta \end{bmatrix} \begin{bmatrix} x_0 \\ y_0 \end{bmatrix} \tag{5.7}$$

同样地，与式（5.2）的操作相类似，为了实现形式上的统一，可以对式（5.7）进行简单的配平，得：

$$\begin{bmatrix} x_1 \\ y_1 \\ 1 \end{bmatrix} = \begin{bmatrix} \cos\theta & -\sin\theta & 0 \\ \sin\theta & \cos\theta & 0 \\ 0 & 0 & 1 \end{bmatrix} \begin{bmatrix} x_0 \\ y_0 \\ 1 \end{bmatrix} \tag{5.8}$$

即围绕原点旋转的空间变换矩阵为：

$$T = \begin{bmatrix} \cos\theta & -\sin\theta & 0 \\ \sin\theta & \cos\theta & 0 \\ 0 & 0 & 1 \end{bmatrix} \tag{5.9}$$

2. 二维空间中围绕任意点的图像旋转

接下来，将图像的旋转推广到更一般的形式。此时问题变为：已知旋转中心为点 $C_0(x_c,y_c)$，图像上的一点 $P_0(x_0,y_0)$ 绕 C 点旋转角度 θ，将得到新的点 $P_1(x_1,y_1)$，求 P_1 点的坐标。

要实现这个目标，需要完成三个步骤（图 5-5）。

①平移：将点 C 平移到坐标系原点；②旋转：围绕新的坐标原点进行旋转；③平移：将

坐标轴移动到初始位置。

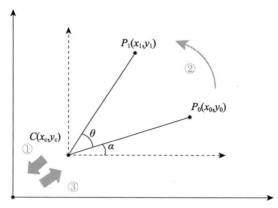

图 5-5　围绕任意点的图像旋转

这三个步骤，可以通过之前推导得到的平移式（5.3）和原点旋转式（5.8）实现，即：

$$\begin{bmatrix} x_1 \\ y_1 \\ 1 \end{bmatrix} = T \begin{bmatrix} x_0 \\ y_0 \\ 1 \end{bmatrix} = A_2 R A_1 \begin{bmatrix} x_0 \\ y_0 \\ 1 \end{bmatrix} \quad (5.10)$$

其中，

$$A_1 = \begin{bmatrix} 1 & 0 & -x_c \\ 0 & 1 & -y_c \\ 0 & 0 & 1 \end{bmatrix}$$

$$R = \begin{bmatrix} \cos\theta & -\sin\theta & 0 \\ \sin\theta & \cos\theta & 0 \\ 0 & 0 & 1 \end{bmatrix}$$

$$A_2 = \begin{bmatrix} 1 & 0 & x_c \\ 0 & 1 & y_c \\ 0 & 0 & 1 \end{bmatrix}$$

因此，空间变换矩阵 T 可以表示为：

$$T = \begin{bmatrix} 1 & 0 & x_c \\ 0 & 1 & y_c \\ 0 & 0 & 1 \end{bmatrix} \begin{bmatrix} \cos\theta & -\sin\theta & 0 \\ \sin\theta & \cos\theta & 0 \\ 0 & 0 & 1 \end{bmatrix} \begin{bmatrix} 1 & 0 & -x_c \\ 0 & 1 & -y_c \\ 0 & 0 & 1 \end{bmatrix} \quad (5.11)$$

为了使读者更加细致地了解图像旋转的细节，本书给出了一个简单的示例代码，其核心代码为 im_rotate 函数中，该函数有三个参数，分别为：img 需要进行旋转的图像；center_point 旋转中心；theta 旋转角度。

```
img = im2double(rgb2gray(imread('brain_1.jpg')));
img_size = size(img);
theta = pi/3;
xc = ceil(img_size(1)/2);
yc = ceil(img_size(2)/2);
```

```
rotate_img = im_rotate(img, [xc, yc], theta);
figure
imshow(img)
figure
imshow(rotate_img)
imwrite(rotate_img, 'rotated_brain.jpg');

function rotate_img = im_rotate(img, center_point, theta)
[size_x, size_y, channel] = size(img);
xc = center_point(1);
yc = center_point(2);
% 为了减少麻烦,将目标图像的尺寸变为原来的 2 倍
scale = 2;
rotate_img = zeros(ceil(size_x*scale), ceil(size_y*scale), channel);
% 根据公式编写变换矩阵
A1 = [1, 0, 2*xc;
      0, 1, 2*yc;
      0, 0, 1];
R = [cos(theta), -sin(theta), 0;
     sin(theta), cos(theta), 0;
     0, 0, 1];
A2 = [1, 0, -xc;
      0, 1, -yc;
      0, 0, 1];
T = A1 * R * A2;

[x0, y0] = meshgrid(1:size_x, 1:size_y);
arrayfun(@(x0, y0)t_rotate(x0, y0, T), x0, y0);
    function t_rotate(x0, y0, T)
        r = ceil(T * [x0, y0, 1]');
        r = num2cell(r);
        [x1, y1, ~] = deal(r{:});
        rotate_img(x1, y1,:) = img(x0, y0, :);
    end
end
```

为了减少越界等问题,本书直接在 im_rotate 函数中将图像的尺寸变为原来的两倍,并按照公式生成应用了旋转和平移的变换矩阵 T。之后应用 meshgrid 函数,生成坐标。meshgrid 的定义为:

```
[X,Y] = meshgrid(x, y)
```

其作用是基于输入向量 x 和 y 返回二维坐标。X 是一个矩阵,每一行是 x 的一个副本;Y 也是一个矩阵,每一列是 y 的一个副本。整个过程如图 5-6 所示:

在旋转时需要对每个点的坐标进行计算,虽然使用熟悉的 for 循环语句较为直观,但是这种方式的执行效率太低,为了提高代码的运行速度,本书采用了向量化的方式。向量化(vectorization)也被称为向量化计算、向量化操作(vectorized operation)或者数组编程(array programming),用最通俗的语言来说就是在编写代码过程中尽可能地将 for 等循环语句变成 1 次计算。在本书中,我们使用 arrayfun 函数将子函数 t_rotate 的句柄以及每个点的坐标值传

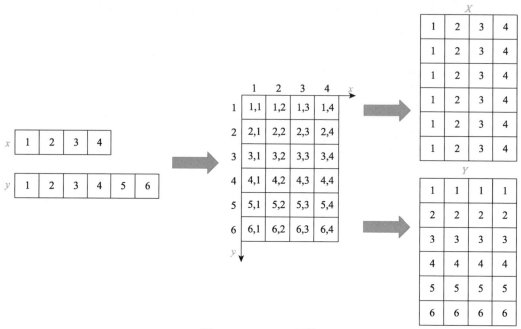

图 5-6　meshgrid 函数

入,进而实现对坐标实现旋转变换①。需要注意的是,旋转后的坐标未必是离散值,在此本书只是简单地使用了 ceil 函数来实现向上取整(即将非整数数值向着数值更大的方向取整,例如将 1.2 向上取整为 2,2.4 向上取整为 3),因此旋转后的图片会出现一些特定的花纹(图 5-7)。这一问题我们将会在 5.1.5 小节中进行处理。

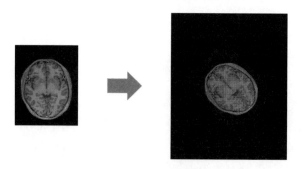

图 5-7　图像的旋转

围绕图像中心进行旋转,旋转角度 45°,为了简化越界的问题,
本书将原图像的尺寸扩大为原来的 2 倍

3. 三维空间中围绕原点的图像旋转

二维空间中围绕任意点的图像旋转只需要在围绕原点旋转的基础上,增加平移操作,三维空间中围绕任意点旋转的解决方案和二维空间类似,因此本书只讨论三维空间中围绕原点的图像旋转问题。由于自由度的增加,三维空间中的旋转方式并不总是唯一的。为了对其进行唯

---

① 从效率上而言,本书中给出的向量化实现方式并不是最优方式,只是为了更清晰地展示旋转过程。

一的描述，Leonhard Euler 提出一种被称为欧拉角（Euler angles）旋转方式，该方式将一个旋转分解为三个简单的旋转动作：围绕 x 轴的转动 θ；围绕 y 轴的转动 φ；围绕 z 轴的转动 φ。

在欧拉角的定义下，前述二维旋转是三维旋转的一种特殊情况：单纯围绕 z 轴的旋转。需要说明的是，欧拉角的转动次序对最终的旋转结果影响很大，在航空航天领域，围绕这三个轴的转动也被称为俯仰角（pitch）、偏航角（yaw）和滚动角（roll），当然由于选择的坐标轴不同，旋转角度的名称未必一定代表围绕 x、y、z 坐标轴的旋转。

首先以围绕 x 轴的旋转为例。在三维场景中，原始点的坐标为 $P_0(x_0,y_0,z_0)$，将其围绕 x 轴旋转角度 θ，得到点 $P_1(x_1,y_1,z_1)$，借助式（5.8）可知（此时的 y 轴相当于二维空间中的 x 轴，z 轴相当于二维空间中的 y 轴）：

$$x_1 = x_0$$
$$y_1 = y_0 \cos\theta - z_0 \sin\theta$$
$$z_1 = z_0 \cos\theta + y_0 \sin\theta$$

即：

$$\begin{bmatrix} x_1 \\ y_1 \\ z_1 \\ 1 \end{bmatrix} = \begin{bmatrix} 1 & 0 & 0 & 0 \\ 0 & \cos\theta & -\sin\theta & 0 \\ 0 & \sin\theta & \cos\theta & 0 \\ 0 & 0 & 0 & 1 \end{bmatrix} \begin{bmatrix} x_0 \\ y_0 \\ z_0 \\ 1 \end{bmatrix} \tag{5.12}$$

为了便于表达，可以将围绕 x 轴旋转角度 θ 的空间变换矩阵记为 $R_x(\theta)$，则：

$$R_x(\theta) = \begin{bmatrix} 1 & 0 & 0 & 0 \\ 0 & \cos\theta & -\sin\theta & 0 \\ 0 & \sin\theta & \cos\theta & 0 \\ 0 & 0 & 0 & 1 \end{bmatrix} \tag{5.13}$$

同理，当围绕 y 轴旋转角度 φ 时，空间变换矩阵为：

$$R_\psi(\varphi) = \begin{bmatrix} \cos\varphi & 0 & \sin\varphi & 0 \\ 0 & 1 & 0 & 0 \\ -\sin\varphi & 0 & \cos\varphi & 0 \\ 0 & 0 & 0 & 1 \end{bmatrix} \tag{5.14}$$

当围绕 z 轴旋转 φ 时，空间变换矩阵为：

$$R_z(\varphi) = \begin{bmatrix} \cos\psi & -\sin\psi & 0 & 0 \\ \sin\psi & \cos\psi & 0 & 0 \\ 0 & 0 & 1 & 0 \\ 0 & 0 & 0 & 1 \end{bmatrix} \tag{5.15}$$

因此，只要确定了欧拉角的旋转次序以及旋转角度，就可以很容易地计算得到旋转后的坐标。

5.1.3 图像的翻转

图像的翻转也被称为图像的镜像变换。这种变换方法是将整个图像如同照镜子般，以特定的线进行对称翻转，常见的变换方式有水平翻转和垂直翻转（图 5-8）。

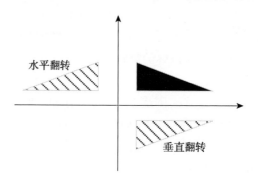

图 5-8　图像翻转

当进行水平翻转时，设垂直中线为：

$$x = x_m$$

易知任意点 $P_0(x_0,y_0)$ 的镜像点 $P_1(x_1,y_1)$ 的坐标满足如下关系：

$$\frac{x_0 + x_1}{2} = x_{nn}$$

$$y_0 = y_1$$

所以，

$$x_1 = 2x_{m_2} - x_0$$

$$y_1 = y_0 \quad (5.16)$$

再次将上式写为矩阵形式，得：

$$\begin{bmatrix} x_1 \\ y_1 \\ 1 \end{bmatrix} = \begin{bmatrix} -1 & 0 & 2x_m \\ 0 & 1 & 0 \\ 0 & 0 & 1 \end{bmatrix} \begin{bmatrix} x_0 \\ y_0 \\ 1 \end{bmatrix} \quad (5.17)$$

同理，当进行垂直翻转时，设水平中线为：

$$y = y_m$$

则垂直镜面变换为：

$$\begin{bmatrix} x_1 \\ y_1 \\ 1 \end{bmatrix} = \begin{bmatrix} 1 & 0 & 0 \\ 0 & -1 & 2y_m \\ 0 & 0 & 1 \end{bmatrix} \begin{bmatrix} x_0 \\ y_0 \\ 1 \end{bmatrix} \quad (5.18)$$

5.1.4　图像的缩放

图像缩放是指按照一定的比例将图像的尺寸变小或者变大的过程，由于该过程过于简单，本书只给出变换矩阵：

$$T = \begin{bmatrix} s_x & 0 & 0 \\ 0 & s_y & 0 \\ 0 & 0 & 1 \end{bmatrix} \quad (5.19)$$

其中 s_x 表示 x 轴方向的缩放倍数，s_y 表示在 y 轴方向的缩放倍数。二维空间中的缩放变换矩阵可以很自然地推广到三维空间：

$$T = \begin{bmatrix} s_x & 0 & 0 & 0 \\ 0 & s_y & 0 & 0 \\ 0 & 0 & s_z & 0 \\ 0 & 0 & 0 & 1 \end{bmatrix} \qquad (5.20)$$

图像缩放的具体代码如下：

```
img = imread('mini_brain_1.jpg');
scale = [2, 3];

resize_img = im_resize(img, scale);
figure
imshow(img)
figure
imshow(resize_img)
imwrite(resize_img, 'scaled_brain.jpg');

function resize_img = im_resize(img, scale)
img_size = size(img);
resize_img = zeros(ceil(img_size(1)*scale(1)), ceil(img_size(2)*scale(2)), img_size(3));
[x0, y0] = meshgrid(1:img_size(1), 1:img_size(2));
T = [scale(1), 0, 0; 0, scale(2), 0; 0, 0, 1];
arrayfun(@t_resize, x0, y0);
resize_img = uint8(resize_img);
    function t_resize(x0, y0)
        r = ceil(T*[x0, y0, 1]');
        r = num2cell(r);
        [x1, y1, ~] = deal(r{:});
        resize_img(x1, y1,:) = img(x0, y0, :);
    end
end
```

如图 5-9 所示，虽然变换后的图像确实如我们所希望的那样，高度变为了原来的 2 倍，宽度变为了原来的 3 倍，但是图像的清晰度却大大下降了。这是由于在对图像进行缩放过程中，中间存在很多"空白点"未能正确赋值（其实该问题在图像的旋转中也曾出现，如

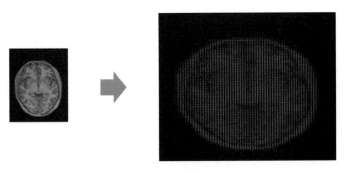

图 5-9　图像缩放

x 轴方向放大 2 倍，y 轴方向放大 3 倍

图 5-7 所示，图像中间会有明显的花纹）。为了让图像看起来更加自然，需要对这些空白点进行有效的处理，这些处理方法将在下一节中进行介绍。

5.1.5 插值

数字图像的内容是对现实离散采样的结果，而在进行数字图像的空间变换过程中，很多变换的结果却未必都是离散的，因此可能会出现无法对像素点正确赋值的情况。例如上节中提到的图像缩放，当图像的缩放倍数为 2 时，会出现大量的空点，当图像的缩放倍数为 1.2 倍时，即便采用向上取整的方式，仍然存在部分像素无法进行有效赋值（如图 5-10 所示，Matlab 的索引从 1 开始）。

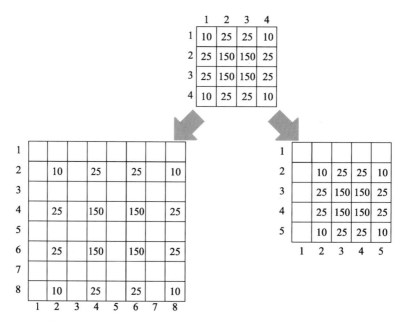

图 5-10　图像的缩放变换在离散空间中无法有效赋值（采用类 Matlab 坐标方式）

为了解决上述问题，需要图像插值方法。限于篇幅，本节将主要介绍几种较为常见的图像插值算法。一般而言，插值后得到的图像的质量与插值算法的复杂度成正比。

1. 最近邻插值

最近邻插值就是将目标点的像素值设置为与其距离最短的点的像素值。如图 5-11 所示，图像中的目标点为 $Q(x_0,y_0)$，与 Q 距离最近的点为 P_{11}，因此 Q 点的值设置为与 P_{11} 点一致。

在实际操作过程中，需要进行反向映射，即从变换之后的图像出发，计算其在原始图像中对应的位置，然后据此找到距离最近点的像素值，以图像缩放过程中的插值为例，已知变换后图像中的任意一点 $Q_1(x_1,y_1)$，利用变换矩阵的逆矩阵，计算得到 Q_1 在原图像中的位置 $Q_0(x_0,y_0)$：

$$\begin{bmatrix} x_0 \\ y_0 \\ 1 \end{bmatrix} = T^{-1} \begin{bmatrix} x_1 \\ y_1 \\ 1 \end{bmatrix} \qquad (5.21)$$

第 5 章 医学图像配准

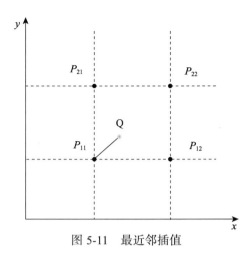

图 5-11 最近邻插值

之后对坐标(x_0,y_0)进行取整（四舍五入）操作，找到离该点最近的像素 $P(x,y)$，则：
$$f(Q_1) = f(P) \tag{5.22}$$

最近邻插值的具体代码如下：

```
img = imread('mini_brain_1.jpg');
scale = [5, 5];

resize_img = im_resize_nearest_neighbor(img, scale);
figure
imshow(img)
figure
imshow(resize_img)
imwrite(resize_img, 'scaled_mini_brain_1.jpg');

function resize_img = im_resize_nearest_neighbor(img, scale)
img_size = size(img);
% 解决边缘问题
new_img = zeros(img_size(1)+2, img_size(2)+2, img_size(3));
new_img(2:img_size(1)+1,2:img_size(2)+1,:) = img;
img = new_img;
resize_img                 =                zeros(ceil(img_size(1)*scale(1)),
ceil(img_size(2)*scale(2)), img_size(3));
resize_img_size = size(resize_img);
[x1, y1] = meshgrid(1:resize_img_size(1), 1:resize_img_size(2));
T = [scale(1), 0, 0;
    0, scale(2), 0;
    0, 0, 1];
invT = inv(T);
arrayfun(@t_resize, x1, y1);
resize_img = uint8(resize_img);
    function t_resize(x1, y1)
        r = round(invT*[x1, y1, 1]');
        r = num2cell(r);
        [x0, y0, ~] = deal(r{:});
% 因为对原图像进行了边缘扩展，所以需要+1
```

```
            resize_img(x1, y1,:) = img(x0+1, y0+1, :);
        end
    end
```

最近邻插值的效果如图 5-12 所示，容易看出最近邻插值的效果呈现出明显的"马赛克"效应，这是因为最近邻插值算法只使用了周围一个点的信息对当前点的像素值进行推断。为了解决这一问题，可以使用周围更多点的信息来改善图像质量，这就是接下来要介绍的双线性插值算法。

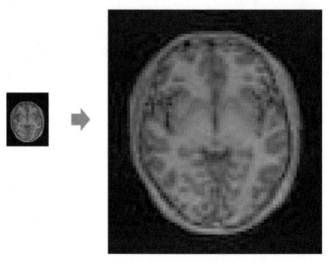

图 5-12　最近邻插值结果

2. 双线性插值

双线性插值使用了目标点周围相邻的四个点的像素信息，对目标点的像素值进行估计。具体而言，该方法首先在一个方向上（如 x 轴方向，方向选择顺序与最终插值结果无关），对目标点 Q 在该方向上的投影位置 Q_1 和 Q_2 进行线性插值，进而估计出这两点的像素值 $f(Q_1)$ 和 $f(Q_2)$，之后利用新的像素值在另一个方向上（与前述方向垂直）来进行第二次插值，最终估计得到 Q 点的像素值 $f(Q)$。因此事实上双线性插值进行了三次插值计算。

在实际运算过程中，不妨假设 P_{11} 的坐标为 (x_1,y_1)，P_{22} 的坐标为 (x_2,y_2)，Q 点坐标为 (x_0,y_0)，则（图 5-13）：

$$\frac{f(Q_2)-f(P_{12})}{x_0-x_1}=\frac{f(P_{22})-f(P_{12})}{x_2-x_1}$$

其中 $f(P)$ 表示图像在 P 点的像素值，整理可得：

$$f(Q_2)=\frac{x_2-x_0}{x_2-x_1}f(P_{12})+\frac{x_0-x_1}{x_2-x_1}f(P_{22}) \tag{5.23}$$

同理：

$$f(Q_1)=\frac{x_2-x_0}{x_2-x_1}f(P_{11})+\frac{x_0-x_1}{x_2-x_1}f(P_{21}) \tag{5.24}$$

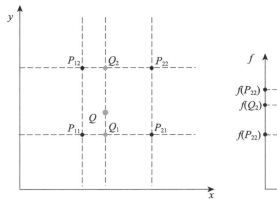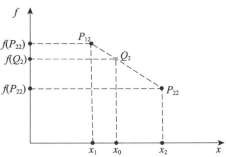

图 5-13 双线性插值

之后进行第二次插值，估计得到 Q 点的像素值：

$$f(Q)=\frac{y_2-y_0}{y_2-y_1}f(Q_1)+\frac{y_0-y_1}{y_2-y_1}f(Q_2) \quad (5.25)$$

P 点之间彼此相邻，因此：

$$x_2-x_1=1$$
$$y_2-y_1=1$$

故此：

$$\begin{aligned}f(Q)=&(y_2-y_0)(x_2-x_0)f(P_{11})+(y_2-y_0)(x_0-x_1)f(P_{21})\\&+(y_0-y_1)(x_2-x_0)f(P_{12})+(y_0-y_1)(x_0-x_1)f(P_{22})\end{aligned} \quad (5.26)$$

令：

$$\Delta x = x_2 - x_0$$
$$\Delta y = y_2 - y_0 \quad (5.27)$$

则：

$$x_0 - x_1 = 1 - \Delta x$$
$$y_0 - y_1 = 1 - \Delta y \quad (5.28)$$

于是式（5.26）可以写为：

$$f(Q)=\Delta y \Delta x f(P_{11})+\Delta y(1-\Delta x)f(P_{21})+(1-\Delta y)\Delta x f(P_{12})+(1-\Delta y)(1-\Delta x)f(P_{22}) \quad (5.29)$$

将式（5.29）转换为矩阵形式，可得：

$$f(Q)=\begin{bmatrix}\Delta x & 1-\Delta x\end{bmatrix}\begin{bmatrix}f(P_{11}) & f(P_{12})\\f(P_{21}) & f(P_{22})\end{bmatrix}\begin{bmatrix}\Delta y\\1-\Delta y\end{bmatrix} \quad (5.30)$$

双线性插值的具体代码如下：

```
img = imread('mini_brain_1.jpg');
scale = [5, 5];

resize_img = im_resize_bilinear(img, scale);
figure
imshow(img)
```

```
    figure
    imshow(resize_img)
    imwrite(resize_img, 'scaled_bilinear_mini_brain_1.jpg');

    function resize_img = im_resize_bilinear(img, scale)
    img_size = size(img);
    new_img = zeros(img_size(1)+2, img_size(2)+2, img_size(3));
    new_img(2:img_size(1)+1,2:img_size(2)+1,:) = img;
    img = new_img;
    resize_img = zeros(ceil(img_size(1)*scale(1)), ceil(img_size(2)*scale(2)), img_size(3));
    resize_img_size = size(resize_img);
    [X1, Y1] = meshgrid(1:resize_img_size(1), 1:resize_img_size(2));
    T = [scale(1), 0, 0;
        0, scale(2), 0;
        0, 0, 1];
    invT = inv(T);
    arrayfun(@t_resize, X1, Y1);
    resize_img = uint8(resize_img);
        function t_resize(scale_x, scale_y)
            r = invT*[scale_x, scale_y, 1]';
            r = num2cell(r);
            [x0, y0, ~] = deal(r{:});
            x0 = x0+1;
            y0 = y0+1;
            x1 = floor(x0);
            y1 = floor(y0);
            x2 = x1 + 1;
            y2 = y1 + 1;
            delta_x = x2 - x0;
            delta_y = y2 - y0;
            matrix_delta_x = [delta_x, 1-delta_x];
            matrix_delta_y = [delta_y; 1-delta_y];

            resize_img(scale_x, scale_y, :) = delta_y * delta_x * img(x1, y1, :) ...
                + delta_y * (1-delta_x) * img(x2, y1, :) ...
                + (1-delta_y) * delta_x * img(x1, y2, :) ...
                + (1-delta_x) * (1-delta_y) * img(x2, y2, :);
        end
    end
```

双线性插值效果如图 5-14 所示。一般而言，双线性插值是一种图像质量和插值速度较为均衡的插值算法，在实际应用中得到了较为广泛的应用，也是 Matlab 等软件默认采用的插值算法。

3. 双三次插值和三次 B 样条插值

从本质上而言，插值就是利用周围点的值来估计目标点的值，也可以理解为用目标点周围的 $n \times n$ 个坐标点的像素值进行加权求和：

$$f(Q) = \sum_j \sum_i f(P_{ij}) W(i, j) \tag{5.31}$$

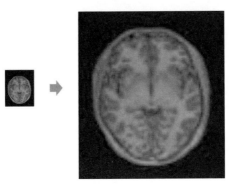

图 5-14 双线性插值结果

其中 $f(P_{ij})$ 表示周围点的像素值,$W(i,j)$ 表示点 $P(i,j)$ 的权重值,也被称为基函数。本书所介绍的各类插值算法仅在周围点的选取和基函数方面有所差异。

在最近邻插值中,基函数的形式为:

$$W(i,j) = w(d_x) \cdot w(d_y)$$
$$w(d) = \begin{cases} 1, & |d| \leqslant 0.5 \\ 0, & \text{other} \end{cases} \tag{5.32}$$

其中 d_x 和 d_y 分别表示目标点和周围点在 x 轴方向和 y 轴方向的距离。而在双线性插值中,基函数的形式可以表示为:

$$W(i,j) = w(d_x)w(d_y)$$
$$w(d) = \begin{cases} 1-|d|, & |d| \leqslant 1 \\ 0, & \text{other} \end{cases} \tag{5.33}$$

在双三次插值中,使用了周围 16 个点的像素值(图 5-15),同时基函数的形式将变得更为复杂,受限于本书篇幅,仅给出双三次插值的基函数表述形式:

$$W(i,j) = w(d_x)w(d_y)$$
$$w(d) = \begin{cases} (a+2)|d|^3 - (a+3)|d|^2 + 1, & |d| \leqslant 1 \\ a|d|^3 - 5a|d|^2 + 8a|d| - 4a, & 1 < |d| \leqslant 2 \\ 0, & \text{other} \end{cases} \tag{5.34}$$

在实际应用过程中,a 一般取 0.5。

三次 B 样条插值与双三次插值一样,也使用了周围 16 个点的信息,其差异仅在基函数的形式上有所变化,即:

$$W(i,j) = w(d_x)w(d_y)$$
$$w(d) = \begin{cases} \dfrac{2}{3} - \left(1 - \dfrac{|d|}{2}\right)d^2, & |d| \leqslant 1 \\ \dfrac{1}{6}(2-d)^3, & 1 < |d| \leqslant 2 \\ 0, & \text{other} \end{cases} \tag{5.35}$$

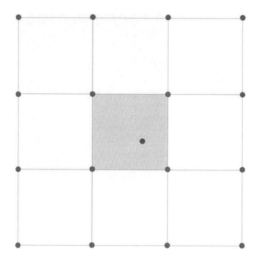

图 5-15 双三次插值与三次 B 样条插值

不同插值方法的基函数如图 5-16 所示，三次 B 样条插值、双三次插值、双线性插值和最近邻插值的曲线平滑度依次降低。

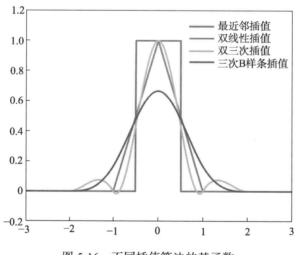

图 5-16 不同插值算法的基函数

5.1.6 仿射变换（affine transformation）

在 5.1.1～5.1.4 几个小节中，介绍了图像的平移、旋转、镜像和缩放，其实本质上而言，这四种图像变换都属于仿射变换，所谓仿射变换是指满足如下条件的一种变换。

共线性（collinearity）：也被称为平直性，即原来在同一条直线上的点，变换后仍然在同一条直线上。需要注意的是，此处所说的共线并不一定是直线。

距离比例（ratios of distances）不变：所谓距离不变是指变化前后，同一条直线上的点之间的距离比例保持不变。

由上面两个特性可以进一步推导出平行性等特性，限于本书的篇幅，就不在此展开介绍了。下面介绍一下仿射变换的一般形式：

$$f(X) = AX + b \tag{5.36}$$

即仿射变换由一个齐次线性变换和一个平移变换构成，进一步可以将其改写为矩阵形式：

$$f(X) = \begin{bmatrix} A & b \\ 0 & 1 \end{bmatrix} \begin{bmatrix} X \\ 1 \end{bmatrix} \tag{5.37}$$

由此可以看到我们在介绍上述四种变换时，都要对公式进行配平的原因，即通过增加一个维度，我们将一个线性变换整理为齐次变换，这样给变换过程中所使用的矩阵运算提供了进一步的可行性和便捷性。对于本书中介绍的四种空间变换，可以总结为图 5-17。

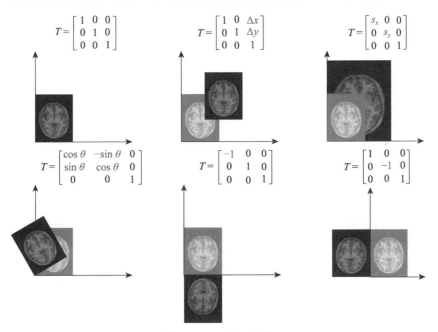

图 5-17 Affine 变换

为了后文讲解的方便，本书使用 Matlab 函数，封装了一个与本书描述相一致的 Affine 变换，该函数有两个参数分别为 img 和 T，其中：img 表示需要进行变换的原始图像；T 表示变换矩阵。

具体代码如下：

```
function [r_img, r_img_ref] = affine_transform(img, T)
img_ref = imref2d(size(img));
tform = affine2d(T');
[r_img, r_img_ref] = imwarp(img, tform, 'cubic', 'OutputView', img_ref);
end
```

5.1.7 基于三次 B 样条的自由形变

在图像变换的最后，本书将介绍一种非仿射变换方法——自由形变（free form deformation，FFD）方法。FFD 是计算机视觉领域一种常见的非性形变方法，该方法在 1986 年由 Sedergberg 和 Parry 提出，最早用于对固体形变问题进行建模，其基本思想是将物体嵌入一个 3D 网格空间中，通过网格空间中各控制点（即网格的节点）的位置来对目标对象实施变换。基于三次 B 样条的 FFD 是 Lee 等于 1996 年提出的，该方法采用周围 16 个控制点的位置变化的加权和来计算得到变形后的坐标位置，不同控制点的权重使用式（5.35）中给出的计算方法。

为了便于计算，对式（5.35）进行形式上的变化。如图 5-18 所示，已知 $x_0 \sim x_3$ 相邻两点间的距离为 1，目标点 x 位于 x_1 和 x_2 之间，且距离 x_1 点的距离为 t。此时，利用式（5.35）可以计算得到点 $x_0 \sim x_3$ 的权重分别为：

$$\begin{cases} B_0(t) = \frac{1}{6}(-t^3 + 3t^2 - 3t + 1) \\ B_1(t) = \frac{1}{6}(3t^3 - 6t^2 + 4) \\ B_2(t) = \frac{1}{6}(-3t^3 + 3t^2 + 3t + 1) \\ B_3(t) = \frac{1}{6}t^3 \end{cases} \qquad (5.38)$$

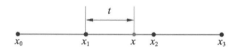

图 5-18　三次 B 样条权重形式变换

此时，考虑在一维空间上有一个可以拉长的线段，用四个点将其等距离分割，其上有一点 x 位于 x_1 和 x_2 之间（图 5-19），当将 x_2 拉伸到 $x_2 + \Delta x_2$ 处时，其位置的变化将如何影响 x 点的位置变化？

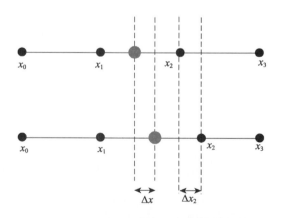

图 5-19　一维空间中基于 B 样条的 FFD

根据式（5.38）不难得出：

$$\Delta x = B_2(x-x_1)\Delta x_2 = \frac{1}{6}[-3(x-x_1)^3 + 3(x-x_1)^2 + 3(x-x_1) + 1]\Delta x_2$$

以上就是基于 B 样条的 FFD 方法的基本思想。接下来，本书将给出该方法的具体实现过程。

给定一幅大小为 $m\times n$ 的图像，使用一张 $r\times c$ 的网格对其进行完全覆盖，其中每个方格的大小为 $\delta_x\times\delta_y$。为了解决边界点的问题，在 $r\times c$ 网格周围再增加一圈，最终网格数量为 $(r+2)\times(c+2)$，控制点的数量为 $(r+3)\times(c+3)$（图 5-20）。该网格即为 FFD 所依赖的网格空间。此时有两个坐标系，一个为图片坐标系，表述了点在图片中的位置；另一个为网格坐标系，表述了点在网格中的位置。易知：

$$\begin{aligned} x^L &= \frac{x}{\delta_x} \\ y^L &= \frac{y}{\delta_y} \end{aligned} \quad (5.39)$$

其中 (x,y) 表示点在图片坐标系中的位置，(x^L, y^L) 表示点在网格坐标系中的位置。在形变过程中，每个控制点有 x 方向和 y 方向两个位移方向，分别记为 $\varphi_x(x_c^L, y_c^L)$ 和 $\varphi_y(x_c^L, y_c^L)$，其中 (x_c^L, y_c^L) 表示控制点的网格坐标。

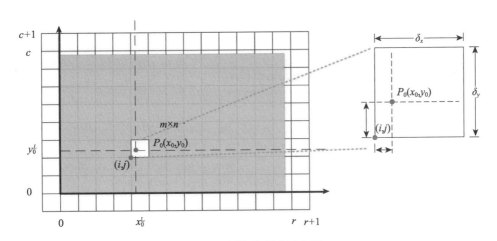

图 5-20　图像与控制点网格

在已知图片上任意一点 P_0 的图片坐标为 (x_0, y_0)，网格坐标为 (x_0^L, y_0^L)，所在网格左下角控制点的网格坐标为 (i, j)，则：

$$\begin{cases} i = \lfloor x_0^L \rfloor \\ j = \lfloor y_0^L \rfloor \\ u = x_0^L - i \\ v = y_0^L - j \end{cases} \quad (5.40)$$

其中符号⌊ ⌋表示向下取整。如前所述,在一维空间中,任意点的位移变化量为该点周围 4 个控制点位移量的加权和,其权重为距离的三次 B 样条函数。在二维空间中可以依此类推,任意点的位移为控制点位移量的加权和,权重为二维空间的三次 B 样条函数。故此,点(x,y)的位移($\Delta x,\Delta y$)为:

$$\Delta x = \sum_{t_2=0}^{3}\sum_{t_1=0}^{3} B_{t_1}(u)B_{t_2}(v)\varphi_x(i-1+t_1, j-1+t_2)$$
$$\Delta y = \sum_{t_2=0}^{3}\sum_{t_1=0}^{3} B_{t_1}(u)B_{t_2}(v)\varphi_y(i-1+t_1, j-1+t_2)$$
(5.41)

因此,变换后的图片坐标为:

$$x_1 = x_0 + \Delta x$$
$$y_1 = y_0 + \Delta y$$
(5.42)

在插值方面,可以考虑使用 Kriging、Shepard 等插值方法,不过这些内容已经超出了本书的范畴,感兴趣的读者可以自行查找相关文献。本书使用了 Matlab 的 datagrid 函数进行图像插值。

具体代码如下:

```
delta = 200;

img = im2double((rgb2gray(imread("./brain_1.jpg"))));
subplot 241
imshow_ffd(img, delta, delta, 0);
title('原图像', 'fontname', '黑体', 'FontSize', 16);

[m, n] = size(img);
[grid_x_num, grid_y_num] = get_ffd_grid_num(img, delta, delta);
rand_seed = 0;
grid_phi = generate_grid_phi(grid_x_num, grid_y_num, delta);
ffd_img = im_bspine_ffd(img, delta, delta, grid_phi);
subplot 242
imshow_ffd(ffd_img, delta, delta, grid_phi);
title('FFD 变换后的图像', 'fontname', '黑体', 'FontSize', 16);

subplot(2, 4, [3,4,7,8])
imshowpair(img, ffd_img)
title('原图像 vs FFD 图像', 'fontname', '黑体', 'FontSize', 16);

subplot 245
img_grid = 255 - generate_grid(img, delta/5, 4);
imshow_ffd(img_grid, delta, delta, 0);
axis([-20, 430, -20,480]);

subplot 246
ffd_img_grid = im_bspine_ffd(img_grid, delta, delta, grid_phi);
```

```
    imshow_ffd(ffd_img_grid, delta, delta, grid_phi);
axis([-20, 430, -20,480]);


function grid_phi = generate_grid_phi(grid_x_num, grid_y_num, delta)
    grid_phi = zeros(grid_x_num, grid_y_num, 2);
    grid_phi(2, grid_y_num-1, 1) = -delta/2;
    grid_phi(2, grid_y_num-1, 2) = delta/2;
end


function ffd_img = im_bspine_ffd(img, delta_x, delta_y, grid_phi)
    [m, n] = size(img);
    x = 1:m;
    y = 1:n;
    x_grid = x/delta_x;
    y_grid = y/delta_y;
    x_i = floor(x_grid);
    y_i = floor(y_grid);
    u = x_grid - x_i;
    v = y_grid - y_i;
    B = [
        -1,  3, -3, 1;
         3, -6,  3, 0;
        -3,  0,  3, 0;
         1,  4,  1, 0;
    ]/6;
    u2 = u.^2;
    u3 = u.^3;
    v2 = v.^2;
    v3 = v.^3;
    U = [u3' u2' u' ones(m,1)];
    V = [v3' v2' v' ones(n,1)];
    UB = U*B;
    VB = V*B;
    Dx = zeros(m, n);
    Dy = zeros(m, n);
    for x = 1:m
        wx = UB(x,:);
        for y = 1:n
            wy = VB(y,:);
            w = wx'*wy;
            i = floor(x/delta_x)+1;
            j = floor(y/delta_y)+1;
            phi_x = grid_phi(i:i+3,j:j+3, 1);
            phi_y = grid_phi(i:i+3,j:j+3, 2);
            dx = w(:)'*phi_x(:);
            dy = w(:)'*phi_y(:);
            Dx(x, y) = dx;
            Dy(x, y) = dy;
```

```
            end
        end
    % 图像插值
        ffd_img = griddata_interpolation(m, n, Dx, Dy, img);
    end

    function res_img = griddata_interpolation(m, n, Dx, Dy, img)
        % 图像插值
        x = 1:m;
        y = 1:n;
        [yy, xx] = meshgrid(y, x);
        Tx = xx+Dx;
        Ty = yy+Dy;
        pos_known = [Tx(:), Ty(:)];
        val_known = img(:);
        pos_est= [xx(:), yy(:)];
        res_img = griddata(Tx(:), Ty(:), img(:), xx(:), yy(:));
        res_img = reshape(res_img, m, n);
    end

    function imshow_ffd(img, delta_x, delta_y, phi)
        imshow(img);
        axis on;
        hold on;
        [grid_x_num, grid_y_num] = get_ffd_grid_num(img, delta_x, delta_y);
        x = ([1:grid_x_num] - 2) * delta_x;
        y = ([1:grid_y_num] - 2) * delta_y;
        axis([min(y)-5,max(y)+5, min(x)-5,max(x)+5]);
        [xx, yy] = meshgrid(x, y);
        plot(yy(:), xx(:), '.', 'MarkerSize',20, 'Color',[246 83 20]/255);
        xlabel('Y')
        ylabel('X')
        if max(abs(phi(:))) > 0
            newxx = xx + phi(:,:,1)';
            newyy = yy + phi(:,:,2)';
            idx = find(abs(phi)>0);
            for i = 1:size(idx)
                [r,c,~] = ind2sub(size(phi), idx(i));
                plot(newyy(c, r), newxx(c, r), '.', 'MarkerSize',30, 'Color', [0 161 241]/255);
                plot(yy(c,r), xx(c,r), '.', 'MarkerSize', 30, 'Color', [0 161 241]/255);
            end
        end
        hold off;
    end
```

采用 FFD 变换后的结果如图 5-21 所示，其中红色的圆点表示控制点，蓝色点表示位置发生变化的控制点。从图中可以看出，当将网格坐标为（2,4）的控制点移动后（注意横纵坐标的方向，此次移动的距离为网格边长的 1/2），图像右上角的部分向左下角平滑凹陷。

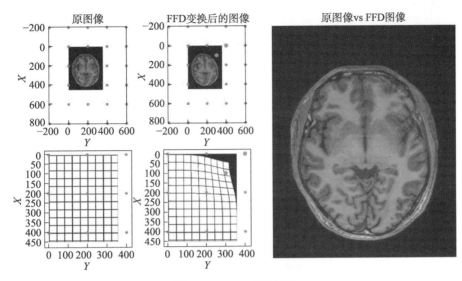

图 5-21 FFD 变换结果

5.2 刚体配准方法

在医学图像配准方法中，按照图像的变换形式，可以将图像配准分为刚体配准和非刚体配准（柔性），所谓刚体配准就是将人体组织视为纯粹的物理学意义上的刚体，即在运动过程中或受力作用后，形状和大小不变，且内部各点的相对位置不变的物体。刚体配准是一种对图像的全局性线性变换，是一种较为简单的配准方法，在临床应用中只有极少的情况能够满足该方法的应用条件。不过考虑到刚体配准足够简单，因此本书将以刚体配准为例，进一步介绍图像配准。

5.2.1 相似性度量

相似性度量主要是用于评估变换后的图像与固定图像之间的相似程度。本小节将主要介绍两种度量方法。

1. 基于灰度值的度量

其实更准确地说，基于灰度值的度量应该是一类方法，而不是简单的一种方法。在这类方法中，最为常用的包括：

（1）平均绝对差（mean absolute differences，MAD）算法：MAD 定义的图像相似性度量的方法如下。

$$S_{MAD} = \frac{1}{M \times N} \sum_{y=1}^{N} \sum_{x=1}^{M} |I_1(x,y) - I_2(x,y)| \quad (5.43)$$

其中 $I_1(x,y)$ 表示图像 1 在 (x,y) 处的灰度值，$I_2(x,y)$ 表示图像 2 在 (x,y) 处的灰度值。由此可见，MAD 算法计算的是两张图像的 L1 距离的均值。

（2）绝对误差和（sum of absolute differences，SAD）算法：SAD 算法的基本思想和 MAD

算法一致，只是在相似性度量方面采用的是两张图像的 L1 距离，具体计算方法如下。

$$S_{SAD} = \sum_{y=1}^{N}\sum_{x=1}^{M}|I_1(x,y)-I_2(x,y)| \qquad (5.44)$$

（3）误差平方和（sum of squared differences，SSD）算法：顾名思义，SSD 的相似性度量采用的是 L2 距离。

$$S_{SSD} = \sum_{y=1}^{N}\sum_{x=1}^{M}(I_1(x,y)-I_2(x,y))^2 \qquad (5.45)$$

（4）平均误差平方和（mean square differences，MSD）算法：在 MSD 算法中，相似性度量采用的是 L2 距离的均值。

$$S_{MSD} = \sum_{y=1}^{N}\sum_{x=1}^{M}(I_1(x,y)-I_2(x,y))^2/MN \qquad (5.46)$$

由于上述四类相似性度量方法的计算十分简单，在此就不给出具体的代码。

2. 基于互信息的度量

信息是一个十分抽象的概念，如何评价一条信息的大小十分困难。我们在日常生活中经常说"这篇文章信息量很大"或者"这篇文章没什么信息"，但是这种评价只是纯粹的主观感觉，是一种经验性的结论。如何客观科学地计算信息的大小，在信息论诞生之前是一件十分令人头疼的事情。1948 年 Claude Elwood Shannon 发表了著名的 *A Mathematical Theory of Communication*，在这篇文章中 Shannon 借用了热力学中的熵（entropy）的概念，定义了描述信息多少的方法——信息熵（information entropy）：

$$H(X) = -\sum_{x \in X} p(x)\log p(x) \qquad (5.47)$$

其中 $p(x)$ 表示事件 x 发生的概率。例如，对于一个一位数的二进制数据，其可能的取值仅为 0 和 1。一般而言，在没有任何先验的条件下，出现 0 和 1 的概率均为 0.5，因此利用式（5.47）可以得到该数据的信息量为 1（对数函数的底数没有特定要求，此处为了便于计算，将底数设定为 2）。

在 Matlab 中可以通过 entropy 函数来计算得到一幅图像的信息熵，当然也可以按照公式自己编写一个计算图像熵的函数，具体代码如下：

```
img = rgb2gray(imread('brain_1.jpg'));
r = cmp_entropy(img)
entropy(img)

function entropy = cmp_entropy(img)
[count,~] = histcounts(img,unique(img));
p = count/numel(img);
p_nozero = p(p~=0);
entropy = -sum(p_nozero.*log2(p_nozero));
end
```

在此基础上，可以用联合熵（joint entropy）的概念将单变量的信息熵自然地推广到多个变量：

$$H(x, y) = -\sum_{x \in X}\sum_{y \in Y} p(x, y) \log p(x, y) \tag{5.48}$$

计算两幅图像联合熵的代码如下所示，其中使用了一个新的函数 accumarry（ind, data），该函数有两个输入，第一个表示数据求和的分组索引，第二个则表示要进行求和的数据，该函数的基本功能是根据分组索引信息（ind）对数据（data）进行求和，如图 5-22 所示。需要注意的是，accumarry 的第一个参数不仅可以为一维索引，也可以是二维索引，本书的代码中即采用了这种方法，用两幅图像中成对像素的像素值作为索引，进而统计两幅图像中具有这种取值的成对像素的数量。

具体代码如下：

```
img1 = rgb2gray(imread('brain_1.jpg'));
img2 = imrotate(img1, 90, 'bicubic', 'crop');

jointentropy(img1, img2)

function jointEntropy = jointentropy(img1, img2)
idx_r = double(im2uint8(img1(:)))+1;
idx_c = double(im2uint8(img2(:)))+1;
co_occurrence_matrix = accumarray([idx_r idx_c], 1);
joint_prob = co_occurrence_matrix/numel(idx_r);
joint_p_nozero = joint_prob(joint_prob~=0);
jointEntropy = -sum(joint_p_nozero.*log2(joint_p_nozero));
end
```

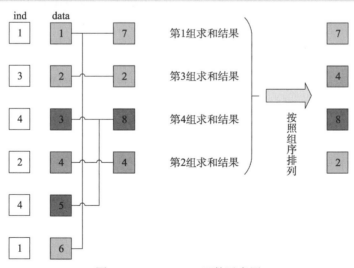

图 5-22　accumarry 函数示意图

在概率论中，有了概率的联合分布，就会产生条件概率的概念，同样在信息论中，也可以很自然地想到条件熵，所谓条件熵是指在一个随机变量给定的条件下系统的熵，在此给出其计算公式：

$$\begin{aligned}
H(Y|X) &= \sum_{x \in X} p(x) H(Y|x) = -\sum_{x \in X} p(x) \sum_{y \in Y} p(y|x) \log p(y|x) - \\
&= \sum_{x \in X} \sum_{y \in Y} p(x) p(y|x) \log p(y|x) = -\sum_{x \in X} \sum_{y \in Y} p(x,y) \log p(y|x) - \\
&= \sum_{x \in X} \sum_{y \in Y} p(x,y) \log \frac{p(x,y)}{p(x)} = -\sum_{x \in X} \sum_{y \in Y} p(x,y) \log p(x,y) + \\
&\quad \sum_{x \in X} \sum_{y \in Y} p(x,y) \log p(x) = H(X,Y) - H(X)
\end{aligned} \quad (5.49)$$

互信息体现了两个随机变量之间相互依赖程度。对于两个随机变量 X 和 Y，其互信息（mutual information）定义为：

$$\begin{aligned}
I(X;Y) &= H(X) - H(X|Y) = H(Y) - H(Y|X) \\
&= \sum_{x \in X} \sum_{y \in Y} p(x,y) \log \frac{p(x,y)}{p(x)p(y)} = H(X) + H(Y) - H(X,Y)
\end{aligned} \quad (5.50)$$

互信息和条件熵的代码分别如下：

```
function condEntropy = condentropy(img1, img2)
condEntropy = jointentropy(img1, img2) - entropy(img1);
end

function mutualInfo = mutual_info(img1, img2)
mutualInfo = entropy(img1) + entropy(img2) - jointentropy(img1, img2);
end
```

利用上述代码，尝试让一幅图像从左向右移动时，其与原图像的互信息变化如图 5-23 所示（其中横坐标表示横轴方向的偏移量，纵坐标表示互信息的大小），可以很容易地发现，当两幅图像完全匹配时，互信息得到最大值。

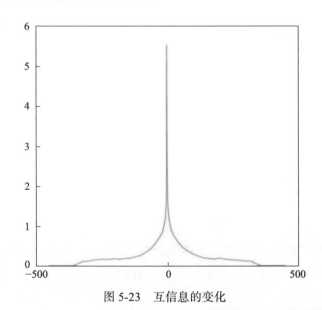

图 5-23　互信息的变化

具体代码如下：

```
img1 = rgb2gray(imread('brain_1.jpg'));
[size_x, size_y] = size(img1);

mutualInfo = [];
for mov_x = -size_x:size_x
alpha = 0;
T = [cosd(alpha), -sind(alpha), mov_x;...
sind(alpha), cosd(alpha), 0;...
0, 0, 1];
img2 = affine_transform(img1, T);
mutualInfo = [mutualInfo mutual_info(img1, img2)];
end
plot(-size_x:size_x, mutualInfo)
```

5.2.2 优化算法

在图像配准过程中可以采用的优化算法有很多，例如模拟退火、梯度下降等。本书采用了粒子群优化算法（particle swarm optimization algorithm，PSO）。所采用的 PSO 算法的项目地址为 https://github.com/sdnchen/psomatlab，之所以采用该工具包是因为该工具包的开发接口相当规范，与 Matlab 优化工具包中的接口规范完全一致。在空间搜索时，考虑到整体运行时间，本书在编写示例代码时，仅在 3 个维度（即旋转 1 个维度和平移 2 个维度）来寻求配准的最优解。同时由于本书给出的例子较为简单，因此我们在调用 PSO 算法时，使用了默认的参数，如果要处理更加复杂的刚体配准问题，则需要进一步优化 PSO 的参数并施加一定的约束。

具体代码如下：

```
% 读取固定图像
fixed_img = rgb2gray(imread('brain_1.jpg'));
fixed_img_ref = imref2d(size(fixed_img));
alpha = 15;
T = [cosd(alpha), -sind(alpha), 100;...
     sind(alpha),  cosd(alpha),  50;...
               0,            0,   1];
% 生成浮动图像
% 应用高斯滤波器，模拟多模态脑影像数据
moving_img = imgaussfilt(fixed_img, 4);
% 最后对图像进行旋转和平移
[moving_img, moving_img_ref] = affine_transform(moving_img, T);
% 同时对图像进行取反操作
moving_img = 255 - moving_img;
figure
subplot 221;
imshow(fixed_img, fixed_img_ref);
```

```
title('fixed image');
subplot 222;
imshow(moving_img, moving_img_ref);
title('moving image');

% PSO 求解
f = @(x)objfun(x, fixed_img, moving_img);
[x, fval,exitflag,output,population,scores] = pso(f, 3);

T = [cosd(x(1)), -sind(x(1)), x(2);...
     sind(x(1)),  cosd(x(1)), x(3);...
            0,           0,    1];
[opt_img, opt_img_ref] = affine_transform(moving_img, T);
subplot 223;
imshow(opt_img, opt_img_ref);
title('warped\_img')

subplot 224;
imshowpair(fixed_img, opt_img);
title('fixed\_img - warped\_img')
function r = objfun(x, fixed_img, moving_img)
% 目标函数
T = [cosd(x(1)), -sind(x(1)), x(2);...
     sind(x(1)),  cosd(x(1)), x(3);...
            0,           0,    1];
r = -mutual_info(fixed_img, affine_transform(moving_img, T));
end
```

图像配准的结果如图 5-24 所示,(a)为固定图像,(b)为我们人为制造的浮动图像,(c)是经过最优化方法找到的配准后的图像,(d)为固定图像与配准后图像之间的差异。

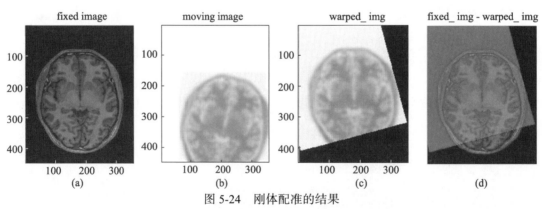

图 5-24 刚体配准的结果

由于 PSO 算法的随机性,并不是每次都能找到最优解

5.3　非刚体配准方法

非刚体配准也被称为弹性配准,目前该领域的配准方法有很多,本节首先介绍一种基于

FFD 和 PSO 的非刚体配准方法，之后将再介绍一种基于光流（optic flow）的非刚体配准方法。

5.3.1 基于 FFD 与 PSO 的非刚体配准方法

有了刚体配准的基础以后，对于基于 FFD 与 PSO 的非刚体配准方法的理解就容易多了。在 5.1.7 中，我们了解到 FFD 算法中的变量共有 $(r+3)\times(c+3)\times 2$ 个，因此在进行配准时，可以利用 PSO 算法在 $(r+3)\times(c+3)\times 2$ 的变量空间内寻找能够使互信息最大的变量。具体算法如下：

```
delta = 200;
fixed_img = im2double((im2gray(imread("./brain_1.jpg"))));
subplot 231
imshow(fixed_img);
title('fixed image')

[grid_x_num, grid_y_num] = get_ffd_grid_num(fixed_img, delta, delta);
grid_phi = generate_grid_phi(grid_x_num, grid_y_num, delta);
moving_img = im_bspine_ffd(fixed_img, delta, delta, grid_phi);
subplot 232
imshow_ffd(moving_img, delta, delta, grid_phi);
title('moving image')


delta = 200;
[m, n] = size(fixed_img);
[grid_x_num, grid_y_num] = get_ffd_grid_num(fixed_img, delta, delta);
f = @(x)objfun(x, fixed_img, moving_img, delta, delta);

n_dim = grid_x_num*grid_y_num*2;
[x, fval, exitflag, output, population, scores] = pso(f, n_dim);
grid_phi = reshape(x, grid_x_num, grid_y_num, 2);
opt_img = im_bspine_ffd(moving_img, delta, delta, grid_phi);
subplot 233
imshowpair(fixed_img, opt_img)

function r = objfun(x, fixed_img, moving_img, delta_x, delta_y)
    % 目标函数
    [grid_x_num, grid_y_num] = get_ffd_grid_num(fixed_img, delta_x, delta_y);
    grid_phi = reshape(x, grid_x_num, grid_y_num, 2);
    ffd_img = im_bspine_ffd(moving_img, delta_x, delta_y, grid_phi);
    r = -mutual_info(fixed_img, ffd_img);
end

function grid_phi = generate_grid_phi(grid_x_num, grid_y_num, delta)
    grid_phi = zeros(grid_x_num, grid_y_num, 2);
    grid_phi(2, 4, 1) = delta/2;
    grid_phi(2, 4, 2) = -delta/2;
end
```

需要说明的是，受限于 Matlab 的计算速度，上面的代码执行速率相当低下，建议选择尺寸较小的图片进行尝试。此外，如果已知产生形变的位置，也可以重新设计网格形状，并仅在一定范围内进行形变尝试，进而将 PSO 算法的维度缩小，具体实现代码如下：

```
clc, clear;

delta = 200;
fixed_img = im2double((im2gray(imread("./brain_1.jpg"))));
subplot 221
imshow(fixed_img);
title('fixed image')


[grid_x_num, grid_y_num] = get_ffd_grid_num(fixed_img, delta, delta);
grid_phi = generate_grid_phi(grid_x_num, grid_y_num, delta);
moving_img = im_bspine_ffd(fixed_img, delta, delta, grid_phi);
subplot 222
imshow_ffd(moving_img, delta, delta, grid_phi);
title('moving image')

delta = 200;
[m, n] = size(fixed_img);
[grid_x_num, grid_y_num] = get_ffd_grid_num(fixed_img, delta, delta);
f = @(x)objfun(x, fixed_img, moving_img, delta, delta);
n_dim = 2;
[x, fval, exitflag, output, population, scores] = pso(f, n_dim);
grid_phi = zeros(grid_x_num, grid_y_num, 2);
grid_phi(2, 4, :) = x;
opt_img = im_bspine_ffd(moving_img, delta, delta, grid_phi);


subplot 223;
imshow(opt_img);
title('warped image');

subplot 224;
imshowpair(fixed_img, opt_img);
title('fixed image vs warped image');

function r = objfun(x, fixed_img, moving_img, delta_x, delta_y)
    % 目标函数
    [grid_x_num, grid_y_num] = get_ffd_grid_num(fixed_img, delta_x, delta_y);
    grid_phi = zeros(grid_x_num, grid_y_num, 2);
    grid_phi(2, 4, :) = x;
    ffd_img = im_bspine_ffd(moving_img, delta_x, delta_y, grid_phi);
    r = -mutual_info(fixed_img, ffd_img);
end

function grid_phi = generate_grid_phi(grid_x_num, grid_y_num, delta)
    grid_phi = zeros(grid_x_num, grid_y_num, 2);
    grid_phi(2, 4, 1) = delta/2;
    grid_phi(2, 4, 2) = -delta/2;
end
```

从上面的代码中可以看出，当发现图片中需要进行配准的位置仅仅在图片的右上角时，我们修改了目标函数，使变量仅在 $\varphi_x(2,4)$ 和 $\varphi_x(2,4)$ 发生作用。代码执行结果如图 5-25 所示，可以看出配准的效果从整体上而言还是令人非常满意的（如果对代码的运行速度不满意，可以使用 GPU 来对代码进行加速）。

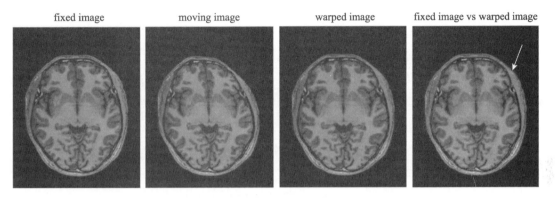

图 5-25　基于 FFD 和 PSO 的配准结果

5.3.2　LK 光流法

光流是目前一种重要的图像分析方法，这一概念最早是由美国实验心理学家 James Jerome Gibson 于 20 世纪 40 年代提出的。计算机视觉中的光流指的是由观察者（眼睛或相机）与场景之间的相对运动所引起的视觉场景中物体的运动模式。如果简单理解，不妨认为光流是图像中像素点的运动速度。

光流的计算方法有很多，在此我们介绍一类最简单的光流计算方法——Lucas-Kanade 算法（简称 LK 算法），该方法由 Bruce D. Lucas 和 Takeo Kanade 在 1981 年提出，在该方法中存在以下三个假设。亮度恒定假设：假设物理世界中同一点的像素值在不同的图像中保持不变；小运动假设：时间的变化不会引起点位置的剧烈变化；局部空间一致性假设：邻近点的速度保持一致。

值得注意的是，其中前两点是常规光流计算方法的基本假设，而第三点则为 LK 算法所独有的。

在本书中使用 $I(x, y, t)$ 表示坐标为 (x,y) 的点在 t 时刻的像素值，同理 $I(x+dx, y+dy, t+dt)$ 表示该点在 $t+dt$ 时刻变化到 $(x+dx,y+dy)$ 位置时的像素值，根据亮度恒定假设，可以很自然地得出：

$$I(x,y,t) = I(x+dx, y+dy, t+dt) \tag{5.51}$$

考虑到小运动假设，当对式（5.51）进行一阶泰勒展开，无穷小量可以忽略不计：

$$I(x+dx, y+dy, t+dt) = I(x,y,t) + \frac{\partial I}{\partial x}dx + \frac{\partial I}{\partial y}dy + \frac{\partial I}{\partial t}dt \tag{5.52}$$

因此：

$$\frac{\partial I}{\partial x}\frac{dx}{dt} + \frac{\partial I}{\partial y}\frac{dy}{dt} + \frac{\partial I}{\partial t} = 0 \tag{5.53}$$

令：$\dfrac{dx}{dt}=u$，$\dfrac{dy}{dt}=v$，$\dfrac{\partial I}{\partial x}=I_x$，$\dfrac{\partial I}{\partial y}=I_y$，$\dfrac{\partial I}{\partial t}=I_t$，则：

$$I_x u + I_y v + I_t = 0 \tag{5.54}$$

其中 I_x、I_y 分别为固定图像在 x 轴、y 轴方向的梯度，I_t 则可以通过两幅图像的差分计算得到，u 和 v 为未知量，表示像素的运动速度即光流。如前所述，假设 1 和假设 2 为常规光流计算方法的基本假设，而式（5.54）完全基于前两个假设，因此不难得出式（5.54）是常规光流计算方法的基本公式。在该公式中存在两个未知数（u 和 v），因此为欠定方程（组）。为了得到 u 和 v 的具体值，则需要引入第三个假设——局部空间一致性假设（图 5-26）。因为局部空间内的像素的运动方向一致，则可以用联立邻近像素的 u 和 v 来进行求解。

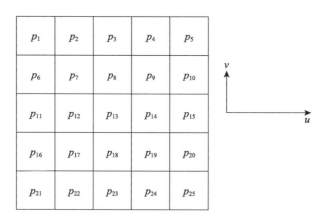

图 5-26　局部空间一致性假设

例如使用当前像素周围 5×5 范围内的点建立方程组（图 5-26），用矩阵形式可表示为：

$$\begin{bmatrix} I_x(p_1) & I_y(p_1) \\ I_x(p_2) & I_y(p_2) \\ \vdots & \vdots \\ I_x(p_{25}) & I_x(p_{25}) \end{bmatrix} \begin{bmatrix} u \\ v \end{bmatrix} = -\begin{bmatrix} I_t(p_1) \\ I_t(p_2) \\ \vdots \\ I_t(p_{25}) \end{bmatrix} \tag{5.55}$$

简记为：

$$A\vec{u} = b \tag{5.56}$$

此时，可以将其视为一个最小二乘估计问题，则当 $A^T A$ 可逆时，方程解如下：

$$\vec{u} = \begin{bmatrix} u \\ v \end{bmatrix} = (A^T A)^{-1} A^T b \tag{5.57}$$

LK 算法的简单示例代码如下：

```
fixed_img = im2double(rgb2gray(imread('mini_brain_1.jpg')));
alpha = 0;
T = [cosd(alpha), sind(alpha), 1;...
     -sind(alpha), cosd(alpha), 0;...
            0,          0, 1];
```

```
moving_img = affine_transform(fixed_img, T);

figure;
subplot 121;
imshowpair(fixed_img, moving_img);

window_size = [15 15];
[u, v] = optic_flow_lk(fixed_img, moving_img, window_size);
[m, n] = size(fixed_img);
[X,Y] = meshgrid(1:n, 1:m);
X_deci = X(1:window_size(1):end, 1:window_size(2):end);
Y_deci = Y(1:window_size(1):end, 1:window_size(2):end);
subplot 122;
imshow(fixed_img);
hold on;
quiver(X_deci, Y_deci, u, v, 'green');

% LK 光流
function [u, v] = optic_flow_lk(fixed_img, moving_img, window_size)
[size_x, size_y] = size(fixed_img);

% 计算图像梯度
[Gx, Gy] = imgradientxy(fixed_img);
Gt = moving_img - fixed_img;

% 将图像分割成 window_size 大小的子块
seg_x = cmp_seg(size_x, window_size(1));
seg_y = cmp_seg(size_y, window_size(2));
Gx_cell = mat2cell(Gx, seg_x, seg_y);
Gy_cell = mat2cell(Gy, seg_x, seg_y);
Gt_cell = mat2cell(Gt, seg_x, seg_y);


[u, v] = cellfun(@lk, Gx_cell, Gy_cell, Gt_cell);
% 计算每个子块的光流
    function [u, v] = lk(Ix, Iy, It)
        Ix = Ix(:);
        Iy = Iy(:);
        b = -It(:);
        A = [Ix, Iy];
        if abs(det(A' * A)) > 1e-10
            rst = (A'*A) \ A' * b;
            u = rst(1);
            v = rst(2);
        else
            u = 0;
            v = 0;
        end
    end
end
```

```
function seg = cmp_seg(size_x, reg)
    num = floor(size_x/reg);
    seg = ones(1, num) * reg;
    mod_x = mod(size_x, reg(1));
    if mod_x ~= 0
        seg = [seg mod_x];
    end
end
```

在 LK 算法中，由于进行了局部空间一致性假设，因此 LK 算法是一种稀疏光流算法（即不需要计算每个像素点的光流场）。此外考虑到式（5.57）中的矩阵可逆，一般需要先对图像进行角点检测，之后再对角点进行光流计算（图 5-27）。

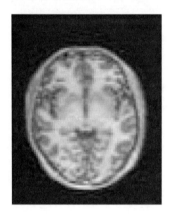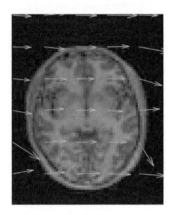

图 5-27　向右平移 1 个像素的光流

5.3.3　金字塔 LK 光流法

理论上而言，只要能够计算得到每个像素的光流，即可依据光流将浮动图像映射得到配准后的图像。然而在实际操作中，LK 算法并不能很好地进行图像配准。这是因为 LK 光流法的第二条假设——小运动假设——并不总是成立的，当两幅图像的运动位移过大时，LK 算法会出现较大的偏差（如图 5-28 所示，当浮动图像向右平移 10 个像素时，计算出的光流并不总是向右的）。

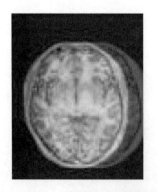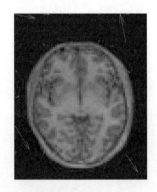

图 5-28　向右平移 10 个像素的光流

为此需要减少两幅图像之间的运动位移,最直观的想法是尽可能地缩小图像的尺寸,可以预见的是当图像的尺寸缩小一半时,图像中物体的运动位移也会缩小到原来的一半。这样当图像缩小到一定程度时,小运动假设就会满足了。因此 Jean-Yves Bouguet 提出了一种金字塔分层结构的 LK 算法。

在该算法中,首先用原始图像以原始大小的 1/2 倍进行缩放,生成一系列的图像。如图 5-29 所示,在图给出的示例中生成了 3 层金字塔,最底层(第 0 层)为原始图像,尺寸大小为 400×400,第 1 层图像的尺寸缩小一半,变为 200×200,最上层(第 2 层)的尺寸进一步缩小,变为 100×100。一般在实际应用中以 3~4 层应用效果较好。

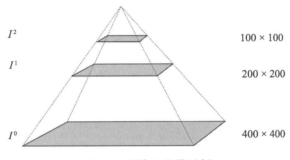

图 5-29 图像金字塔示例

在金字塔图像中,上层图像的尺寸为邻近下层图像尺寸的一半,因此当原图像的位移为 d 时,则第 L 层的位移 d_L 为:

$$d^L = \frac{d}{2^L} \tag{5.58}$$

在获得金字塔图像后,从顶层第 L_m 层开始,通过最小化每个点邻域范围内的匹配误差和,计算得到光流,具体计算方法如下:

让我们重新审视一下 LK 的计算方法,之前的光流推导是从时域的角度进行的,这次不妨从空域的角度来看待。对于一幅图像中的大小为 $[2w_x+1, 2w_y+1]$ 方块,我们希望在另一幅图像中也找到对应大小的图像块,使得两者的差异最小,即:

$$v = \begin{bmatrix} v_x \\ v_y \end{bmatrix} = \arg\min \epsilon(v_x, v_y) = \arg\min \sum_{-w_x}^{w_x} \sum_{-w_y}^{w_y} (A(x,y) - B(x+v_x, y+v_y))^2 \tag{5.59}$$

其中,v_x 和 v_y 分别表示图像在 x 轴和 y 轴方向的偏移量,A 表示第一幅图像的灰度,B 表示第二幅图像的灰度。当:

$$\frac{\partial \epsilon}{\partial v} = 0 \tag{5.60}$$

误差 ϵ 最小。而:

$$\frac{\partial \epsilon}{\partial v} = -2 \sum_{-w_x}^{w_x} \sum_{-w_y}^{w_y} (A(x,y) - B(x+v_x, y+v_y)) \begin{bmatrix} \frac{\partial B}{\partial x} & \frac{\partial B}{\partial y} \end{bmatrix} \tag{5.61}$$

此处,再次对 B 使用泰勒展开:

$$B(x+v_x, y+v_y) \approx B(x,y) + \begin{bmatrix} \dfrac{\partial B}{\partial x} & \dfrac{\partial B}{\partial y} \end{bmatrix} \begin{bmatrix} v_x \\ v_y \end{bmatrix} \quad (5.62)$$

则:

$$\frac{\partial \epsilon}{\partial v} = -2 \sum_{-w_x}^{w_x} \sum_{-w_y}^{w_y} \left(A(x,y) - B(x,y) - \begin{bmatrix} \dfrac{\partial B}{\partial x} & \dfrac{\partial B}{\partial y} \end{bmatrix} \begin{bmatrix} v_x \\ v_y \end{bmatrix} \right) \begin{bmatrix} \dfrac{\partial B}{\partial x} & \dfrac{\partial B}{\partial y} \end{bmatrix} \quad (5.63)$$

其中,对应式(5.54)可知:

$$I_t = A(x,y) - B(x,y)$$

$$\begin{bmatrix} I_x \\ I_y \end{bmatrix} = \begin{bmatrix} \dfrac{\partial B}{\partial x} & \dfrac{\partial B}{\partial y} \end{bmatrix}^T$$

为了与Bouguet论文中的表述相一致,本书重新进行符号定义,令:

$$\delta I = A(x,y) - B(x,y)$$

$$\Delta I = \begin{bmatrix} \dfrac{\partial B}{\partial x} \\ \dfrac{\partial B}{\partial y} \end{bmatrix} \quad (5.64)$$

则:

$$\frac{1}{2}\left[\frac{\partial \epsilon}{\partial v}\right]^T = \sum \sum \left(\begin{bmatrix} I_x^2 & I_x I_y \\ I_x I_y & I_y^2 \end{bmatrix} v - \begin{bmatrix} \delta I \cdot I_x \\ \delta I \cdot I_y \end{bmatrix} \right) \quad (5.65)$$

其中,令:

$$G = \sum \sum \begin{bmatrix} I_x^2 & I_x I_y \\ I_x I_y & I_y^2 \end{bmatrix}$$

$$b = \sum \sum \begin{bmatrix} \delta I \cdot I_x \\ \delta I \cdot I_y \end{bmatrix} \quad (5.66)$$

将式(5.66)代入式(5.65),则:

$$\frac{1}{2}\left[\frac{\partial \epsilon}{\partial v}\right] = Gv - b \quad (5.67)$$

因此,当矩阵G可逆时,最优的偏移量为:

$$v_{opt} = G^{-1} b \quad (5.68)$$

可以证明式(5.56)与式(5.68)是等价的。值得注意的是式(5.62)之所以成立,是因为假设了图像的水平位移相对较小。这一假设在顶层图像中较容易满足,但是对于下层图像则不易满足,为了解决这一问题,需要利用上层图像的位移。下层图像位移由两部分组成:

$$d^L = g^L + v^L \quad (5.69)$$

其中g^L表示上层($L+1$层)计算得到的位移,v^L表示利用经过上层位移矫正后的图片计算得到的位移。由于顶层(记为L_m层)无上层位移,所以:

$$g^{L_m} = \begin{bmatrix} 0 & 0 \end{bmatrix}^T \tag{5.70}$$

则最终的位移（即光流）为：

$$d = g^0 + v^0 \tag{5.71}$$

此外，为了进一步提高计算的精度，可以在计算 v^L 的时候，不断将新计算得到的 v^L 作为 g^L 的一部分，直到达到指定迭代次数，或估计的 v^L 足够小。

金字塔 LK 算法的 Matlab 代码实现如下所示：

```matlab
fixed_img = im2double(rgb2gray(imread('mini_brain_1.jpg')));
alpha = 0;
T = [cosd(alpha), -sind(alpha), 10;...
     sind(alpha),  cosd(alpha),  0;...
           0,           0,       1];
moving_img = affine_transform(fixed_img, T);
subplot 121
imshowpair(fixed_img, moving_img);

window_size = [15,15];
iter_num = 100;
tau = 2;
level_num = 3;
[d_x, d_y] = pyramid_flow(fixed_img, ...
    moving_img, ...
    window_size, ...
    iter_num, ...
    level_num, ...
    tau);
subplot 122
imshowflow(d_x, d_y, fixed_img, window_size);

function [d_x, d_y] = pyramid_flow(fixed_img, moving_img, window_size, iter_num, level_num, tau)
    pyramid_imgs1 = get_pyramid_imgs(fixed_img, level_num);
    pyramid_imgs2 = get_pyramid_imgs(moving_img, level_num);
    h_wd = window_size(1);
    w_wd = window_size(2);

    for l = 1:level_num
        g_x{l} = zeros(size(pyramid_imgs2{l}));
        g_y{l} = zeros(size(pyramid_imgs2{l}));
        v_x{l} = zeros(size(pyramid_imgs2{l}));
        v_y{l} = zeros(size(pyramid_imgs2{l}));
    end


    for l = level_num:-1:1
        % 遍历每一个金字塔
        img_A = pyramid_imgs1{l};
        img_B = pyramid_imgs2{l};
```

```
                [size_x, size_y] = size(img_B);

            for x = 1:h_wd:size_x
                for y = 1:w_wd:size_y
                    for iter = 1:iter_num
                        x_end = min(x+h_wd-1, size_x);
                        y_end = min(y+w_wd-1, size_y);
                        fprintf('Iteration no: %d\n', iter);
                        T = [1 0 g_x{l}(x)+v_x{l}(x);
                             0 1 g_y{l}(y)+v_y{l}(y);
                             0 0                  1;];
                        temp_B = affine_transform(img_B, T);
                        [matrix_Ix, matrix_Iy] = imgradientxy(img_B);
                        matrix_It = img_A - temp_B;
                        Ix = matrix_Ix(x:x_end, y:y_end);
                        Iy = matrix_Iy(x:x_end, y:y_end);
                        delta_I = matrix_It(x:x_end, y:y_end);
                        Ix = Ix(:);
                        Iy = Iy(:);
                        delta_I = delta_I(:);
                        G = [sum(Ix.^2), sum(Ix.*Iy); sum(Ix.*Iy), sum(Iy.^2)];
                        b = [sum(delta_I.*Ix); sum(delta_I.*Iy)];
                        if det(G) > 1e-10
                            v = G\b;
                        else
                            v = [0;0];
                        end
                        v_x{l}(x:x_end, y:y_end) = v_x{l}(x:x_end, y:y_end)+v(1);
                        v_y{l}(x:x_end, y:y_end) = v_y{l}(x:x_end, y:y_end)+v(2);
                        if abs(v(1)) < tau && abs(v(2)) < tau
                            break
                        end
                    end
                end
            end
            % 计算下一层的 g
            if(l-1>0)
                g_x{l-1} = imresize(2*(g_x{l} + v_x{l}), size(g_x{l-1}), "nearest");
                g_y{l-1} = imresize(2*(g_y{l} + v_y{l}), size(g_y{l-1}), "nearest");
            end
        end
        d_x = g_x{1};
        d_y = g_y{1};
    end


    % 生成图片金字塔
    function [imgs] = get_pyramid_imgs(img, level_num)
        imgs = {img};
```

```
        G = fspecial('gaussian', [3, 3], 1);

        for level = 2: level_num
            tmp_img = conv2(imgs{level-1}, G, 'same');
            imgs{level} = impyramid(tmp_img, 'reduce');
        end
    end
```

可以看到，当使用金字塔 LK 光流法后，即便图像的位移达到了 10 个像素，但是仍能对图像的光流进行较好的估计（图 5-30）。

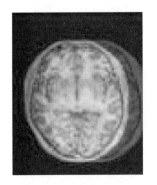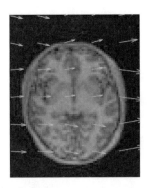

图 5-30　金字塔光流计算结果

5.3.4　基于 LK 光流法的图像配准方法简介

本书在前面两个小节中介绍了 LK 光流法和金字塔 LK 光流法，本小节将着重介绍光流场在配准中的应用。理论上计算得到图像的光流场后，就可以获得每个像素的运动速度，进而利用这种速度来建立起两幅图像的映射关系，实现图像配准。但是实际上这种直接利用光流场实现的图像配准效果并不十分理想。为此，需要进一步明确利用光流场进行图像配准的一般过程：

首先，进行特征检测。在这一步中可以使用 Harris 角点检测、Sift、Surf 等特征检测方法，从两幅图像中提取特征（图 5-31）。

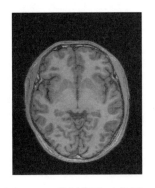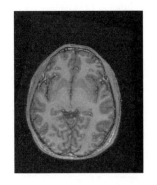

图 5-31　特征提取（使用 Surf 方法从两幅图片中提取特征）

其次，利用光流法对特征点计算，实现特征点之间的配对（图 5-32）。

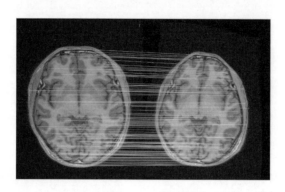

图 5-32　特征点匹配

最后，以互相匹配的特征点为控制点，对浮动图像进行变换（可以采用多种变换方法同时进行），最终实现两幅图像的配准。

5.4　本章小结

本章中我们首先介绍了医学图像配准的基本框架。在此基础上，具体介绍了图像的空间变换的常见方法、图片之间相似性的度量以及特征点的匹配方法等，这些都是图像配准的基本方法。本章以基本理论为指导，为读者提供了丰富的代码，帮助读者在梳理基本原理的同时，构建坚实的工程实践能力。建议读者通过认真阅读与实践，提升理论基础与实践能力。

参考文献

LEE S, WOLBERG G, CHWA K Y, et al. 1996. Image metamorphosis with scattered feature constraints[J]. IEEE Transactions on Visualization and Computer Graphics, 2: 337-354.
SEDERBERG T W, PARRY S R. 1986a. Free-form deformation of solid geometric models[J]. SIGGRAPH Computer Graphics, 20: 151-160.
SEDERBERG T W, PARRY S R. 1986b. Free-form deformation of solid geometric models[C]. Association for Computing Machinery, 151-160.

第 6 章

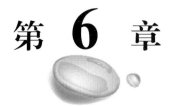

医学图像分割

医学图像分割是进行计算机图像分析的关键,也是制约医学图像处理中其他相关技术发展和应用的瓶颈,是医学图像理解的基础。医学图像分割在生物医学研究、临床诊断、病理分析以及治疗指导等方面具有重要意义:①分割是图像后继处理的必备前提条件,分割的结果可用于不同模态图像之间的配准和融合。②可用于医学图像的 3D 重建、外科手术方案的制订和仿真、病理研究、解剖参考以及放疗计划中的 3D 定位等。③可用于测量人体器官、组织或病灶的体积。通过对这些体积治疗前后的定量测量和分析,可以帮助医生进行诊断、预后评估、制订或修改对患者的治疗方案以及药物疗效的评估。④分割的结果有利于在不丢失有用信息的前提下进行数据压缩和传输。⑤分割后的图像便于图像的理解和应用建模。

根据医学图像分析任务的要求,可以将分割分为基于区域的分割和基于边界的分割两大类。基于区域的分割是对一幅图像按其特征相似性划分为若干有意义的区域。基于边界的分割是将图像中感兴趣区域 ROI 分离出来,提取其边界,为 ROI 准确定位、3D 重建及定量化测定提供基础。

6.1 优化阈值法

最简单的分割是将图像目标从背景中分离出来。由于不同类别的灰度值有部分交错,需要研究最优阈值问题。根据背景和目标的灰度概率分布函数可以在一定条件下确定最佳阈值。

设 $p_1(x)$,$p_2(x)$ 为两峰出现概率密度函数,且呈正态分布,μ_1,μ_2 为均值,σ_1,σ_2 为标准差,当 $\sigma_1=\sigma_2=\sigma$ 时:

$$T=\frac{\mu_1+\mu_2}{2}+\frac{\sigma^2}{\mu_1-\mu_2}\ln\frac{P_2}{P_1} \tag{6.1}$$

设图像由目标和背景两部分组成，目标的灰度分布概率密度为 $p_o(r)$，而背景的灰度分布概率密度为 $p_b(r)$，同时设目标占整个画面的百分比为 θ，则背景占 $1-\theta$（图 6-1）。若取阈值为 t，则：

将物体点误判为背景点的误判概率为：

$$E_0(t) = \int_{-\infty}^{t} P_o(r)dr = P_o(t) \tag{6.2}$$

将背景点误判为物体点的误判概率为：

$$E_b(t) = \int_{t}^{\infty} P_b(r)dr = 1 - P_b(t) \tag{6.3}$$

因此总的误判概率为：

$$\varepsilon = \theta \cdot P_o(t) + (1-\theta)[1 - P_b(t)] \tag{6.4}$$

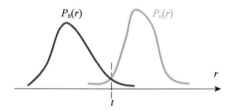

图 6-1　t 时刻目标和背景的概率分布

我们的目标是求出最佳阈值 t，使总的误判概率最小，故利用莱布尼茨法则，将上述误判函数对 t 求导，并令其为零，故有：

$$\theta \cdot \frac{d[P_o(t)]}{dt} - (1-\theta)\frac{d[P_b(t)]}{dt} = 0 \tag{6.5}$$

或写成：

$$\theta \cdot P_o(t) - (1-\theta)P_b(t) = 0 \tag{6.6}$$

若已知背景和目标的灰度概率密度，可以利用数值方法求出最佳阈值。

若背景和目标的灰度概率密度均为正态分布，则可以求出解析解。

设目标区和背景区灰度的均值分别为 m_o 和 m_b，均方差分别为 s_o 和 s_b，则：

$$P_o(r) = \frac{1}{\sqrt{2\pi}\sigma_o} e^{-\frac{(r-\mu_o)^2}{2\sigma_o^2}} \tag{6.7}$$

$$P_b(t) = \frac{1}{\sqrt{2\pi}\sigma_b} e^{-\frac{(r-\mu_b)^2}{2\sigma_b^2}} \tag{6.8}$$

代入上述总误判概率表达式，并取对数得：

$$\ln(1-\theta) - \ln\sigma_b - \frac{(t-\mu_b)^2}{2\sigma_b^2} = \ln\theta - \ln\sigma_o - \frac{(r-\mu_o)^2}{2\sigma_o^2} \tag{6.9}$$

经化简，此方程具有以下形式：

$$At^2 + Bt + C = 0 \tag{6.10}$$

其中:

$$A = \sigma_b^2 - \sigma_o^2 \tag{6.11}$$

$$B = 2(\mu_b \sigma_o^2 - (\mu_o \sigma_b^2)) \tag{6.12}$$

$$C = \sigma_b^2 \mu_o^2 - \sigma_o^2 \mu_b^2 + 2\sigma_b^2 \sigma_o^2 \ln\left(\frac{\sigma_o}{\sigma_b} \cdot \frac{1-\theta}{\theta}\right) \tag{6.13}$$

因此可以通过求解二次方程，求出两个根 t_1 和 t_2，并选取合理的结果。

若 $s_b = s_o$，即两类方差相等时，上述方程中 $A = 0$，解出

$$t = \frac{1}{2}(\mu_b + \mu_o) - \frac{\sigma^2}{\mu_b - \mu_o} \ln\left(\frac{1-\theta}{\theta}\right) \tag{6.14}$$

若 $s_b = s_o$；且 $q = \frac{1}{2}$，则：

$$t = \frac{1}{2}(\mu_b - \mu_o) \tag{6.15}$$

上述结果是在已知 s_b、s_o、m_b、m_o、q 条件下得到的，一般讲，上述参数并不知道，可以通过直方图来估计上述参数。图像的总概率密度分布为：

$$H(r) = \theta \cdot P_0(r) + (1-\theta) P_b(r) \tag{6.16}$$

因此 $H(r)$ 是上述 5 个参数的函数，可以通过拟合方式使理论的直方图与实际的直方图的均方误差最小，从而估计 5 个参数。

如果背景与目标的灰度范围有部分重叠，仅取一个固定的阈值会产生较大的误差，为此，可采用双阈值方法。

对灰度位于 t_1 和 t_2 间的像素，根据该像素邻域内已经作出判决的其他像素的情况确定该像素的归属。或利用其他方法如跟踪法或区域扩张方法进行进一步分割（图 6-2）。

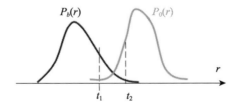

图 6-2　t_1 和 t_2 时刻目标和背景的概率分布图

6.2　模糊聚类算法

医学图像存在诸多不确定因素，本质上是模糊的。模糊分割方法利用隶属度来表达图像中的不确定性，非常适合于处理存在噪声、部分体积效应的医学图像。模糊聚类分割方法，应用模糊逻辑的基于 IF-THEN 规则的模糊分割方法，基于模糊子集和数字拓扑理论的模糊分割方法，以及模糊神经网络系统在医学图像分割中得到广泛应用。在模式类别数不清时，

用聚类分析较好,用相似性和距离量度作为聚类分析准则。聚类分析的原则(图6-3):①用适当的相似性准则对图像像素分类。②对第一步分类的结果测试,用簇间距离等测度检测所分的各簇(或子集),看其是否彼此明显分开。若不能,就要对某些簇(或子集)进行合并。③对生成的结果再分类、测试和合并,直到没有新的簇(或子集)生成或满足某一停止条件为止。

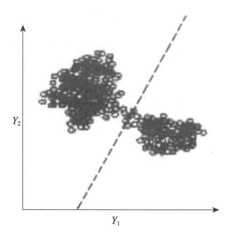

图6-3 模糊聚类图示

$$J_e = \sum_{i=1}^{c} \sum_{y \in \Gamma_i} \| y - m_i \| \tag{6.17}$$

其中 m_i 为第 i 类的样本均值,$y \in \Gamma_i$,是分到第 i 类的所有样本。

1. Fuzzy c-means(模糊 c 均值)(图6-4)

将一幅图像分成 c 个区域的一种常用方法是 c 均值法。令 $x=(x_1,x_2)$ 代表一个像素的坐标,$g(x)$ 代表这个像素的灰度值,c 均值法就是将代价函数 J 最小化:

$$J = \sum_{j=1}^{c} \sum_{x \in Q_j^{(i)}} \| g(x) - \mu_i^{(j+1)} \|^2 \tag{6.18}$$

其中 $Q_j^{(i)}$ 代表在第 i 次迭代后赋给类 j 的像素集合;μ_j 表示第 j 类的均值。代价函数 J 为各像素与其对应类均值的距离之和。

$\{x_i, i=1,2,\cdots,n\}$ 是 n 个样本组成的样本集合,c 为预定的类别数目,$m_i, i=1,2,\cdots,c$ 为每个聚类的中心,$\mu_j(x_i)$ 是第 i 个样本对于第 j 类的隶属度函数。用隶属度函数定义的聚类损失函数可以写成:

$$J_j = \sum_{j=1}^{c} \sum_{i=1}^{x} [\mu_j(x_i)]^b \| x_i - m_j \|^2 \tag{6.19}$$

其中,$b > 1$ 是一个可以控制聚类结果的模糊程度的常数。

在不同隶属度定义方法下最小化上式的损失函数,就得到不同的模糊聚类方法,其中最有代表性的是模糊 c 均值方法,该方法要求一个样本对于各个聚类的隶属度之和为1,即:

$$\sum_{j=1}^{c}\mu_j(x_i)=1, i=1,2,\cdots,n \tag{6.20}$$

在条件式（6.20）下求式（6.19）的极小值，令 J_j 对 m_i 和 $\mu_j(x_i)$ 的偏导数为 0，可得必要条件：

$$m_j=\frac{\sum_{i=1}^{n}[\mu_j(x_i)]^b x_i}{\sum_{i=1}^{n}[\mu_j(x_i)]^b}, j=1,2,\cdots,c \tag{6.21}$$

$$\mu_j(x_i)=\frac{(1/\|x_i-m_i\|^2)^{1/(b-1)}}{\sum_{k=1}^{c}(1/\|x_i-m_k\|^2)^{1/(b-1)}}, i=1,2,\cdots,n\ j=1,2,\cdots,c \tag{6.22}$$

第一步：任选 c 个初始类均值，$\mu_1^{(0)},\mu_2^{(0)},\cdots,\mu_c^{(0)}$。

第二步：$i=i+1$。

根据下面准则将每个像素都赋给 c 类之一：

$x\in Q_j^{(i)}$ 如果，$\|g(x)-\mu_i^{(i)}\|<\|g(x)-\mu_j^{(i)}\|, j=1,2,\cdots,c, l=1,2,\cdots,c, l\neq j$

第三步：重新计算各类均值：

$$\mu_j^{(i+1)}=\frac{1}{N_j}\sum_{x\in Q_j^{(i)}}g(x), j=1,2,\cdots,c，其中 N_j 是 Q_j^{(i)} 的像素个数。$$

第四步：如果对所有的 $j=1,2,\cdots,c$，都有 $\mu_j^{(i+1)}=\mu_j^{(i)}$，则算法收敛，否则，转至第二步继续迭代。

算法：

```
（1）设定聚类数目 c 和参数 b。
（2）初始化各个聚类中心或隶属度函数。
（3）while(~convergence) do:
    用当前的隶属度函数按式（6.21）更新计算各类聚类中心；
    用当前的聚类中心根据式（6.22）计算隶属度函数；
end
```

当算法收敛时，就得到了各类的聚类中心和各个样本对于各类的隶属度值。

2. Fuzzy K-nearest（模糊 k-近邻）（图 6-5）

在对每个像素 x 进行分类时，不仅考虑 x 本身类别，同时考虑 x 邻域的类别，就得到模糊 k-近邻算法，它是在模糊 c-均值算法基础上，引入公式（6.25）表示的对 x 类别的隶属度函数，即对 x 邻域类别按其与近邻像素的距离成反比加权隶属度函数。模糊 k-近邻与模糊 c-均值相比，能够更好地考虑邻域系特征，因此在去噪方面优于后者。

$$m_j=\frac{\sum_{i=1}^{n}[\mu_j(x_i)]^b x_i}{\sum_{i=1}^{n}[\mu_j(x_i)]^b}, j=1,2,\cdots,c \tag{6.23}$$

$$\mu_j(x_i) = \frac{(1/x_i - m_i^2)^{1/(b-1)}}{\sum_{k=1}^{c}(1/x_i - m_k^2)^{1/(b-1)}}, i = 1,2,\cdots,n?j = 1,2,\cdots,c \quad (6.24)$$

$$\mu_{ij}(x) = \frac{\sum_{i=1}^{K}\mu_{ij}(x - x_{iA})^{-\frac{2}{b-1}}}{\sum_{i=1}^{K}(x - x_{iA})^{-\frac{2}{b-1}}} \quad (6.25)$$

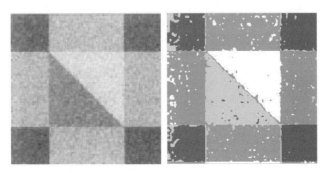

图 6-4 利用 FCN（fuzzy C-means）算法对仿真图像分割

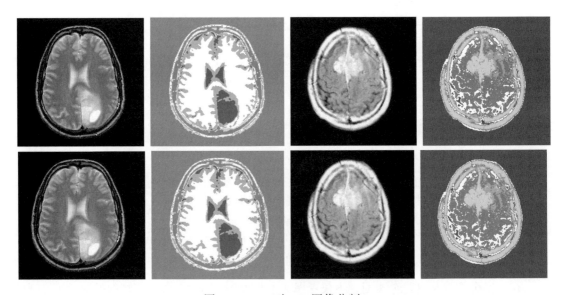

图 6-5 FCN 对 MR 图像分割

6.3 基于层次 Markov Random Field（MRF）的 MR 图像分割

设 $X = \{X_i | i \in S\}$ 是随机场，$N = \{N_i | i \in S\}$ 是一种邻域系，如果对 $\forall i \in S$，都有：

$$P(X_i | X_{S-\{i\}}) = P(X_i | X_{N_i}) \quad (6.26)$$

称 X 是图像点阵 S 上关于邻域系 N 的马尔科夫随机场。

吉布斯随机场（gibbs random field，GRF）的定义是基于阈值系 C 的。阈值 C 是指这样的点，它或是单独的点，或是一些彼此互为邻域的点集。由 MRF 与 GRF 的等效性，$P(X)$ 可写成 Gibbs 分布形式：

$$P(X) = \frac{1}{Z} e^{-\frac{U(X)}{T}} \tag{6.27}$$

其中 $Z = \int e^{-\frac{U(X)}{T}} dX$ 是配分函数。$U(X)$ 是能量函数，通常：

$$U(X) = \sum_{c \in C} V_c(X) = \sum_{\{i\} \in C_1} V_1(X_i) + \sum_{\{i,i'\} \in C_2} V_2(X_i, X_{i'}) \tag{6.28}$$

其中，C_1 为单点阈值集，C_2 为含 2 个点的阈值集。$V_1(\cdot), V_2(\cdot)$ 取不同的形式，可以得到多种模型。最常用的 MRF 是多级 logistic（MLL）模型。

6.3.1 层次马尔科夫随机场（HMRF）分割模型

Derin，Cole，Elliott 等分别于 1986，1987 年引入双层 MRF 模型，用于描述含噪图像和纹理图像。设每一个像素点 $i \in S$ 可分解成以下两部分：像素 i 的灰度值 x_i，像素 i 的标记值 $l_i \in \Gamma = \{1, 2, \cdots, K\}$；层次 MRF 将图像生成理解为以下两个过程。①高层 MRF：是标记图像，首先生成各个区域，以先验概率描述；②低层 MRF：是灰度/纹理图像，在每个区域中填充不同纹理或灰度，生成区域内信息，以类条件概率描述。

引入何种先验知识对标记场建模影响着细分割的结果。现有的层次 MRF 模型中，高层次 MRF 使用各向同性的随机场，如 MLL，刻画类似于球状区域，这种模型显然无法描述医学组织复杂的解剖结构特点。在中对高层次 MRF 改用了非均匀的各向同性模型，但是它无法刻画边界的各向异性特点。

根据医学组织的解剖结构特征，在区域内部常常是均匀的各向同性结构，而在边界上呈现非均匀的各向异性，我们提出了一种新的层次 MRF，其中对高层次标记场采用融合边界特性的混合 MRF 来建模。

1. 高层次 MRF

设图像的标记场为 $l = \{l_i | i \in S\}$，设 $\Gamma = \{1, 2, \cdots, K\}$ 是可数的标记集，$l_i \in \Gamma$ 表示像素 i 的标记。我们结合医学图像特点，提出一种混合 MRF 对标记场建模：区域内部利用各向同性均匀 MRF，而在区域边界用各向异性非均匀 MRF 描述。

为刻画边界的各向异性特点，我们定义了沿水平、垂直及 2 个对角方向的邻域系：$N_i^{(t)} = \{j | (i, j) \in c^{(t)}\}$，$(t = 1, 2, \cdots, 4)$。其中 $c^{(t)}, (t = 1, \cdots, 4)$ 为沿 4 个方向的阈值。

我们定义如下能量函数：

$$U(l) = \sum_{i \in S} \left[\sum_{t=1}^{4} \sum_{(i,j) \in c^{(t)}} \beta_i^{(t)} \cdot I(l_i, l_j) \right] \tag{6.29}$$

$$I(l_i, l_j) = \begin{cases} -1 & if \quad l_i = l_j \\ 0 & else \end{cases} \tag{6.30}$$

于是标记场的概率密度函数为：

$$P(l) = \frac{1}{Z} e^{-U(l)} \tag{6.31}$$

其中 $\beta_i^{(t)}, (t=1,\cdots,4)$ 描述了像素 i 沿 4 个方向的先验约束参数，当 i 是内部像素点时，得 $\beta_i^{(1)} = \beta_i^{(2)} = \beta_i^{(3)} = \beta_i^{(4)}$；而当 i 是边界点时，其 4 个方向的 $\beta_i^{(t)}$ 是不同的。式（6.29）所定义的能量函数可以很好地描述区域内部均匀的各向同性特点及边界上的非均匀各向异性特点。

2. 低层次 MRF

对医学图像而言，大部分区域内的灰度分布是一种缓变的高斯分布。在对灰度图像的统计特性描述中，高斯混合体模型（SFNM）被认为是描述区域内灰度缓变的理想模型之一。混合体模型认为所给观测图像是不完整的，它是几种数据类的混合，每个像素来自哪一个类是未知的，需要在分割的同时对模型参数进行估计。

SFNM 是以高斯混合体来逼近图像直方图的概率模型，设灰度图像 X 是定义在图像点阵 S 上的随机场，图像中有 K 个不同区域，在第 k 个区域的灰度服从以 (μ_k, σ_k^2) 为参数的高斯分布，即：$g(x; \mu_k, \sigma_k^2) \sim N(\mu_k, \sigma_k^2)$。图像 X 可以看成是由 K 个不同的高斯核按混合比 c_k 混合而成。则描述图像灰度分布的 SFNM 模型为：

$$f(x) = \sum_{k=1}^{K} c_k \cdot g(x; \mu_k, \sigma_k^2) = \sum_{k=1}^{K} c_k \cdot \frac{1}{\sqrt{2\pi}\sigma_k} e^{-\left(\frac{(x-\mu_k)^2}{2\sigma_k^2}\right)} \tag{6.32}$$

其中 c_k 是第 k 个高斯核的混合比，满足 $\sum_{k=1}^{K} c_k = 1$。

6.3.2 层次 MRF 参数的估计

基于上述模型，作如下的参数估计：

设 $\theta = (\mu, \sigma^2, c)$，其中 μ, σ^2, c 均为 K 维矢量。$\beta = (\beta^{(1)}, \beta^{(2)}, \beta^{(3)}, \beta^{(4)})$，则 $\{\theta, \beta\}$ 为所需估计参数。l 是分割中待估计的标记场。参数估计与分割构成以下 MAP 问题：

$$(\hat{l}, \hat{\theta}, \hat{\beta}) = \arg\max\{P(l, \theta, \beta | X)\} \tag{6.33}$$

假设模型参数的先验分布是未知的，不妨设其为均匀分布，由 Bayesian 公式，得：

$$\begin{aligned} P(l, \theta, \beta | X) &\propto P(l | X, \theta, \beta) \cdot P(X | \theta, \beta) \cdot P(\theta) \cdot P(\beta) \\ &\propto P(l | X; \beta) \cdot P(X; \theta) \end{aligned} \tag{6.34}$$

因而得到：

$$\hat{\theta} = \arg\max(P(X; \theta)) \tag{6.35}$$

$$\hat{\beta} = \arg\max(P(l | X; \beta)) \tag{6.36}$$

$$\hat{l} = \arg\max(P(l | X; \hat{\beta})) \tag{6.37}$$

上述估计过程迭代进行直至收敛。

1. 对低层次 MRF 参数 $\hat{\theta}$ 的估计

（1）凸泛函的对偶表示与 EM 算法：式（6.35）是利用最大化似然（ML）函数来估计 θ，当模型参数的先验分布未知时，不妨设其为均匀分布，则 MAP 与 ML 是等效的。给定观测样本 X，假设 θ 是模型参数，对 θ 进行 MAP 估计可以描述为：

$$\hat{\theta} = \arg\max_{\theta}(P(\theta \mid X)) \tag{6.38}$$

由 Bayesian 公式，则：

$$P(\theta \mid X) = \frac{P(X \mid \theta)P(\theta)}{P(X)} \propto P(X \mid \theta)P(\theta) \propto P(X;\theta) \tag{6.39}$$

此时 MAP 转化为 ML 函数估计问题：

$$\hat{\theta} = \arg\max(P(X;\theta)) \tag{6.40}$$

$$P(X;\theta) = \frac{1}{Z(\theta)} e^{-\frac{U(X;\theta)}{T}} \tag{6.41}$$

由于其中配分函数 Z 也是 θ 的函数，并且 $Z(\theta)$ 涉及所有配置状态，无法直接计算，使得概率密度函数很难处理，直接估计 θ 十分困难。本文通过凸泛函的对偶表示，可以将原泛函的计算问题转化为对其下界泛函的优化问题。在通常情况下，凸泛函的对偶表示由于引入新的自由变元，在形式上比原泛函更简单并易于处理。

设 X 是系统的观测数据，Y 是隐变量，θ 是待估计的模型参数，观测数据的对数似然函数：

$$L(X;\theta) = \log P(X;\theta) = \log \int P(X,Y;\theta)dY = \log \int e^{\log P(X,Y;\theta)}dY \tag{6.42}$$

令：

$$r(Y;\theta) = \log P(X,Y;\theta) \tag{6.43}$$

$$L(X;\theta) = \log \int e^{r(Y;\theta)}dY \triangleq f(r) \tag{6.44}$$

泛函 f 关于 r 是凸的，由凸泛函及其对偶表示关系及 2.3 节的结论，f 的对偶表示为：

$$f(r) = \sup_{r^*}\{\langle r,r^*\rangle - f^*(r^*)\} = \sup_{r^*}\{\langle r,r^*\rangle + H(r^*)\} = \sup_{r^*}\{f_{-}(r,r^*)\} \tag{6.45}$$

其中，

$$H(r^*) \triangleq -\int r^*(Y)\log r^*(Y)dY \tag{6.46}$$

当优化参数时，下界函数 $f_{-}(r,r^*)$ 达到紧下界。于是：

$$r^*(Y) = \frac{e^{r(Y;\theta)}}{\int e^{r(Y;\theta)}dY} = \frac{P(X,Y;\theta)}{\int P(X,Y;\theta)dY} = P(Y \mid X;\theta) \stackrel{\triangle}{=} G(Y) \tag{6.47}$$

$$f(r) = \langle r,r^*\rangle + H(r^*) \tag{6.48}$$

$$\begin{aligned}
L(X;\theta) &= f(r) = \langle r,r^*\rangle + H(r^*) \\
&= \langle \log P(X,Y;\theta), G(Y)\rangle - \int G(Y)\log G(Y)dY \\
&= \int P(Y \mid X;\theta)\log P(X,Y;\theta)dY - \int P(Y \mid X;\theta)\log P(Y \mid X;\theta)dY
\end{aligned} \tag{6.49}$$

由此，利用凸泛函的对偶表示可以将计算边缘概率密度问题转化成式（6.49）的计算问题。由于引入了隐变量，式（6.49）比原对数似然函数更易于处理。

于是 ML 函数问题转化为：

$$\hat{\theta} = \arg\max_{\theta}(L(X;\theta)) = \arg\max_{\theta}(f(r(\cdot;\theta))) \tag{6.50}$$

对式（6.50）利用迭代极大化算法，可得到经典的 EM 算法。记 $\theta^{(i)}$ 为第 $i+1$ 次迭代开始时的估计值，则第 $i+1$ 次迭代为：

E 步：

$$\begin{aligned}Q(\theta;\theta^{(i)}) &\triangleq E_Y[\log P(X,Y;\theta) \mid X;\theta^{(i)}] \\ &= \int P(Y \mid X;\theta^{(i)})\log P(X,Y;\theta)dY\end{aligned} \tag{6.51}$$

M 步：

$$\theta^{(i+1)} = \arg\max_{\theta} Q(\theta;\theta^{(i)}) \tag{6.52}$$

将上述 E 步和 M 步进行迭代直至 $\|\theta^{(i+1)} - \theta^{(i)}\|$ 或 $\|Q(\theta^{(i+1)};\theta^{(i)}) - Q(\theta^{(i)};\theta^{(i)})\|$ 充分小时停止。

可以证明：EM 算法的每一步迭代都使对数似然函数的值增加，即：

$$L(X;\theta^{(i+1)}) \geqslant L(X;\theta^{(i)}) \tag{6.53}$$

当且仅当 $Q(\theta^{(i+1)};\theta^{(i)}) = Q(\theta^{(i)};\theta^{(i)})$ 时等式成立。由此可知，EM 迭代可使对数似然函数收敛到局部最大值。

（2）**非凸下界函数优化的渐进非凸（GNC）方法**：似然函数的下界 $f_-(r(\cdot;\theta), r^*)$ 对变元 r^* 是凸的，但对模型参数 θ 是非凸的，利用式（3.26）和式（3.27）的 EM 迭代算法只能得到局部最优解，并且对初值敏感。针对此问题，本文利用渐进非凸的思想，先将非凸问题转化成凸问题，而后逐步降温，跟踪全局最优点。也就是说，不要立即让下界函数达到紧下界，而是引入一控制参数来控制下界的凸化程度，通过控制参数的调节，使下界逐步达到紧下界，在这个过程中，可以通过逐步跟踪一系列局部极大值点而得到全局最优点。

设带控制参数 τ 的下界函数为：

$$f_-(r(\cdot;\theta), r^*, \tau) = \langle r(\cdot;\theta), r^* \rangle + \tau H(r^*) \tag{6.54}$$

给定 τ 时，模型参数的迭代估计为：

使带参数 τ 的下界到达紧下界的优化变元 $\tilde{r}^*$ 为：

$$\tilde{r}^* = \sup_{r^*}\{f_-(r(\cdot;\theta), r^*, \tau)\}$$

由变分法易推出：

$$\tilde{r}^*(Y) = \frac{e^{\tau \cdot r(Y;\theta)}}{\int e^{\tau \cdot r(Y;\theta)}dY} \tag{6.55}$$

使紧下界最大化的模型参数为:

$$\hat{\theta} = \max_{\theta}\{f_{-}(r(\cdot;\theta),\tilde{r}^{*},\tau)\} \tag{6.56}$$

令:

$$\tilde{G}(Y) \stackrel{\Delta}{=} \tilde{r}^{*}(Y) = \frac{[P(X,Y;\theta)]^{\tau}}{\int [P(X,Y;\theta)]^{\tau}dY} \tag{6.57}$$

$$\begin{aligned} f_{-}(r(\cdot;\theta),\tilde{r}^{*},\tau) &= \langle r(\cdot;\theta),\tilde{r}^{*}\rangle + \tau H(\tilde{r}^{*}) \\ &= \langle \log P(X,Y;\theta),\tilde{G}(Y)\rangle - \tau\int \tilde{G}(Y)\log \tilde{G}(Y)dY \\ &= \int \frac{[P(X,Y;\theta)]^{\tau}}{\int [P(X,Y;\theta)]^{\tau}dY}\log P(X,Y;\theta)dY - \tau\int \tilde{G}(Y)\log \tilde{G}(Y)dY \end{aligned} \tag{6.58}$$

在给定控制参数 τ 时,对式(6.56)利用 EM 迭代极大化算法如下:

E 步:

$$\begin{aligned} \tilde{Q}(\theta;\theta^{(i)}) &= E_{\tilde{G}(Y)}\{\log P(X,Y;\theta)|X;\theta^{(i)}\} = E_{\tilde{G}(Y|X;\theta^{(i)})}[\log P(X,Y;\theta)] \\ &= \int \tilde{G}(Y|X;\theta^{(i)})\cdot \log P(X,Y;\theta)dY = \int \frac{[P(X,Y;\theta^{(i)})]^{\tau}}{\int [P(X,Y;\theta^{(i)})]^{\tau}dY}\cdot \log P(X,Y;\theta)dY \end{aligned} \tag{6.59}$$

M 步:

$$\theta^{(i+1)} = \arg\max_{\theta}\tilde{Q}(\theta;\theta^{(i)}) \tag{6.60}$$

可以证明:给定参数 τ 时,上述 EM 迭代的每一步都使下界函数增加,即:

$$f_{-}(r(\cdot;\theta^{(i+1)}),\tilde{r}^{*},\tau) \geq f_{-}(r(\cdot;\theta^{(i)}),\tilde{r}^{*},\tau)$$

当且仅当 $Q(\theta^{(i+1)};\theta^{(i)}) = Q(\theta^{(i)};\theta^{(i)})$ 且 $\tilde{G}(Y|X;\theta^{(i+1)}) = \tilde{G}(Y|X;\theta^{(i)})$ 时等式成立。

因此,在给定 τ 值下,上述 EM 迭代可使带参数 τ 的下界收敛到局部极大值点。设置一组控制参数 $\{\tau^{(0)}, \tau^{(1)}, \cdots, \tau^{(n)}\}$,初始时选择 $\tau^{(0)}$,$\theta^{(0)}$ 并使得下界函数 $f_{-}(r(\cdot;\theta^{(0)}),r^{*},\tau^{(0)})$ 是凸的,而后将控制参数 τ 逐渐增加,并在每一个给定 τ 值下,进行上述 EM 迭代直至收敛。当 $\tau^{(n)} = 1$ 时,EM 迭代收敛于对数似然函数的全局最优点。

$$L(X;\theta) = f(r) = \sup_{r^{*}}\{f_{-}(r(\cdot;\theta),r^{*},\tau=1)\}$$

(3)基于直方图的确定性退火 EM(DAEM)算法:对泛函下界优化的困难来源于变元 r,r^{*} 之间可能存在复杂的耦合关系并且是高维的。真实的联合概率分布 $P(X,Y;\theta)$ 具有难以计算的归一化常数,使得关于隐变量的条件概率很难得到解析解。解决问题的有效方法之一是通过寻找一些近似、可操作的结构,使随机变量之间的关系能够完全或部分解耦。利用基于独立性假设的因子化结构来近似联合概率分布可使极难计算的归一化项转化为局部的归一化项的计算。

假设联合概率分布具有因子化的结构,即:

$$P(X,Y) = \prod_{i=1}^{N} P_i(x_i,y_i) \tag{6.61}$$

具体地,在 Gaussian 混合体模型中,引入隐变量 Y_{ik} 表示像素 i 属于第 k 类的概率。由混合体模型假设:第 k 个区域的灰度服从以 (μ_k, σ_k^2) 为参数的高斯分布($k=1,2,\cdots,K$),可以得到:

$$P(x_i | Y_{ij}=1; \theta) = g(x_i; \mu_j, \sigma_j^2) \tag{6.62}$$

于是:
$$P(x_i, Y_{ij}=1; \theta) = c_j \cdot g(x_i; \mu_j, \sigma_j^2) \tag{6.63}$$

从而:
$$P(X,Y;\theta) = \prod_{i \in S} \prod_{j=1}^{K} [c_j g(x_i; \mu_j, \sigma_j^2)]^{Y_{ij}} \tag{6.64}$$

代入式(6.59)中,得:

$$\tilde{Q}(\theta; \theta^{(n)}) = \sum_{i \in S} \sum_{j=1}^{K} E_{\tilde{G}(Y|X;\theta^{(n)})} [Y_{ij} \log(c_j g(x_i; \mu_j, \sigma_j^2))]$$

$$= \sum_{i \in S} \sum_{j=1}^{K} \log(c_j g(x_i; \mu_j, \sigma_j^2)) E_{\tilde{G}(Y|X;\theta^{(n)})}(Y_{ij}) \tag{6.65}$$

$$E_{\tilde{G}(Y|X;\theta^{(n)})}(Y_{ij}) = \{Y_{ij}=1\} \cdot \tilde{G}(Y_{ij}=1|X;\theta^{(n)}) + \{Y_{ij}=0\} \cdot \tilde{G}(Y_{ij}=0|X;\theta^{(n)})$$

$$= \tilde{G}(Y_{ij}=1|x_i;\theta^{(n)}) = \frac{\tilde{G}(Y_{ij}=1, x_i; \theta^{(n)})}{\tilde{G}(x_i; \theta^{(n)})} = \frac{(c_j^{(n)} g(x_i; \mu_j^{(n)}, \sigma_j^{2(n)}))^\tau}{\sum_{k=1}^{K}(c_k^{(n)} g(x_i; \mu_k^{(n)}, \sigma_k^{2(n)}))^\tau} \triangleq Y_{ij} \tag{6.66}$$

$$\tilde{Q}(\theta;\theta^{(n)}) = \sum_{i \in S}\sum_{j=1}^{K} Y_{ij} \log[c_j g(x_i; \mu_j, \sigma_j^2)] \tag{6.67}$$

又注意到 $\sum_{j=1}^{K} c_j = 1$ 的归一化条件,令:

$$\tilde{Q}'(\theta;\theta^{(n)}) = \tilde{Q}(\theta;\theta^{(n)}) - \lambda \left(\sum_{j=1}^{K} c_j - 1 \right) \tag{6.68}$$

由 $\dfrac{\partial \tilde{Q}'(\theta;\theta^{(n)})}{\partial \theta} = 0$ 易推出:

$$\begin{cases} c_k^{(n+1)} = \sum_{i \in S} Y_{ik}^{(n)} \bigg/ \sum_{i \in S}\sum_{k=1}^{K} Y_{ik}^{(n)} = \dfrac{1}{N} \sum_{i \in S} Y_{ik}^{(n)} \\ \mu_k^{(n+1)} = \sum_{i \in S} Y_{ik}^{(n)} \cdot x_i \bigg/ \sum_{i \in S} Y_{ik}^{(n)} \\ \sigma_k^{2(n+1)} = \sum_{i \in S} Y_{ik}^{(n)} \cdot (x_i - \mu_k^{(n+1)})^2 \bigg/ \sum_{i \in S} Y_{ik}^{(n)} \end{cases} \tag{6.69}$$

为降低运算量,以上计算不直接对整个图像数据进行,而是基于图像灰度级。将图像 X 按其灰度等级划分成 L 个子空间:$X_1, X_2, \cdots, X_L$,其中:

$$X_p = \{x_i | x_i = u_p\}$$

u_p 表示灰度等级为 p 的像素的灰度值($p=1,2,\cdots,L$)。定义:

$$h_X(u_p) = |X_p| = \sum_{i \in S} count(x_i, u_p), \quad (p = 1, 2, \cdots, L), \tag{6.70}$$

其中：
$$count(a,b) = \begin{cases} 1 & if\ a = b \\ 0 & else \end{cases} \tag{6.71}$$

$h_X(u_p)$ 表示属于第 p 个灰度级的像素数目。令 Y_{pk} 表示灰度级为 p 的像素属于第 k 类的概率。则：

$$\begin{aligned}
\sum_{i \in S} Y_{ik} &= \sum_{p=1}^{L}\left(\sum_{x_i \in X_p} Y_{ik}\right) = \sum_{p=1}^{L} h_X(u_p) \cdot Y_{pk} \sum_{i \in S} Y_{ik} \cdot x_i \\
&= \sum_{p=1}^{L}\left(\sum_{x_i \in X_p} Y_{ik} \cdot u_p\right) = \sum_{p=1}^{L} h_X(u_p) \cdot Y_{pk} \cdot u_p \sum_{i \in S} Y_{ik} \cdot (x_i - \mu_k^{(n+1)})^2 \\
&= \sum_{p=1}^{L}\left(\sum_{x_i \in X_p} Y_{ik} \cdot (u_p - \mu_k^{(n+1)})^2\right) = \sum_{p=1}^{L} h_X(u_p) \cdot Y_{pk} \cdot (u_p - \mu_k^{(n+1)})^2
\end{aligned} \tag{6.72}$$

将上式代入式（6.69）中，于是得到基于直方图的 DAEM 算法如下：

（1） $t=0$，令 $\tau^{(0)} = \tau_{\min}$ $(0 < \tau < 1)$ 并给定初始 $\theta^{(0)}$。

（2）迭代下列 EM 过程直至收敛。

E 步：
$$Y_{pk}^{(n)} = [c_k^{(n)} \cdot g(u_p; \mu_k^{(n)}, \sigma_k^{2(n)})]^\tau \Big/ \sum_{k=1}^{K} [c_k^{(n)} \cdot g(u_p; \mu_k^{(n)}, \sigma_k^{2(n)})]^\tau \tag{6.73}$$

M 步：
$$\begin{cases}
c_k^{(n+1)} = \sum_{p=1}^{L} Y_{pk}^{(n)} \cdot h_X(u_p) / N \\
\mu_k^{(n+1)} = \sum_{p=1}^{L} Y_{pk}^{(n)} \cdot h_X(u_p) \cdot u_p \Big/ \sum_{p=1}^{L} Y_{pk}^{(n)} \cdot h_X(u_p) \\
\sigma_k^{2(n+1)} = \sum_{p=1}^{L} Y_{pk}^{(n)} \cdot h_X(u_p) \cdot (u_p - \mu_k^{(n+1)})^2 \Big/ \sum_{p=1}^{L} Y_{pk}^{(n)} \cdot h_X(u_p)
\end{cases} \tag{6.74}$$

（3） $\tau^{(t+1)} = \tau^{(t)} + c1 * \exp(-c2 * \Delta E)$。

（4）If $(\tau = 1$ and $\|\nabla \theta\|^2 < \varepsilon)$ stop, else go 2）。

$\tau^{(0)}$ 的选取应保证 $L(\theta | \theta^{(0)})$ 是凸函数，我们选择 $\tau^{(0)} = 0.59$；$\theta^{(0)}$ 可以随机设定或使用聚类算法预估计，$c1, c2$ 是常数，控制着退火的策略。

2. 高层次 MRF 参数 $\hat{\beta}$ 的估计

精确地估计 β 通常需要采用 MCMC 抽样算法，并需要与标记场估计迭代进行，计算量十分庞大。为简化计算，本文采用一种经验方法描述 MRF 先验参数 β。它的意义符合我们引入的先验约束。在边界上，$\beta_i^{(t)}$ 描述了 i 的各向异性取向性，而在区域内部，描述了 i 的各向同性取向性。假设 l_i 倾向标记为它在灰度级上最接近的邻域系 $N_i^{(t)}$ 所标记的类。我们可以用下式定义 $\beta_i^{(t)}$：

$$\beta_i^{(t)} = \alpha / (comp(x_i, \overline{x}_j^{(t)}) + \eta) \tag{6.75}$$

其中 $t = (1,\cdots,4)$ 代表不同的取向。

$$comp(x_i, \overline{x}_j^{(t)}) = \begin{cases} 0, & \text{如果所有} l_j(j \in N_i^{(t)}, t=1,\cdots,4) \text{标记相同} \\ \left(\dfrac{x_i - \overline{x}_j^{(t)}}{\overline{\sigma}_j^{(t)}}\right)^2 & else \end{cases}$$

$$\overline{x}_j^{(t)} = \frac{1}{2}\sum_{j \in N_i^{(t)}} x_j, \quad \overline{\sigma}_j^{(t)} = \frac{1}{2}\sum_{j \in N_i^{(t)}} \sigma_{l_j} \tag{6.76}$$

其中 α, η 是常数，参数 α 还控制着在后验能量中先验 MRF 知识的权重。

（1）标记场 $\hat{l}$ 的序贯化更新：在对标记场更新时，需要极大化条件概率。直接极大化复杂的条件概率是十分困难的。解决此问题的常用方法有序贯极大化条件概率的迭代条件模式（ICM），松弛标记方法（RL），最高信任度（HCF）方法，以及动态规划（DP）方法。本文采用 ICM 算法。给定 X 和 $l_{S-\{i\}}^{(n)}$，将极大化 $P(l | X)$ 转化为依次极大化 $P(l_i | X, l_{S-\{i\}})$。

由 MRF 特性，$P(l_i | X, l_{S-\{i\}}) = P(l_i | X, l_{N_i})$

于是：
$$l_i^{(n+1)} = \arg\max\{P(l_i | l_{N_i}, X)\} \tag{6.77}$$

$$U(l | X) = U(X | l) + U(l) = -\ln P(X | l) + U(l)$$

而：
$$P(X | l) = \prod_{i \in S} \prod_{k=1}^{K} [g(x_i; \mu_k, \sigma_k^2)]^{q(l_i, k)} \tag{6.78}$$

其中：
$$q(l_i, k) = \begin{cases} 1 & if \ l_i = k \\ 0 & else \end{cases}.$$

得：
$$U(l | X) = \sum_{i=1}^{N} \left\{ \sum_{k=1}^{K} \left[\frac{1}{2}\ln(\sigma_k^2) + \frac{(x_i - \mu_k)^2}{2\sigma_k^2} \right] \cdot q(l_i, k) + \sum_{t=1}^{4} \sum_{j \in N_i^{(t)}} \beta_i^{(t)} \cdot I(l_i, l_j) \right\} \tag{6.79}$$

由：
$$U(l | X) = \sum_{i=1}^{N} U(l_i | l_{N_i}, X)$$

得：
$$U(l_i | l_{N_i}, X) = \sum_{k=1}^{K} \left[\frac{1}{2}\ln(\sigma_k^2) + \frac{(x_i - \mu_k)^2}{2\sigma_k^2} \right] \cdot q(l_i, k) + \sum_{t=1}^{4} \sum_{j \in N_i^{(t)}} \beta_i^{(t)} \cdot I(l_i, l_j) \tag{6.80}$$

序贯极大化 $P(l_i | l_{N_i}, x)$ 等价于序贯极小化后验能量式（6.80）。

$$\hat{l}_i^{(n+1)} = \arg\max\{P(l_i | l_{N_i}, X) = \arg\min\{U(l_i | l_{N_i}^{(n)}, X)\} \tag{6.81}$$

（2）混合体数目 K 的确定：在分割问题中，时常假设分割区域的数目是已知的，但是在无监督的估计中，此参数也是未知的，需要与其他参数一起估计。其中基于信息理论的 AIC、BIC、MDL 准则是模型选择常用的方法。本文使用 AIC 准则来自动优化混合体数目，描述如下：

$$AIC(K_\alpha) = -2\log(P(X\mid l;\ \hat{\theta}_{ML})) + 2K_\alpha \qquad (6.82)$$

其中，$\hat{\theta}_{ML}$ 是使用 ML 估计出的模型参数；$P(X\mid l,\hat{\theta}_{ML})$ 是条件似然函数。优化数目 K 由下式决定：

$$K = \arg\min_{K_\alpha} AIC(K_\alpha) \qquad (6.83)$$

6.3.3 分割算法描述

综合以上分析，本文提出的基于层次 MRF 的自动分割算法描述如下：

初分割：
for $K_\alpha = K_{\min} : K_{\max}$
  由 DAEM 算法估计 $\hat{\theta}_k = \{\mu_k, \sigma_k^2, c_k, Y_{pk}\}$，$k = 1,2,\cdots,K_\alpha$。得到初始分割标记 $l_i = \arg\max_k [Y(x_i,k)]$；
  由式（6.82）求 $AIC(K_\alpha)$；
end
确定类数目 $K = \arg\min_{K_\alpha}(AIC(K_\alpha))$；

细分割：
while(not convergence)
  for $i = 1:N$
    基于当前分割 $l^{(n)}$ 及参数 $\theta^{(n)}$，由式 6.75 计算 $\beta_i^{(n)}$；
    for $k = 1:K$
      由式 3-57 计算 $U(l_i = k \mid l_{N_i}, x)$；
    end
    更新 $l_i^{(n+1)} = \arg\min_k \{U(l_i = k \mid l_{N_i}, x)\}$
  end
end

6.3.4 实验案例

我们对一位脑卒中患者的脑部 MR 图像进行分割实验，如图 6-6 所示。实验中选取 2 种不同的方法：

实验 1：利用本文提出的层次 MRF 实现分割。对高层次标记场采用混合 MRF 模型描述。利用基于直方图的 DAEM 算法对低层次 SFNM 参数进行估计，采用经验公式 6.75 对高层次 MRF 参数进行估计。

实验 2：利用文献提出的 MRF 模型实现分割。对高层次标记场采用各向同性非均匀 MRF 模型描述，利用 EM 算法实现低层次 SFNM 参数估计，并采用基于熵增长率的经验公式估计高层次 MRF 参数。

在实验 1 中，$\theta^{(0)}$ 是随机给定的，$\tau^{(0)} = 0.59$，$c_1 = 0.03$，$c_2 = 0.1$，分别对混合体数目

$K=3,4,\cdots,9$ 时的 AIC 值作了计算。图 6-7 是 AIC 曲线图,由 AIC 准则,我们求出优化的混合体数目为 $K=8$。由 AIC 图分析可知,DAEM 比 EM 具有更稳定的、更大的似然函数值,这表明 DAEM 算法搜索的解优于 EM 算法的解。

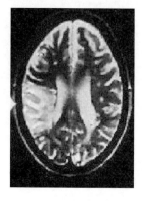 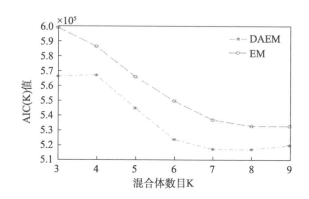

图 6-6　病理 MR 图像　　　　　图 6-7　DAEM 和 EM 算法的 AIC 曲线

图 6-8(a)是采用 DAEM 算法粗分割的结果,图 6-8(b)是用 EM 算法粗分割的结果。从分割结果上看,DAEM 可获得比 EM 算法更均匀的一致性区域,并能更好地刻画病理区域特性。

对标记场的建模影响着细分割的结果,图 6-8(c)是使用本文方法实现细分割的结果。图 6-8(d)是使用实验 2 中的方法实现细分割的结果。对比实验结果可以看出,图 6-8(c)获得的细分割,病理区域的轮廓表达得更清晰,而图 6-8(d),由于不考虑边界的方向性,分割结果不能很好地表达病灶区的边界。

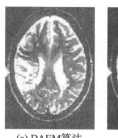 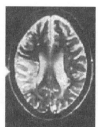 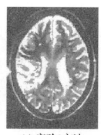 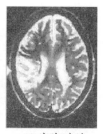

(a) DAEM算法　　(b) EM算法　　(c) 实验1方法　　(d) 实验2方法

图 6-8　病理脑部 MR 图像分割结果对比

图 6-9 是一幅可视化人体的脑部 MR 图像,图 6-10 是一幅对比度较低的脑部 MR 图像,利用本文算法进行自动分割,并与实验 2 的结果进行对比。

可利用 post-GRE 值对这两种方法进行评估。post-GRE 是对两种分布接近程度度量的指标,类似于 KL 距,其定义为:

$$D(f_Y \| f_l) = \sum_{x \in \chi} f_Y(x) \cdot \log \frac{f_Y(x)}{f_l(x)} \quad (6.84)$$

$D(f_Y \| f_l)$ 值越小越好,表明两种分布越接近。实验结果表明层次 MRF 分割方法可以获得更接近真实解剖结构的精确分割结果。

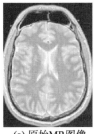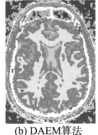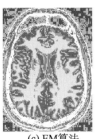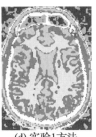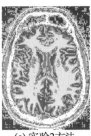

(a) 原始MR图像　　(b) DAEM算法　　(c) EM算法　　(d) 实验1方法　　(e) 实验2方法

图 6-9　可视化人脑 MR 图像分割结果

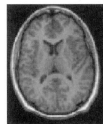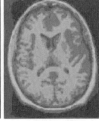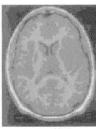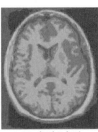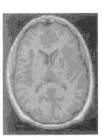

(a) 原始MR图像　　(b) DAEM算法　　(c) EM算法　　(d) 实验1方法　　(e) 实验2方法

图 6-10　正常脑部 MR 图像分割结果

6.4　水平集

1988 年，Sethian 将水平集理论引入曲线/曲面进化数值求解中。水平集方法是处理运动界面随时间演变过程中几何拓扑自适应变化的有效工具，其基本思想是将进化的曲线/曲面嵌入到高一维函数 ϕ 的零水平集中，并使得 ϕ 的零水平集进化始终与曲线/曲面的运动相一致。水平集方法将原先时变坐标系中描述的曲线/曲面运动方程转化成在固定坐标系中描述的高维函数 ϕ 的进化方程，这种隐式表示能自然地处理曲线/曲面进化中的拓扑变化问题。用公式表示为：

$$\begin{cases} C(p,0) = \{(x,y) \mid \phi(x,y,0) = 0\} \\ C(p,t) = \{(x,y) \mid \phi(x,y,t) = 0, C(t) = \phi^{-1}(0)\} \end{cases} \quad (6.85)$$

式中 $C(p,t) = (x(p,t), y(p,t))$ 是曲线的向量表示。由：

$$\phi(C(t), t) = 0 \quad (6.86)$$

可得：

$$\frac{\partial \phi}{\partial C} \cdot \frac{\partial C}{\partial t} + \frac{\partial \phi}{\partial t} = 0 \quad (6.87)$$

将曲线进化方程代入，并注意到曲线的法向量 $\vec{N}$ 可由 $\vec{N} = \frac{\nabla \phi}{|\nabla \phi|}$ 给出，得：

$$\phi_t + \frac{\partial \phi}{\partial C} \cdot \frac{\partial C}{\partial t} = \phi_t + \nabla \phi \cdot F \cdot \vec{N} = \phi_t + \nabla \phi \cdot F \cdot \frac{\nabla \phi}{|\nabla \phi|} = 0 \quad (6.88)$$

因而得到水平集进化方程为：

$$\phi_t + F \cdot |\nabla \phi| = 0 \tag{6.89}$$

图 6-11 表示了曲线进化的水平集方法，(a)图表示水平集函数 ϕ 在 t_1 时刻的进化状态；(b)图表示 t_1 时刻的零水平集，它对应 t_1 时刻的曲线进化状态；(c)图表示水平集函数 φ 在 t_2 时刻的进化状态；(d)图表示 t_2 时刻的零水平集，它对应 t_2 时刻的曲线进化状态。在任意时刻 t，曲线的位置可以由 ϕ 的零水平集给出，即 $C(p,t) = \{(x,y) | \phi(x,y,t) = 0\}$。因此，曲线在进化中的拓扑改变可以自然地由 $\phi = 0$ 得到。曲线的内在几何特性可以直接用水平集函数来估计，曲线的法向量可由 $\vec{N} = \dfrac{\nabla \phi}{|\nabla \phi|}$ 给出，曲线的曲率由 $\kappa = div\left(\dfrac{\nabla \phi}{|\nabla \phi|}\right)$ 计算。此外，水平集方法很容易扩展到高维空间。

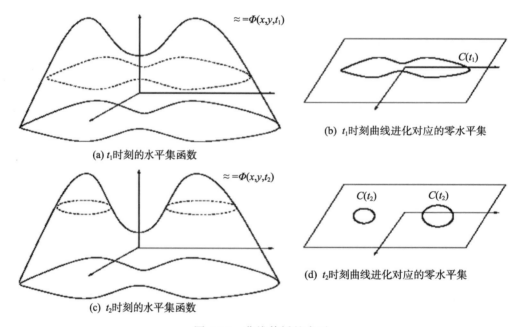

图 6-11 曲线传播的水平

水平集进化方程的数值离散可借助双曲守恒型方程的数值差分格式。

设曲线进化方程：

$$\frac{\partial C}{\partial t} = F \cdot \vec{N} \tag{6.90}$$

由水平集方法，可得到相应的水平集进化方程：

$$\phi_t + F \cdot |\nabla \phi| = 0 \tag{6.91}$$

式（6.91）是 Hamiton-Jacobi 类型的方程，其数值求解可以借助双曲守恒的差分格式。对具有以下形式的速度函数：

$$F = F_0 + F_{curv} + F_{adv} \tag{6.92}$$

其中，$F_{curv} = -\varepsilon \cdot \kappa$ 是与曲率有关的速度项；$\vec{U} = (u,v)$ 是给定的速度场，$F_{adv} = \vec{U}(x,y,t) \cdot \vec{N}$ 是对流项；F_0 是常数。

式 6.91 的数值差分格式为：

$$\phi_{i,j}^{n+1} = \phi_{i,j}^n + \Delta t \{-[\max(F_{0_{i,j}}, 0) \cdot \nabla^+ + \min(F_{0_{i,j}}, 0) \cdot \nabla^-] -$$
$$[\max(u_{i,j}^n, 0) \cdot D_{i,j}^{-x}\phi + \min(u_{i,j}^n, 0) \cdot D_{i,j}^{+x}\varphi + \max(v_{i,j}^n, 0) \cdot D_{i,j}^{-y}\phi + \min(v_{i,j}^n, 0) \cdot D_{i,j}^{+y}\phi] +$$
$$[\varepsilon \cdot \kappa_{i,j}^n \cdot ((D_{i,j}^{0x}\phi)^2 + (D_{i,j}^{0y}\phi)^2)^{\frac{1}{2}}]\} \tag{6.93}$$

其中：

$$\nabla^+ = [\max(D_{i,j}^{-x}\phi, 0)^2 + \min(D_{i,j}^{+x}\phi, 0)^2 + \max(D_{i,j}^{-y}\phi, 0)^2 + \min(D_{i,j}^{+y}\phi, 0)^2]^{\frac{1}{2}} \tag{6.94}$$

$$\nabla^- = [\max(D_{i,j}^{+x}\phi, 0)^2 + \min(D_{i,j}^{-x}\phi, 0)^2 + \max(D_{i,j}^{+y}\phi, 0)^2 + \min(D_{i,j}^{-y}\phi, 0)^2]^{\frac{1}{2}} \tag{6.95}$$

$$\begin{array}{ll} D_{i,j}^{-x}\phi = (\phi_{i,j} - \phi_{i-1,j})/h_x & D_{i,j}^{-y}\phi = (\phi_{i,j} - \phi_{i,j-1})/h_y \\ D_{i,j}^{+x}\phi = (\phi_{i+1,j} - \phi_{i,j})/h_x & D_{i,j}^{+y}\phi = (\phi_{i,j+1} - \phi_{i,j})/h_y \\ D_{i,j}^{0x}\phi = (\phi_{i+1,j} - \phi_{i-1,j})/2h_x & D_{i,j}^{0y}\phi = (\phi_{i,j+1} - \phi_{i,j-1})/2h_y \end{array} \tag{6.96}$$

$D_{i,j}^{-x}, D_{i,j}^{+x}, D_{i,j}^{0x}$ 分别为沿 x 方向的后向、前向及中心差分算子。h_x 表示沿 x 方向的步长。同理，$D_{i,j}^{-y}, D_{i,j}^{+y}, D_{i,j}^{0y}$ 分别为沿 y 方向的后向、前向及中心差分算子。$\kappa_{i,j}^n$ 表示对曲率 κ 的中心差分格式。利用上述差分格式可以获得精度高的、稳定的、唯一的满足熵值条件的弱解。

水平集数值求解主要有快速推进算法（fast marching algorithm）和窄带算法（narrowband algorithm），下面分别介绍。

6.4.1 快速推进算法

设曲线进化方程为：

$$\frac{\partial C}{\partial t} = F \cdot \vec{N} \tag{6.97}$$

当速度函数 F 恒大于零或恒小于零时，曲线总是沿着一个方向运动，此时响应的水平集进化方程可以转化为一个静态问题。

设 $T(x,y)$ 是前沿到达像素 (x,y) 处的时间，利用水平集的思想，对于任意时刻 t，运动前沿的位置可由下式决定：

$$C(p,t) = \{C(p,t) \mid T(C(x,y)) = t\} \tag{6.98}$$

由 $T(C(x,y)) = t$ 推出：

$$\nabla T \cdot \frac{\partial C}{\partial t} = \nabla T \cdot F \cdot \vec{N} = \nabla T \cdot F \cdot \frac{\nabla T}{|\nabla T|} = 1 \tag{6.99}$$

因此有：

$$F \cdot |\Delta T| = 1$$

采用迎风黏滞解的差分格式，得：

$$[\max(D_{i,j}^{-x}T,0)^2 + \min(D_{i,j}^{-x}T,0)^2 + \max(D_{i,j}^{-y}T,0)^2 + \min(D_{i,j}^{-y}T,0)^2]^{1/2} = \frac{1}{F_{i,j}} \quad (6.100)$$

对于微细结构分支的分割，为避免曲线过早出界，可采用多初始化快速推进算法如下：

（1）初始化：

在要提取的区域种植多个种子曲线，令初始前沿是所有种子曲线上点的集合。

活动点：前沿像素集构成活动点。如果希望曲线向外传播，可将所有种子曲线内部的点标记成为活动点，并赋予顶点的时间函数 $T(x,y)=0$。

窄带点：对每一个前沿点，检测其一阶领域系。如果不是活动点，将它初始化为窄带点，并赋予时间函数为 $T(x,y)=1/F(x,y)$。

无穷远点：其余的点设为无穷远点。其时间初始化为 $T(x,y)=\infty$。

（2）向前推进：

While（Not satisfy stop criterion）

设 A 是窄带中具有最小时间 T 的点。

标识 A 为活动点，并从窄带中删除它。

标识 A 的所有非活动的领域点为窄带点，如果该点原来为无穷远点，从无穷远点集中删除它，将其加入窄带中，并初始化其时间为 $T(x,y)=1/F(x,y)$；再更新 A 的所有窄带领域点的时间函数 $T(x,y)=0$。

end

快速推进算法

$$\frac{\partial C}{\partial t} = (w_E \cdot g(|\nabla I|) + w_R R_o(I)) \cdot \vec{N} \quad (6.101)$$

$$R_o(I(x,y)) = \begin{cases} 1, if\, \mu_o(I(x,y)) > 0.5 \\ -\varepsilon, otherwise \end{cases} \quad (6.102)$$

取 $\varepsilon = \min\{w_E \cdot g_I / w_R\}$，$F$ 恒大于零或恒小于零时，水平集进化方程退化为静态方程。静态方程可利用快速推进算法数值求解，可使计算复杂度仅为 O(NlogN)。

利用 MR 图像及血管图像进行分割实验，实验中选取 $g(|\nabla I|)=e^{-\alpha|\nabla G_\sigma * I|}$，$\alpha=0.2$，$c_1=-1$，$c_2=0.05$，$c=0.05$，$\beta=0.7$。

图 6-12 病理 MR 图像，其中的肿瘤区域需要分割。肿瘤区域中的灰度分布很不均匀。实验中选取 $\omega_R=1.0$，$\omega_E=0.2$。引入 ROI 信息即使在低对比度及复杂的梯度信息处仍可提供自适应的驱动力，精确引导曲线继续变形。

在快速推进算法中，由于前沿是单调推进的，因而可能会导致前沿过早从弱边界处泄漏。ROI 信息的引入可以有效改善这一问题，多初始化选择性种植种子曲线可以进一步改善这一问题，并且降低运算量。种子曲线建议种植在细窄的血管区域中或低对比度区域中，这样可以诱使那里的前沿生长。此外，由于每个种子曲线内部的点设为活动点，在快速推进算法中这些活动点不需要更新，所以尽可能多地种植种子曲线可以有效降低运算量。

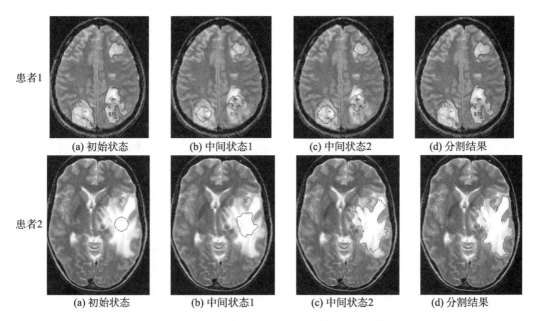

图 6-12 利用本文模型对 MR 图像肿瘤区域分割

图 6-13 给出了利用多初始化快速推进算法的分割结果。选择性种植种子曲线有助于前沿的局部性生长,并可在一定程度上降低运算量。

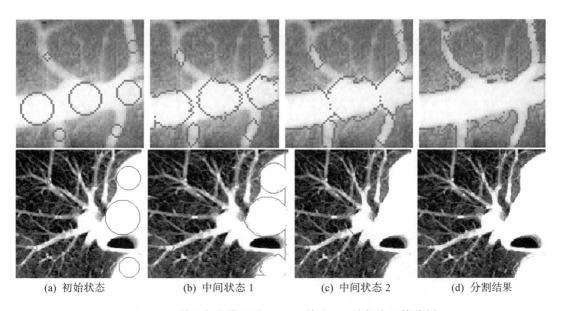

图 6-13 利用本文模型对 DSA 血管和 CT 肺部小血管分割

6.4.2 多分辨率空间 Fast Hermes 快速算法

在多尺度空间实现水平集进化,是一种高效的数值计算策略。水平集进化首先在粗一级尺度的小图像上进行,粗一级尺度上的收敛解可以传递到细一级尺度上作为初始解,继续进化。传递来的解接近于真实解，可以加速细尺度上解的收敛，从而大大降低计算量。

本文借鉴熵值原理，提出一种新的解传递方法，并在 Hermes 算法基础上，提出一种高效的多尺度 Fast Hermes 水平集进化算法，它适用于各种类型速度函数的水平集进化方程。

令 $I_0, I_1, \cdots, I_J$ 代表一组多尺度图像。I_J 表示最粗尺度的图像，I_0 表示原始图像。在 I_0 上的曲线进化方程：

$$\begin{cases} \dfrac{\partial C}{\partial t} = F(I_0, \kappa) \cdot \vec{N} \\ C(p, 0) = C_0(p) \end{cases} \quad (6.103)$$

取 $\vec{N} = \dfrac{\nabla \phi}{|\nabla \phi|}$，相应的水平集进化方程为：

$$\begin{cases} \phi_t + F(I_0, \kappa) \cdot |\nabla \phi| = 0 \\ \phi(\cdot, 0) = \phi_0(\cdot), \quad 给定 \phi_0(C_0) = 0 \end{cases} \quad (6.104)$$

式（6.104）的数值求解可以采用由粗及细的多尺度水平集进化策略：

$$\phi_t + F(I_J, \kappa) \cdot |\nabla \phi| = 0 \quad 给定初始化曲线 \quad (6.105)$$

$$\begin{cases} \phi_t + F(I_j, \kappa) \cdot |\nabla \phi| = 0 \\ \phi(\cdot, 0) \quad 是从 j+1 尺度上传递来的初始解 \end{cases} \quad (j = J-1, \cdots, 1, 0) \quad (6.106)$$

多分辨空间解传递策略如下。

现将图像中像素分成 3 类："正燃烧"的点，它属于当前的前沿；"燃烧过"的点，它属于原先的前沿，但不属于现在的前沿；"未燃烧"的点，到当前时刻为止，它从不属于任何前沿；

假设如果在尺度 $j+1$ 上一个父结点是"燃烧过"的点，则它的 4 个子结点也是"燃烧过"的点。基于这样的假设，当前尺度 j 上的"燃烧过"区域应该是 $j+1$ 尺度上所有"燃烧过"父亲的孩子们，当前的前沿就应该是"燃烧过"区域与"未燃烧"区域的边界，也就是尺度 j 上所有的"燃烧过"孩子结点的邻居。

$(j+1)$ 尺度空间的 1 个点 $(k, l)^{(j+1)}$ 传递到 (j) 尺度空间的 4 个点：

$$\begin{bmatrix} (2k, 2l)^{(j)} & (2k, 2l+1)^{(j)} \\ (2k+1, 2l)^{(j)} & (2k+1, 2l+1)^{(j)} \end{bmatrix}$$

如图 6-14 所示，$j+1$ 尺度的前沿是"正燃烧"的点，用 '●' 表示；"燃烧过"的父亲点 $(k, l)^{(j+1)}$ 用 "+" 表示；它的 4 个子结点 $\begin{bmatrix} (2k, 2l)^{(j)} & (2k, 2l+1)^{(j)} \\ (2k+1, 2l)^{(j)} & (2k+1, 2l+1)^{(j)} \end{bmatrix}$ 用 "×" 表示；所有"燃烧过"孩子的 4-邻域点的集合是尺度 j 上的潜在前沿，用 "○" 来表示。一旦潜在前沿给定，尺度 j 上的距离函数可以利用快速推进方法来初始化，只要以 $F=1$ 分别向内、向外传播前沿即可。新的距离函数和潜在前沿作为尺度 j 上的初始解，新的传播基于这个解继续进行。

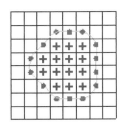 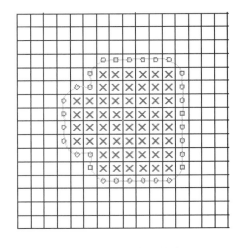

图 6-14　低分辨空间的点对应到高分辨空间的解传递策略

1. Fast Hermes 算法

Hermes 算法的思想来源于最高信任度优先确定性松弛算法，同时将窄带算法和快速推进算法相结合，它放松对中间水平集的约束，在局部小窗口内实施选择性的前沿传播策略，从而快速求得最终解。

Hermes 算法在每次迭代中，选择前沿中水平集速率绝对值最高的像素，如果有多个像素具有相同的最高绝对值速率，则采用先进先出（first in first out，FIFO）规则。FIFO 规则的使用，需要在每次迭代中进行整堆搜索，以寻找具有相同最高绝对值速率的像素集，或者是在堆中嵌入队列，来存储具有相同速率的像素集。这些操作会导致计算量大大增加。

由 Hermes 算法的局域性可以发现，它是通过放松对中间水平集的约束，实现局部进化的。也就是说，它允许个别像素集进化得更快些，而不是要求整个水平集整体协调地进化。因此，可以进一步放松对中间水平集的约束，不考虑 FIFO 规则，改进后的算法称为 Fast Hermes 算法，它大大降低了运算量，并可获得与 Hermes 算法相同的最终解。

Fast Hermes 算法初始化时对所有前沿点按其水平集绝对值速率 $|v(x,y,\phi')|$ 的大小建最大堆，在每次迭代中选择堆顶元素 $[c]$，以 $[c]$ 为中心，加一圆形窗口，在此窗口内局部更新水平集函数，当此窗口内的前沿靠近窗口边界时，重新初始化并在此窗口提取新的前沿，同时对堆中元素作局部性调整。

Fast Hermes 算法具体描述如下。

（1）初始化：用距离函数对水平集函数 ϕ 作初始化。初始前沿曲线上 $\phi=0$，取前沿曲线内 $\phi>0$，曲线外 $\phi<0$。并对所有前沿点按其 $|v(x,y,\phi')|$ 的大小建堆，堆顶元素具有最大的绝对值。

（2）推进：

①选择堆顶元素 $[c]$，以 $[c]$ 为中心，加圆形激活窗 W，在 W 内作更新。对 W 内的每一点 $[s]$，利用式（6.107）更新，且每个点 $[s]$ 选用不同的时间步长。

$$\begin{cases} \delta t(s) = \dfrac{\delta t}{1+\|s-c\|}; \\ \phi^{t+1}(x,y) = \phi^t(x,y) + v(x,y,\phi^t)\cdot \delta t(s); \end{cases} \quad (6.107)$$

更新操作一直持续到一定的迭代次数达到或者前沿移动了。

②当局部更新结束时，在激活窗 W 内重新提取前沿($\phi=0$)，这需要与局部更新前的前沿比较。

如果某像素原来不是前沿，现在是，则将它加入堆中。

如果某像素原来是前沿，现在不是，则将它从堆中删除。

如果某像素始终是前沿，则重新估计它的速度函数，同时调整它在堆中的位置。然后将当前的水平集函数 ϕ 视为 ϕ_0，利用下式对前沿重新初始化：

$$\phi_t = sign(\phi_0)(1-|\nabla\phi|) \quad (6.108)$$

（3）如果达到一定的迭代次数，或者前沿不再推进，则停止操作，提取最后的前沿；否则转（2）步继续迭代。

2. 多尺度 Fast Hermes 算法描述

我们在多尺度空间实现 Fast Hermes 算法，并利用本节中的快速解传递方法实现由粗及细的解传递。多尺度 Fast Hermes 算法描述如下：

（1）在尺度 J，给定初始前沿曲线，并初始化 Flamed Parent 为曲线内的所有点，利用 fast Hermes 算法按式 4.34 对水平集函数进化直至收敛；

（2）for $j = J-1:-1:0$

①初始化 j 尺度上所有点为"Unflamed"，设 A 是 Flamed Parent 中的所有点集合，寻找 A 中每个点的 4 个子结点并将其标记为"Flamed"，加入 Flamed Children 列表中。

②设 B 是 Flamed Children 中的所有点集合，寻找 B 中每个点的 4-邻域点，如果它是"Unflamed"，将它标记成"potential front"，加入 j 尺度的潜在前沿堆中。

③以 $F=1$，用 Fast Marching 算法初始化所有点到潜在前沿的距离函数 ϕ。

④以传递来的潜在前沿和距离函数 ϕ 作为尺度 j 上的初始解，利用 Fast Hermes 算法按式（6.106）进化水平集函数。

⑤Flamed Parent=Flamed Children。

end

为验证本文方法的有效性，我们利用提出的多尺度 Fast Hermes 水平集进化快速数值算法对血管图像及 MR 图像进行 ROI 分割实验。

为进一步降低运算量，我们采用了多初始化策略，初始时在图像中种植一些种子曲线，然后将初始前沿看成由这些种子曲线集构成的复杂曲线，利用水平集数值进化方法实现曲线进化。

图 6-15 和图 6-16 是利用多尺度 Fast Hermes 算法提取的结果，选取的分解尺度 $J=1$。其中图(a)~(c)是在粗一级尺度图像中的进化前沿，它的最终解用于确定细一级尺度上的初始解；使用提出的快速解传递方法来实现由粗及细的解传递，图(d)是传递来的尺度 0 上的初始

前沿位置，可以看出，它十分接近真实的解，因而可以加速细一级尺度上解的收敛；图(e)是最终分割结果。

对一幅 128×128 的 DSA 血管图像，利用 Matlab 语言编程实现，多尺度 Fast Hermes 算法需要 18 分钟，Fast Hermes 算法需要 34 分钟，而 Hermes 算法需要 124 分钟。Fast Hermes 算法和 Hermes 算法相比，不仅具有更小的计算复杂度，且具有更快的收敛速度，这表明进一步放松约束的 Fast Hermes 算法是十分有效的。多尺度 Fast Hermes 算法运行速度快，其中的解传递过程还不到 0.1 秒，这表明提出的快速解传递方法是一种高效的方法。通过以上算法对比，验证了多尺度 Fast Hermes 算法是一种运算复杂度小、收敛速度很快的高效水平集进化方法。

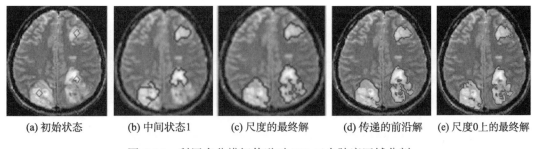

(a) 初始状态　　(b) 中间状态1　　(c) 尺度的最终解　　(d) 传递的前沿解　　(e) 尺度0上的最终解

图 6-15　利用多分辨解传递对 MR 三个肿瘤区域分割

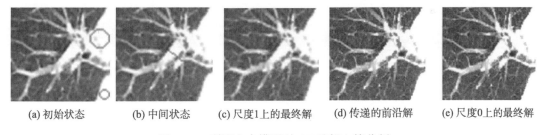

(a) 初始状态　　(b) 中间状态　　(c) 尺度1上的最终解　　(d) 传递的前沿解　　(e) 尺度0上的最终解

图 6-16　利用文本模型对 CT 肺部血管分割

6.4.3　窄带算法

窄带算法的基本思想是以进化的曲线为中心，在其周围建立一圈宽度为 k 的窄带，每次进化时，只更新窄带内的点，当运动曲线靠近窄带边界时，再重新建立一条以当前曲线为中心的自适应窄带，重复以上过程。窄带算法使水平集进化只在靠近运动曲线附近的窄带区域进行，从而可以将计算复杂度降为 OCNK。窄带算法能够处理各种类型速度函数的水平集进化方程。

窄带算法适合各种速度函数的情形。

下面介绍几种经典的利用窄带算法求解水平集进化方程的模型：测地线主动轮廓、双向流模型。

1. 测地线主动轮廓

测地线能量函数：

$$E_{geo}(C(p)) = \int_0^L g(|\nabla I(C(s))|)ds = \int_0^1 g(|\nabla I(C(s))|\cdot|C'(p)|)dp$$
$$= \int_0^1 g(X(p))\cdot|X'(p)|dp \quad (6.109)$$

其中 $g:[0,\infty] \to R^+$ 是单调递减的函数，$g(0)=1$，$g(\infty)=0$

由变分方法，$\delta E_{geo} = 0 \Leftrightarrow \dfrac{\partial g(X(p))}{\partial X}|X'(p)| - \dfrac{d}{dp}\left[g(X(p))\cdot\dfrac{X'(p)}{|X'(p)|}\right] = 0$

$$\frac{\partial C}{\partial t} = g(|\nabla I|)\cdot\kappa\cdot\vec{N} - (\nabla g(|\nabla I|)\cdot\vec{N})\cdot\vec{N} \quad (6.110)$$

图 6-17 与图 6-18 是经典 Snake 模型与测地线主动轮廓模型对 DSA 造影图像分割结果对比。

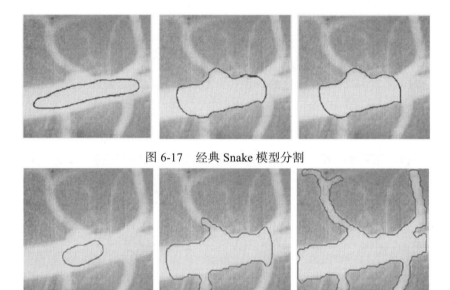

图 6-17 经典 Snake 模型分割

图 6-18 测地线主动轮廓模型分割

2. 基于改进 Mumford-Shah(M-S)函数的分割-增强耦合变分模型

M-S 函数的原型是带有 MRF 边过程的图像恢复模型。Geman 兄弟最早在中将 MRF 边过程引入图像恢复中。设图像的观测数据为 f，理想（重建）数据为 u，

$$E_{MS}(u,C) = \alpha\iint_{\Omega\setminus C}|\nabla u|^2 dxdy + \beta\iint_{\Omega}(u-f)^2 dxdy + \gamma|C|$$

Zhang HM 等改进的 M-S 变分模型，以 $\psi(|\nabla u|)$ 来代替 $|\nabla u|^2$，其中 $\psi(|\nabla u|)$ 是 $|\nabla u|$ 的增函数，分片光滑不再是基于 $|\nabla u|^2$ 度量的，而是基于权函数 $\psi(|\nabla u|)$，从而可以得到非线性保边扩散。利用非线性保边扩散增强来获得对图像的重建，这种假设是合理的。可以证明，非线性保边扩散收敛的解是分片恒定的图像，也是期望重建的图像。非线性各向同性扩散在真实边界处几乎不发生扩散，而区域内部得到平滑，扩散后图像不断逼近真实重建图像，从

而可以正确引导曲线变形。

改进的分割-增强耦合变分模型为：

$$E(u,C) = \alpha \iint_\Omega (1-\omega_C) \cdot \psi(|\nabla u|) dxdy + \beta \iint_\Omega (u-f)^2 dxdy + \gamma \oint_C ds \quad (6.111)$$

上式的极小化过程分两步进行：

（1）固定曲线 C，极小化 $E(u,C)$ 等价于极小化：

$$E(u) = \alpha \iint_\Omega (1-\omega_C)\psi(|\nabla u|)dxdy + \beta \iint_\Omega (u-f)^2 dxdy \quad (6.112)$$

由变分原理，$E(u)$ 取极值的必要条件是其一阶变分 $\delta E(u) = 0$。

令 $\quad \Phi(t) = E(u+tv), \quad \forall v \in L^2(\Omega)$，

$$\delta E(u) = 0 \Leftrightarrow \Phi'(0) = 0$$

类似于附录 B(1)中对 M-S 函数的极小化推导，得：

$$\Phi'(t) = \frac{dE(u+tv)}{dt}$$

$$= \alpha \iint_\Omega (1-\omega_C) \frac{d\psi(|\nabla(u+tv)|)}{dt} dxdy + \beta \iint_\Omega \frac{d(u+tv-f)^2}{dt} dxdy$$

$$= \alpha \iint_\Omega (1-\omega_C) \psi'(|\nabla(u+tv)|) \frac{\nabla(u+tv)}{|\nabla(u+tv)|} \cdot \nabla v dxdy + \beta \iint_\Omega 2(u+tv-f) \cdot v dxdy \quad (6.113)$$

$$\Phi'(0) = \alpha \iint_\Omega (1-\omega_C) \frac{\psi'(|\nabla u|)}{|\nabla u|} \nabla u \cdot \nabla v dxdy + \beta \iint_\Omega 2(u-f) \cdot v dxdy \quad (6.114)$$

从而：

$$\alpha \iint_\Omega (1-\omega_C) \frac{\psi'(|\nabla u|)}{2|\nabla u|} \nabla u \cdot \nabla v dxdy + \beta \iint_\Omega (u-f) \cdot v dxdy = 0 \quad (6.115)$$

由此可得如下的扩散 PDE：

$$\begin{cases} \dfrac{\partial u}{\partial t} = \alpha div((1-\omega_C) \cdot \dfrac{\psi'(|\nabla u|)}{2|\nabla u|} \cdot \nabla u) - \beta(u-f) \\ \dfrac{\partial u}{\partial n}\bigg|_{\partial\Omega} = 0 \end{cases} \quad (6.116)$$

（2）固定 u，曲线 C 将 Ω 分成 Ω^-、Ω^+ 两部分，极小化 $E(u,C)$ 等价于极小化

$$\begin{aligned} E(C) &= \alpha \iint_{\Omega^-} (1-\omega_C)\psi(|\nabla u^-|)dxdy + \beta \iint_{\Omega^-} (u^- - f)^2 dxdy \\ &+ \alpha \iint_{\Omega^+} (1-\omega_C)\psi(|\nabla u^+|)dxdy \\ &+ \beta \iint_{\Omega^+} (u^+ - f)^2 dxdy + \gamma \oint_C ds \end{aligned} \quad (6.117)$$

类似于附录 B(2)的极小化推导，易得曲线进化方程为：

$$\frac{\partial C}{\partial t} = \{\alpha(\psi(|\nabla u^-|) - \psi(|\nabla u^+|)) + \beta((u^- - f)^2 - (u^+ - f)^2) + \gamma\kappa\} \cdot \vec{N} \quad (6.118)$$

如果取 $\vec{N} = -\dfrac{\nabla \phi}{|\nabla \phi|}$，对应的水平集进化方程为：

$$\dfrac{\partial \phi}{\partial t} = \left\{ \alpha(\psi(|\nabla u^-|) - \psi(|\nabla u^+|)) + \beta((u^- - f)^2 - (u^+ - f)^2) + \gamma div\left(\dfrac{\nabla \phi}{|\nabla \phi|}\right)\right\} \cdot |\nabla \phi| \quad (6.119)$$

式（6.116）和式（6.119）为分割-增强耦合 PDE，需要交互迭代直至收敛。

在式（6.116）的扩散方程中，$\dfrac{\psi'(|\nabla u|)}{2|\nabla u|}$ 是扩散系数，应满足：

（1） $0 < \lim\limits_{t \to 0} \dfrac{\psi'(t)}{2t} = M$；

（2） $\lim\limits_{t \to \infty} \dfrac{\psi'(t)}{2t} = 0$；

（3） $\dfrac{\psi'(t)}{2t}$ 单调减。

以确保扩散过程的保边平滑和稳定性。本文选取：

$$\psi(t) = \dfrac{t^2}{1 + t^2/\lambda^2} \quad (6.120)$$

于是：

$$\dfrac{\psi'(t)}{2t} = \dfrac{1}{(1 + t^2/\lambda^2)^2} \quad (6.121)$$

由式（6.116）可知，在当前曲线 C 上不发生扩散，而在其余各点处的扩散系数受 $\dfrac{\psi'(|\nabla u|)}{2|\nabla u|}$ 调节，在真实边界处扩散系数几乎为 0，这样即使当前曲线 C 远离真实边界，扩散仍可以保留真实边界而平滑区域内部。当 $\psi(t) = t^2$ 时，$\dfrac{\psi'(t)}{2t} = 1$，式（6.111）退化为原来的 M-S 函数，耦合 PDE 退化为：

$$\begin{cases} \dfrac{\partial C}{\partial t} = (\alpha(|\nabla u^-|^2 - |\nabla u^+|^2) + \beta((u^- - f)^2 - (u^+ - f)^2) + \gamma \kappa) \cdot \vec{N} \\ \dfrac{\partial u}{\partial t} = \alpha div((1 - \omega_C)\nabla u) - \beta(u - f) \\ \left.\dfrac{\partial u}{\partial n}\right|_{\partial \Omega} = 0 \end{cases} \quad (6.122)$$

M-S 分割增强耦合 PDE 方程的快速数值实现算法。

耦合 PDE 的数值实现算法如下：

式（6.116）的扩散方程利用 AOS 快速算法数值实现，具体描述见附录 C。

式（6.119）的水平集进化方程利用多尺度 fast Hermes 算法数值实现，具体描述见 4.4.3 节。

首先在粗一级尺度上实现水平集进化，迭代一定次数后，对细一级尺度的图像扩散，利用快速解传递方法将传递的解传至扩散后的图像上作为初始解，利用 Fast Hermes 算法继续实现水平集进化。水平集进化与扩散交替进行，直至收敛。

具体数值实现算法描述如下:

(1) 在尺度 J 上,利用 Fast Hermes 算法实现式 (6.119) 的水平集函数进化,迭代一定次数后停止。

(2) for $j = J-1: -1: 0$

①对尺度 j 上的图像利用扩散方程 (6.116) 进行演变,并利用 AOS 算法数值实现,迭代一定次数后停止;

②利用快速解传递方法将 $j-1$ 级尺度上的解传递至扩散后的 j 尺度图像上,并作为其上的初始解;

③利用 Fast Hermes 算法,在扩散后的图像上继续实现水平集进化,迭代一定次数后停止;

end

本文算法对一幅 DSA 血管和 CT 肺部小血管图像进行分割-增强耦合实验,并与利用 M-S 函数实现分割-恢复的结果进行对比,M-S 函数的变分解采用耦合 PDE 式 (6.122) 逼近。实验中参数选取为 $\alpha = 0.8, \beta = 0.2, \gamma = 0.1, \lambda$ 选成 $|\nabla f|$ 的 50% 的上百分位点,分解尺度 $J=1$。

图 6-19 是 DSA 血管图像,图 6-20 是 CT 肺部小血管图像。(A)组是利用本文方法获得的分割-增强结果。(B)组是利用 M-S 函数对图像进行分割-恢复的结果。

比较图 6.19 中(A)组和(B)组的结果可以看出,(A)组扩散的结果实现了保边平滑,能够很好地保留边界而去除区域内噪声。在这种扩散引导下的曲线演变最终可以提取上部的血管分支。(B)组扩散的结果模糊了图像中许多重要边界及有用的细节信息,上部的血管分支在扩散中逐渐被模糊,在这种扩散图像上的曲线进化最终已无法提取上部血管分枝。

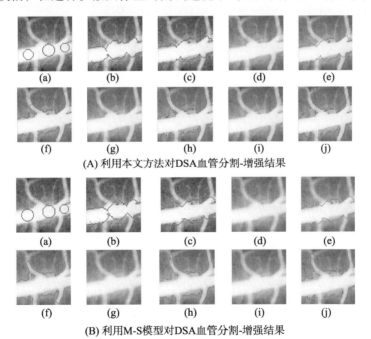

(A) 利用本文方法对DSA血管分割-增强结果

(B) 利用M-S模型对DSA血管分割-增强结果

图 6-19 DSA 血管分割-增强结果对比

(a)初始状态;(b)中间状态 1;(c)中间状态 2;(d)原始图像扩散 3 次;(e)传递解;(f)在(d)图上继续进化的曲线;(g)继续扩散 3 次;(h)在(g)图上继续进化的曲线;(i)继续扩散 3 次;(j)在(i)图上进化的收敛解

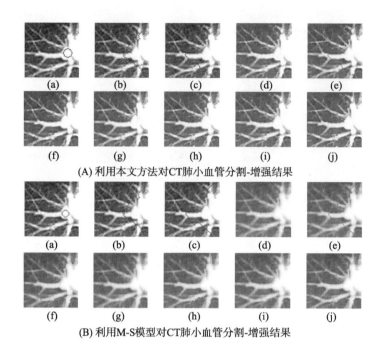

图 6-20 CT 肺小血管分割-增强结果对比

(a)初始状态；(b)中间状态 1；(c)中间状态 2；(d)原始图像扩散 3 次；(e)传递解；(f)在(d)图上继续进化的曲线；
(g)继续扩散 3 次；(h)在(g)图上继续进化的曲线；(i)继续扩散 3 次；(j)在(i)图上进化的收敛解

比较图 6-20 中(A)组和(B)组的结果可以看出，(A)组扩散的结果可以有效保留边界并平滑区域内部噪声，由扩散引导的曲线进化最终可以提取细小的血管分支，而(B)组中的扩散模糊了边界和重要的细小分支，因而在这种扩散图像上进行的曲线进化无法精确提取细小血管分支。

此外，M-S 函数中，由于各向同性线性扩散模糊了边界，因而对边界的定位不精确。而本文提出的分割-增强耦合 PDE 模型，实现了各向同性非线性保边扩散，在边界定位上优于前者，这对于精确引导曲线变形十分重要。实验结果表明，本文提出的方法获得的分割结果及增强图像都优于原来的 M-S 模型的结果。

改进的分割增强耦合变分模型可以实现图像的非线性保边平滑增强，并可以准确定位边界，从而可以精确引导曲线变形。此外，本文方法在数值求解上可借助快速算法实现。实验中将本文模型与 M-S 模型进行了对比，结果表明，本文方法可以在获得有效增强结果的同时精确提取图像中的细小血管分支。本文方法可用于含噪医学图像分割中。

6.5 本章小结

图像分割是图像处理领域内比较热门且具有挑战性的问题之一。和工业图像相比，医学图像要更复杂，不确定因素更多，因此其分割算法的设计和实现往往更具有挑战性。本章在对医学图像分割的概念和特点简要介绍的基础上，对几类常用医学图像分割算法的原理和特点进行了分析。

优化阈值法：在图像分割领域，优化阈值法用于将图像分割成不同的区域或对象。全局阈值法通过计算整个图像的统计信息，如均值或直方图特征，将图像划分为前景和背景。自适应阈值法则根据图像的局部区域调整阈值，以适应不同区域的灰度特性，尤其适用于灰度不均匀的情况。多阈值分割技术使用多个阈值将图像划分为多个区域，适用于包含多个不同灰度水平的目标。基于梯度的阈值法利用图像的梯度或边缘信息进行分割，适用于边缘信息关键的场景。交互式阈值法允许用户通过交互方式调整阈值，特别适用于需要专业知识的情境。选择适当的阈值方法取决于图像特性和任务需求，通常需要在不同方法之间进行实验和比较，以找到最合适的分割结果。

模糊聚类算法：模糊聚类是一种与传统硬聚类不同的聚类方法，其核心思想在于为每个数据点分配一个隶属度，表示该点属于每个簇的程度。这与硬聚类不同，允许数据点以一定的模糊性同时属于多个簇。关键概念是使用隶属度矩阵，其中每个元素表示相应数据点对于每个簇的隶属度。模糊聚类的优势在于能够更灵活地处理数据点在不同簇之间的模糊性归属，适用于一些实际场景中数据难以明确分割的情况。

层次 Markov 随机场分割方法：基于层次 MRF 的图像分割模型及其参数估计方法根据医学图像特点，利用区域内各向同性、区域边界各向异性的混合 MRF 对高层次标记场建模，它能够融入边界取向特性信息；采用 SFNM 模型对低层次 MRF 建模。利用 Bayesian 分析将分割问题转换成最大化后验概率估计问题。对模型参数估计方法为：①引入凸泛函的对偶表示，将原似然函数的复杂计算问题转化为对其下界的优化问题。凸泛函的对偶表示具有普遍性，可为逼近复杂的统计计算及推导新的学习算法提供思路。利用渐进非凸的思想，引入了控制参数来调节非凸下界函数的凸化程度，推导出基于直方图的 DAEM 算法。②基于 MRF 先验参数的物理意义，提出了简化高层次模型参数估计的经验公式。③利用序贯极大化条件概率算法实现标记场的细分割并采用 AIC 优化准则自动选取混合体数目。混合标记场 MRF 模型可以更好地刻画边界的取向特性，对 MR 图像的分割结果更接近真实解剖结构。本文方法可应用于 MR 图像自动分割。

水平集：水平集方法是图像分割领域的一类重要技术，它基于曲线演化和变分原理，通过定义能量函数最小化的方式实现图像中目标与背景的准确分离。这种方法通过曲线演化的迭代过程，利用能量函数的数据项和正则项来调整分割曲线，使其逼近最优分割。通常需要提供一个初始轮廓或种子来启动分割过程，而方法的性能受初始轮廓选择的影响。水平集方法在医学图像、自动目标识别和图像重建等领域有广泛应用，尤其在处理具有复杂结构和拓扑变化的图像时表现出灵活性和有效性。虽然水平集方法存在一些挑战，如计算复杂性和对参数的敏感性，但研究者们通过引入改进和变种方法，如活动轮廓模型和深度学习的结合，进一步提高了其性能和适用性。

参考文献

ALFRED V AHO, JOHN E. HOPCROFT, JEFFREY D, et al. 1974. The Design and Analysis of Computer

Algorithms[J]. Addison-wesley publishing company, 15(3): 414-420.

ADALSTEINSSON D, SETHIAN J. 1995. A Fast Level Set Method for Propagating Interfaces. Journal of Computational Physics[J], 118: 269-277.

SETHIAN JA. 1999. Level Set Methods and Fast Marching Methods: Evolving interfaces in computational geometry, fluid mechanics, computer vision and material science[J], Cambridge University Press, 1999.

BEZDEK J C. 1981. Pattern Recognition with Fuzzy Objective Function Algorithms[M], Plenum Press, New York.

JAYARAM K. 1996. Udupa, Supun Samarasekera. Fuzzy Connectedness and Object Definition: Theory, Algorithms, and Applications in Image Segmentation[J]. Graphical Models and Image Processing, 58(3): 246-261.

CLARK M C. 1994. MRI segmentation using fuzzy clustering techniques[J]. IEEE Engineering in Medicine and Biology, 13(5): 730-742.

OSHER S, SETHIAN J. 1988. Fronts propagating with curvature-dependent speed: algorithms based on the Hamilton-jacobi formulation[J]. Journal of Computational Physics, 79(1): 12-49.

SAI PRASAD RAMY. 1990. Low-Level Segmentation of 3D Magnetic Resonance Images -A Rule Based System [J]. IEEE Transactions on Medical Imaging, 9(3): 327-337.

HONGMEI ZHANG, Mingxi Wan, Zhengzhong Bian. 2011. Complementary tensor-driven image coherence diffusion for oriented structure enhancement[J]. EURASIP Journal on Advances in Signal Processing, 1:70.

ZHANG HONGMEI, WAN MINGXI. 2006. Improved Mumford-Shah Functional for Coupled Edge-Preserving Regularization and Image Segmentation[J]. EURASIP Journal on Applied Signal Processing, 37129: 1-9.

ZHANG HONGMEI, BIAN ZHENGZHONG, GUO YOUMIN, et al. 2004. Region information-based ROI extraction by multi- initial fast marching algorithm[J]. EURASIP Journal on Applied Signal Processing, 11: 1739-1749.

HONGMEI ZHANG, ZHENGZHONG BIAN, YOUMIN GUO, et al. 2003. An efficient multiscale approach to level set evolution[J]. The 25th Silver Anniversary International conference of the IEEE Engineering in Medicine and Biology Society, Cancun, Mexico, 694-697.

ZHANG HONG-MEI, YUAN ZE-JIAN, CAI ZHONG-MIN, et al. 2002. Segmentation of MRI Using Hierarchical Markov Random Field[J]. Journal of Software, 13(9): 1779-1786.

张红梅. 2004. 基于变分方法的医学图像分割研究[D]. 西安交通大学博士学位论文.

第 7 章

序列医学图像分析

本章介绍序列医学图像分析，基于块匹配法的序列图像分析和高分辨图像重建的理论和方法。首先以光学图像和超声图像为例简要介绍了临床较易采集到的时间序列图像，其次介绍基于图像数据的块匹配算法对序列图像进行位移估计，包括块匹配算法的基本原理、参考帧和匹配帧图像选择等算法的实施要点，以及医学图像应用案例分析。最后，以序列超声图像为例介绍了基于 Lucas-Kanade 光流算法的可形变组织的高分辨重建算法，主要目标是从一组低分辨率序列图像中推断出高分辨率图像。

7.1 序列医学图像

依据医学图像扫查、重建设备的不同，序列医学图像包括时间序列医学图像和空间序列医学图像。

时间序列医学图像指医学影像设备在进行图像采集时以较高的帧率对同一切面位置进行连续扫查获得的序列图像。在临床影像设备中，光学与声学设备扫查帧率较高，往往获得的是时间序列医学图像。此类影像往往可反应同一位置切面在时序上空间位置的变化、图像信号强度的变化，允许将运动估计为瞬时图像速度或离散图像位移，进而可用于进行组织力学和血流动力学的评价。如图 7-1(a)所示，为眼底荧光设备对眼底投影切面的连续扫查获得眼底微小血管时间序列图像，而如图 7-1(b)所示，为医学超声设备对人体肝脏纵深切面的连续扫查获得的肝脏 B 模式时间图像序列。数据分别为首都医科大学北京友谊医院和西安交通大学影像所采集到的人体数据。

相比光学与声学设备，临床上 CT、MRI、PET 均基于对人体不同深度进行断层扫查和重建，最终获得人体的局部三维成像结果。因此，此类影像设备大多获得的是不同深度，即空间上的序列医学图像。

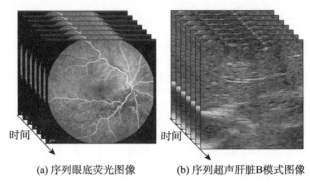

(a) 序列眼底荧光图像　　　(b) 序列超声肝脏B模式图像

图 7-1　同一扫查切面的时间序列医学图像举例

7.2　基于块匹配算法的序列图像分析

1. 块匹配算法

块匹配算法是对序列图像进行位移估计的经典算法之一，其主要优势是益于实施且算法简单，而且对较大位移的估计有优势。如图 7-2 所示，是块匹配位移估计算法的示意图。块匹配算法实施中首先确定时间序列图像中某帧图像为参考帧、另一前向或后向相邻或非相邻帧图像为匹配帧。其次，确定搜索范围，即搜索窗大小；同时确定参考块和匹配块大小。然后，选择适合的搜索方法，在搜索范围内计算参考块和匹配块中的相似度，当相似度最大时停止搜索。

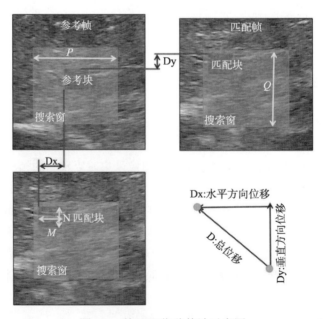

图 7-2　块匹配位移估计示意图

2. 块匹配算法实施要点

依据上节所述块匹配算法的实施步骤，该算法的实施要点应包括：参考帧与匹配帧的选择、搜索窗和匹配块大小、相似度函数，以及搜索策略。

1）参考帧和匹配帧图像

参考帧的选择有两种方法。

（1）参考帧位置在序列图像中是固定的：为便于算法执行，一般选择序列图像中的第一帧为参考帧，也可以选择序列图像中的最后一帧为参考帧，这时其他帧的图像为匹配帧。但在以第一帧和最后帧为参考帧时分别存在正向时序方向跟踪时误差越来越大和反向时序方向跟踪误差越来越大的问题。为此，鲁棒性更好的选择是将时序图像中间位置的某一帧作为参考帧，这样在跟踪时同时进行正向时序和反向时序跟踪，使得在跟踪到第一帧和最后一帧时跟踪误差有所下降。

（2）参考帧位置是相邻两帧图像的前一帧图像，这时后一帧图像为匹配帧：往往在临床医学图像中，因为组织运动或目标靶点运动，组织器官不可避免存在运动干扰，使得形态结构有所变形扭曲，反应在图像中特征形态与信号强度也有所变化，因而相邻两帧图像之间的相似性更高，因此，将相邻两帧之间的前一帧作为参考帧会提高块匹配法的位移估计精度。

2）搜索窗和匹配块大小

搜索窗大小由图 7-2 中搜索参数 $Q \times P$ 决定。搜索窗为小窗口时，对于小幅运动的检测效率更高，然而对于大幅运动却极易陷入局部极小从而使位移估计出错。搜索窗为大窗口时，能够快速检测大幅运动，但对小幅运动会产生不必要的搜索。匹配块和参考块的大小为 $M \times N$。

3）相似度函数

相似度函数用于评价参考帧和匹配帧中参考块和匹配块之间的相似度。常用的相似度函数包括以下三种：

（1）平均绝对差（Mean Absolute Difference，MAD）

$$MAD = \frac{1}{MN} \sum_{i=0}^{N-1} \sum_{j=0}^{M-1} |C_{i,j} - R_{i,j}| \qquad (7.1)$$

其中，$C_{i,j}$ 是匹配块中在坐标 (i,j) 处的应该灰度值值，$R_{i,j}$ 是参考块中在坐标 (i,j) 处的?灰度值值。

（2）均方差（Mean Square Error，MSE）

$$MSE = \frac{1}{MN} \sum_{i=0}^{N-1} \sum_{j=0}^{M-1} (C_{i,j} - R_{i,j})^2 \qquad (7.2)$$

（3）归一化互相关系数（Normalized Cross Correlation Coefficient，NCCC）

$$NCCC = \frac{\sum_{i=0}^{N-1} \sum_{j=0}^{M-1} (C_{x+i,y+j} - \bar{C}_{x,y})(R_{i,j} - \bar{R})}{\sqrt{\sum_{i=0}^{N-1} \sum_{j=0}^{M-1} (C_{x+i,y+j} - \bar{C}_{x,y})^2 \sum_{i=0}^{N-1} \sum_{j=0}^{M-1} (R_{i,j} - \bar{R})^2}} \qquad (7.3)$$

式中，$\overline{C}_{x,y}$ 是匹配块范围内值的均值，$\overline{R}$ 是参考块范围内值的均值，计算如下式所示：

$$\overline{C}_{x,y} = \frac{1}{MN} \sum_{i=0}^{N-1} \sum_{j=0}^{M-1} C_{x+i, y+j} \quad (7.4)$$

$$\overline{R} = \frac{1}{MN} \sum_{i=0}^{N-1} \sum_{j=0}^{M-1} R_{i,j} \quad (7.5)$$

当 MAD 和 MSE 最小或 NCCC 最大时匹配块与参考块之间的相似度最大。

4）搜索方法

（1）全局搜索法：也被称为穷举搜索法，该方法对搜索窗内每一个位置处的相似度函数进行计算，依次可得到全搜索窗内的全局最优解。相比而言，该方法准确度最高，但因是逐点对全部像素点进行计算，运算成本非常大，也非常耗时。

（2）快速搜索法：原则是在不降低全搜索方法跟踪精度的前提下减少搜索次数，以提高搜索效率。快速搜索方法包括：三步搜索法、四步搜索法、简单高效搜索、菱形搜索法和自适应十字搜索等，其中三步搜索法是目前使用最广泛的搜索方法之一，其特点在于第一步便使用中心偏置来开始搜索，使搜索自适应于运动位移的分布，同时采用中途中止技术进一步提高搜索效率。

2. 应用实例分析

如图 7-3 所示为西安交通大学影像所采集的正常兔肝的超声序列 B 模式图像，采用了全局搜索方法，所选用的相似度函数为 MSE，搜索窗大小为 30×30 像素，追踪块如图 7-3(a) 所示。该实例对比了参考帧和匹配帧的选择策略，蓝色曲线为选择了序列图像第一帧作为参考帧，其余图像为每时刻下的匹配帧；红色曲线为选择了相邻帧的前一帧为参考帧，后一帧为匹配帧的跟踪方法。相比而言，选择前一帧为参考帧的跟踪方法的准确度更高、计算复杂度更小、效率更快。

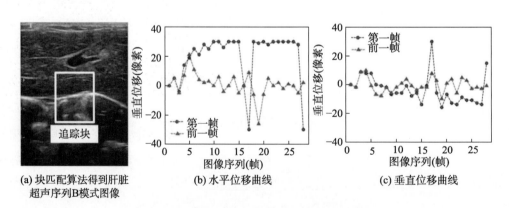

(a) 块匹配算法得到肝脏超声序列B模式图像　(b) 水平位移曲线　(c) 垂直位移曲线

图 7-3　块匹配算法在肝脏超声序列图像中的应

7.3 基于序列超声图像的可变形组织高分辨率重建

1. 超声图像高分辨率重建背景

超声图像由于后向散射信号的干扰产生的斑点噪声而具有低分辨率和较差的成像质量。此外，当目标如血管跳动时，图像质量更差。因此，提高超声图像的分辨率尤为重要。高分辨率图像重建是一种克服成像系统固有分辨率限制的有前景的方法，因为每个具有不同亚像素偏移的低分辨率观测都可能包含关于所需高分辨率图像的新信息。它在医学成像中有广泛应用，可以极大地提高图像质量，并可以对感兴趣区域进行高分辨率放大，这在临床诊断和治疗中尤为重要。

高分辨重建的目标是从一组低分辨率序列图像中推断出高分辨率图像。Tsai 和 Huang（1984）首次在频域中解决了从一系列低分辨率欠采样图像中重建高分辨率图像的问题。Kim 等提出了该方法的模糊和噪声图像的扩展。之后，又提出了其他方法，请参阅参考文献及其中的引用。迭代反投影（Iterative back-projection，IBP）高分辨算法是一种简单但功能强大的方法。它类似于计算机辅助断层扫描中使用的反投影。然而，大多数现有的高分辨重建方法仅适用于刚性运动目标的重建。只有少数高分辨算法是针对非刚性可变形目标的。Baker 和 Kanade（1999）提出了用于人脸重建的超光学流高分辨方法。它没有考虑任何成像形成模型，因此仅适用于具有均匀背景的图像。继其工作之后，Fransens（2007）从概率论的角度提出了基于光流的高分辨方法，其中非刚性运动光流估计和高分辨重建通过 EM 算法解决。但这种方法涉及沉重的计算成本。

为此，本节以超声序列图像为例，利用时间序列图像重建出可变形组织的高分辨率图像。该方法与现有方法的不同之处在于：首先，提出的图像观测模型将非刚性运动方程、光流和成像形成过程集成到一个统一的高分辨率框架中。此外，提出了一种基于光流的 IBP 算法用于高分辨重建，该算法在准确性和收敛速度方面都是高效的。

2. 图像观测模型

提出的观测模型假设观测图像可以视为理想图像变形模糊后的下采样版本。令 $f(x, y)$ 表示理想图像，g_k^H 表示理想图像的非刚性变形。从 f 到 g_k^H 的运动场表示为 $(u_k(x, y), v_k(x, y))$。它可以由一个非刚性变形算子描述：

$$T_{OPF,k}: f \to g_h^H$$
$$g_k^H(x, y) = f(x + u_k(x, y), y + v_k(x, y)) \tag{7.6}$$

而逆算子定义为：

$$T_{OPF,k}^{-1}: g_k^H \to f$$
$$f(x, y) = g_k^H(x - u_k(x, y), y - v_k(x, y)) \tag{7.7}$$

令 $g_k(m, n)$ 表示第 k 个低分辨率观测图像，T_k 表示从理想图像 (x, y) 位置到观测图像 g_k 位置 (m, n) 的映射。映射关系表示为 $T_k: (x, y) \to (m, n)$

$$\begin{pmatrix} m \\ n \end{pmatrix} = \begin{pmatrix} (x+u_k(x,y))/s \\ (y+v_k(x,y))/s \end{pmatrix} \tag{7.8}$$

而逆算子定义为 $T_k^{-1}:(m,n) \to (x,y)$

$$\begin{pmatrix} x \\ y \end{pmatrix} = \begin{pmatrix} sm - u_k(sm,sn) \\ sn - v_k(sm,sn) \end{pmatrix} \tag{7.9}$$

设 h 为模糊算子，η_k 为噪声。设 D_k 是一个降采样量算子，降采样量是一个因数 s。第 k 个观测图像 g_k 是通过对 g_k^H 的模糊版本进行下采样得到的：

$$g_k(m,n) = D_k[h*(g_k^H(x,y)) + \eta_k] \tag{7.10}$$

由于 $g_k^H(x,y) = T_{OPF,k}(f(x,y))$，则高分辨率图像与低分辨率观测帧的观测模型为

$$g_k(m,n) = D_k[h*T_{OPF,k}(f(x,y)) + \eta_k] \tag{7.11}$$

所述观察图像序列是理想图像的一组变形版本的模糊版本的下采样。高分辨图像重建是一个逆问题，即根据公式（7.11）中观测图像序列求解理想图像 $f(x,y)$。它包括两个基本组件：配准和插值。配准用于估计所有可用低分辨率帧相对于共同参考帧的相对运动。第二个组件是指将运动补偿后的像素映射到高分辨率网格上。

3. Lucas-Kanade 光流用于非刚性运动估计

光流是由观察者与场景之间的相对运动引起的视觉中物体、表面和边缘的视运动模式。Berthold K.P. Horn 和 Brian G. Schunck（1981）认为光流为图像中亮度或灰度特征运动的表观速度分布，其核心思想在于假设某特征像素点或特征区域在时序图像前后其灰度梯度基本不变或亮度恒定。光流被广泛用于对物体的形状、距离和运动检测、对象分割、接触时间信息、扩展焦点计算、亮度、运动补偿编码和立体视差测量等领域（图 7-4）。

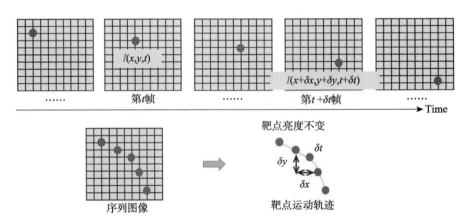

图 7-4 光流场算法示意图

任何高分辨重建的重要组成部分是配准或运动估计，要求图像序列中的相对位移足够准确和密集。光流方程被广泛用于运动估计。设 $E(x,y,t):R^2 \times R \to R$ 表示在时间 t 下点 (x,y) 处的时变图像亮度，假设图案中某一点的亮度恒定，推导出一阶光流方程。即

$$\nabla E \cdot \vec{v} + E_t = 0 \tag{7.12}$$

其中，$\vec{v} = \left(\dfrac{\partial x}{\partial t}, \dfrac{\partial y}{\partial t}\right) \triangleq (v_1, v_2)$ 是描述在点 (x,y) 处运动场的速度矢量。对于非刚性变形，还应考虑运动方程。Campani 和 Verri（1992）将非刚性运动估计表述为求解运动参数的优化问题。但不能保证是全局最优解。Verri（1990）导出了用于非刚性运动估计的二阶微分光流。即

$$\begin{cases} E_{xx}v_1 + E_{xy}v_2 = -E_{xt} \\ E_{xy}v_1 + E_{yy}v_2 = -E_{yt} \end{cases} \tag{7.13}$$

该公式指出，对于非刚性变形在一个无穷小的元素，元素的亮度梯度是平稳的，随着时间的推移。

将一阶光流方程（7.12）和二阶光流方程（7.13）合并形成一个加权超定系统方程组，如下所示：

$$\begin{pmatrix} E_x & E_y \\ E_{xx} & E_{xy} \\ E_{xy} & E_{yy} \end{pmatrix} \begin{pmatrix} v_1 \\ v_2 \end{pmatrix} = -\begin{pmatrix} E_t \\ E_{xt} \\ E_{yt} \end{pmatrix} \tag{7.14}$$

将上式重写成 $Av = b$，其中

$$A = \begin{pmatrix} E_x & E_y \\ E_{xx} & E_{xy} \\ E_{xy} & E_{yy} \end{pmatrix}, \quad b = -\begin{pmatrix} E_t \\ E_{xt} \\ E_{yt} \end{pmatrix}$$

设 λ_0，λ_1 分别为一阶方程和二阶方程的权值。设 $W = diag(\lambda_0, \lambda_1, \lambda_1)$，在（7.14）的两边左乘 $A^T W$，令 $\lambda = \lambda_0 / \lambda_1$，可得

$$\begin{pmatrix} \lambda E_x^2 + E_{xx}^2 + E_{xy}^2 & \lambda E_x E_y + E_{xx} E_{xy} + E_{yy} E_{xy} \\ \lambda E_x E_y + E_{xx} E_{xy} + E_{yy} E_{xy} & \lambda E_y^2 + E_{xy}^2 + E_{yy}^2 \end{pmatrix} \cdot \begin{pmatrix} v_1 \\ v_2 \end{pmatrix} = \\ -\begin{pmatrix} \lambda E_x E_t + E_{xx} E_{xt} + E_{yt} E_{xy} \\ \lambda E_y E_t + E_{xy} E_{xt} + E_{yy} E_{yt} \end{pmatrix} \tag{7.15}$$

运动场可由式（7.15）求解。然而，除非进行正则化，否则图像亮度的时空导数的数值微分是一个不适定问题。而且由于数值导数的敏感性，二阶导数不能足够精确。L-K 光流是二阶方法的一个特例。解决了一阶光流估计的加权最小二乘方法。通过假设速度在有限区域内是恒定的，可以得到以下超定系统：

$$\begin{pmatrix} E_{x1} & E_{y1} \\ E_{x2} & E_{y2} \\ \cdots & \cdots \\ E_{xN} & E_{yN} \end{pmatrix} \cdot \begin{pmatrix} v_1 \\ v_2 \end{pmatrix} = -\begin{pmatrix} E_{t1} \\ E_{t2} \\ \cdots \\ E_{tN} \end{pmatrix} \tag{7.16}$$

其中 $\{(xi, yi), i = 1, 2, \cdots, N\}$ 是落在以当前像素 (x_0, y_0) 为中心的窗口中的像素集。

将上式重写成 $Bv = d$，其中
$$B = [\nabla E(X_1), \cdots, \nabla E(X_n)]^T, \quad d = -(E_t(X_1), \cdots E_t(X_n))^T$$

令 $W = diag[w(X_1 - X_0), \cdots, w(X_n - X_0)]$，其中，$w(X)$ 表示矩形窗函数。在（7.16）两边左乘 $B^T W$，得到

$$\begin{pmatrix} \sum w(x-x_0, y-y_0)E_x^2(x,y) & \sum w(x-x_0, y-y_0)E_x(x,y)E_y(x,y) \\ \sum w(x-x_0, y-y_0)E_x(x,y)E_y(x,y) & \sum w(x-x_0, y-y_0)E_y^2(x,y) \end{pmatrix} \cdot \begin{pmatrix} v_1 \\ v_2 \end{pmatrix} = \\ -\begin{pmatrix} \sum w(x-x_0, y-y_0)E_x(x,y)E_t(x,y) \\ \sum w(x-x_0, y-y_0)E_y(x,y)E_t(x,y) \end{pmatrix} \quad (7.17)$$

上式只涉及一阶导数。当 $B^T W B$ 非奇异时，可以得到运动场的唯一解

$$V = (B^T W B)^{-1} B^T W d \quad (7.18)$$

可以证明（7.17）是（7.15）的特例，当 $\lambda = \sum w(x,y) / \sum w(x,y) x^2$。因此，L-K 算法可以准确估计非刚性运动方程，极大地方便了运动估计。

4. 基于光流的 IBP 算法用于高分辨率重建

IBP 算法类似于计算机辅助断层扫描中使用的反向投影。通过迭代最小化观测到的和模拟的低分辨率图像之间的均方误差来估计高分辨图像。这种方法的优点是它在数值上与求解线性方程组的一般迭代方法相似，因此具有快速收敛性。

最初提出用于具有刚性运动的高分辨重建，其中运动参数对尺度不变。但对于非刚性变形，不同尺度的运动不能用相同的参数来描述。因此，必须从低分辨率坐标系中重新估计高分辨率坐标系中的运动。为了解决这一问题，提出了一种流动驱动扩散方法。

设 v^L 为低分辨率坐标系下的光流，即观测图像 g_k 与公共参考图像之间的运动场。设 v_0 为 v^L 双线性插值得到的高分辨率坐标下的光流，v 为描述高分辨率图像 g_k^H 与理想图像 f 之间相对运动的高分辨率坐标下对应的精确光流。基于组织变形连续性的假设，受扩散理论的启发，提出了流动驱动扩散方法。通过最小化以下变分函数来估计光流 v：

$$E(v) = \int_\Omega \left(|v - v_0|^2 + \alpha \Psi\left(\sum_{i=1}^2 |\nabla v_i|^2\right) \right) dxdy \quad (7.19)$$

其中，α 是平滑项的权值，$\psi(x^2)$ 是一个惩罚函数，其参数可微且在 x 上是凸的。由变分法推导出流动驱动扩散方程为：

$$\begin{cases} \dfrac{\partial v_i}{\partial t} = \alpha\, div\left(g\left(\sum_{j=1}^2 |\nabla v_j|^2\right) \cdot \nabla v_i \right) & on \quad \Omega \\ \partial_n v_i | = 0; & on \quad \partial\Omega \\ v(\cdot, 0) = v_0(\cdot) & on \quad \Omega \end{cases} \quad (7.20)$$

其中，Ω 表示一个矩形图像域，∂_n 是在法方向上的导数，并且 $g(x^2) = \psi'(x^2)$。$g(\cdot)$ 表

示扩散系数，是一个递减函数。扩散系数 g 的选择使 $g(0) \to 1$ 和 $g(\infty) \to 0$，得到保边扩散。流动驱动扩散方程的数值实现采用了高效的 AOS 策略。一旦估计了高坐标的相对运动，就可以通过最小化观测到的与模拟的低分辨率图像之间的均方误差，如式（7.11）所示，来迭代地进行高分辨重建。

本节介绍的一种基于光流的 IBP 重构算法流程如下：

步骤 1　配准

从所有可用的低分辨率图像中，选择中间帧的图像作为公共参考图像。

对于序列中的每个图像依次

1.1　利用 L-K 光流法估计该图像与参考图像之间的相对运动；

1.2　根据本节提出的流驱动扩散方法在高分辨率坐标下重新估计光流。

步骤 2　重建

当（不收敛）时，重复以下两个步骤

2.1　根据下式模拟图像形成过程：

$$g_k^{(t)}(m,n) = D_k[h^{PSF} * (T_{OPF,k}(f^{(t)}(x,y)))] \quad (7.21)$$

2.2　通过以下公式更新高分辨率图像：

$$f^{(t+1)}(x,y) = f^{(t)}(x,y) + \frac{1}{K}\sum_{K=1}^{K} T_{OPF,k}^{-1}[U_k(g_k(m,n) - g_k^{(t)}(m,n)) * h^{BP}] \quad (7.22)$$

结束

其中，$f^{(t)}$ 为理想高分辨图像 f 的第 t 次近似。$g_k^{(t)}$ 为根据式（7.21）的成像模型，由 $f^{(t)}$ 生成的第 k 张模拟低分辨率图像。h^{BP} 是一个反投影核函数。U_k 表示基于因子 s 的任意上采样算子，可选为双线性插值算子。K 是序列中低分辨率图像的个数。

5. 医学超声图像重建测试

为了评价所提出的方法，在合成图像和超声颈动脉血管图像上进行了实验。首先，评估了流驱动扩散法在高分辨率坐标系下光流重估的效率。并与双线性插值图像的结果进行了比较，其次演示了本节介绍的基于光流的 IBP 高分辨算法，并与 Baker 和 Kanade（1999）提出的超光流高分辨方法进行了比较，其中超光流高分辨方法使用配准插值图像的鲁棒均值和经典双线性插值方法估计高分辨图像（图 7-5）。

(a) 椭球体理想图像1　　(b) 椭球体理想图像2　　(c) (a)和(b)之间的光流

图 7-5　椭球体从(a)到(b)的非刚性变形和光流(c)

图 7-5(a)和(b)显示了椭球体经过非刚性变形后的理想合成图像。在实验中，采用 L-K 算法计算光流。图 7-5(c)显示了两幅理想图像之间的光流，可以认为是地真光流。然后通过加入散斑噪声对超声成像过程进行模拟，然后进行降采样，得到低分辨率的观测图像。相应的低分辨率观测图像如图 7-6(a)和(b)所示。图 7-6(c)为两幅低分辨率观测图像之间的光流。图 7-7(a)为流驱动扩散方法估算的高分辨率坐标下的光流。结果表明，生物组织的相干变形行为符合生物组织的变形连续性。图 7-7(b)为双线性插值图像估计的高分辨率坐标下的光流，部分区域表现出无序和不连续。

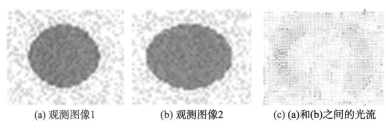

(a) 观测图像1　　(b) 观测图像2　　(c) (a)和(b)之间的光流

图 7-6　低分辨率观测图像(a) (b)和光流(c)

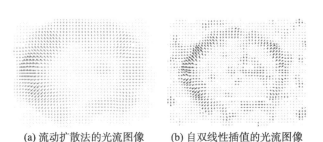

(a) 流动扩散法的光流图像　　(b) 自双线性插值的光流图像

图 7-7　高分辨率坐标下的估计光流

为了定量评估估计流场与地面真实流场之间的误差，使用了三种不同的测量方法，即均方误差（MSE）、平均角误差（AAE）和改进信噪比（ISNR）。

设 V 为真光流，$\hat{V}$ 为估计光流，然后定义

$$MSE = \|v - \hat{v}\|_2^2 / \|v\|_2^2$$
$$AAE = \frac{1}{N}\sum_{i,j}\arccos((v_{ij} \cdot \hat{v}_{ij}) / (\|v_{ij}\| \cdot \|\hat{v}_{ij}\|))$$
（7.23）

估计的光流与地面真值流之间的误差越小，估计越准确。表 7-1 显示了 MSE 和 AAE 度量。从中可以看到，与双线性插值图像相比，我们的方法估计的光流更接近地面真值流。此外，改进的信噪比用于衡量我们的方法的改进，其定义为 $ISNR = 10\lg v - v_2^2 / v - v_1^2$，其中 v_1

表 7-1　估计光流的测量值[Zhang, 2010]

Method	MSE	AAE
Flow driven diffusion	0.4123	26.0251°
The approach in (Berthold K.P. Horn, 1981)	0.6055	28.1506°

表示我们的方法估计的光流，v_2 表示双线性插值图像估计的光流。我们计算 ISNR=1.6691db。结果表明，本节介绍的流驱动扩散法在高分辨率坐标系下的光流重估更为准确可靠。

其次，对人颈动脉超声图像的时间序列进行了基于光流的 IBP 高分辨算法。颈动脉发生非刚性变形。利用 Philip iE33 型超声设备在给定位置徒手扫描，获得了一个心动周期内颈动脉血管的时间横切面图像序列。帧采集速率为 30fps。在实验中，选取模糊算子 h 为高斯函数，选取反投影核 h^{BP} 为 $h^{BP} = h$。

图 7-8 显示了五张颈动脉血管图像的时间序列。第三帧作为参考图像。图 7-9(a)为本节介绍的基于光流的 IBP 算法得到的高分辨图像，图 7-9(b)为 Baker 和 Kanade（1999）提出的高分辨率光流高分辨方法得到的高分辨图像，图 7-9(c)为双线性插值方法得到的高分辨图像。

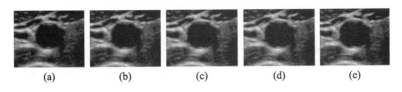

图 7-8　颈动脉血管的时间序列图

颈动脉由内到外有三层。然而，由于超声成像系统和运动伪影的限制，超声血管壁图像往往呈现不连续和不均匀性。从图 7-9 可以看出，图 7-9(a)的血管壁结构光滑连贯，视觉质量最好，而图 7-9(c)和图 7-9(d)的血管壁结构不均匀。

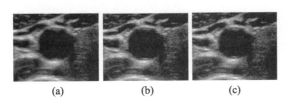

图 7-9　低分辨率观测图像重建的高分辨图像
(a)采用本节介绍的基于光流的 IBP 高分辨算法；(b)采用超光流高分辨方法；(c)采用双线性插值方法

为了更清晰地看到层结构，我们选择了一个感兴趣的区域，如图 7-10(a)所示。与图 7-9(a)-(c)

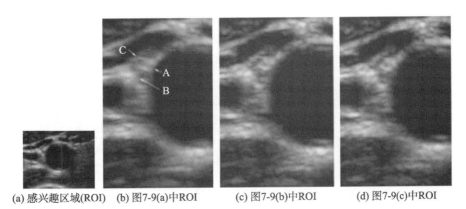

图 7-10　图 7-9 中高分辨图像对应的感兴趣区域放大

相对应，高分辨图像中感兴趣区域的放大图如图 7-10(b)-图 7-10(d)所示。在图 7-10(b)中，我们可以清晰地看到 A、B、C 箭头所示的内膜、中膜、外膜结构，与真实血管结构一致。但在图 7-10(c)和图 7-10(d)中，三层结构无法清晰识别。实验表明，由于我们的方法将图像的形成过程纳入到高分辨重建中，因此与 Baker 和 Kanade（1999）提出的高分辨方法和双线性插值方法相比，我们的方法对高分辨图像有了明显的改善。

此外，为了验证该方法的鲁棒性，还将其应用于低质量和较差质量的超声图像序列。用 Asisz ASU-3500 超声设备在给定位置徒手扫描获得颈动脉血管收缩期的时间横切面图像序列。

图 7-11 显示了 7 张颈动脉血管图像的时间序列。图 7-12(a)为基于光流 IBP 算法的高分辨图像。而图 7-12(b)是通过 Baker 和 Kanade（1999）提出的超光流高分辨方法绘制的。图 7-12(c)为双线性插值法。对比表明，图 7-12(a)显示出最佳的视觉质量。而图 7-12(b)和图 7-12(c)在某些区域显示镶嵌块。

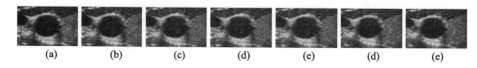

图 7-11 时间序列中分辨率较低的颈动脉血管图像

然后，选择一个感兴趣的区域如图 7-13(a)所示。与图 7-12(a)-图 7-12(c)相对应，高分辨图像中感兴趣区域的放大图如图 7-13(b)-图 7-13(d)所示。

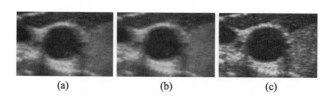

图 7-12 低分辨率观测图像重建的高分辨图像
(a)采用提出的基于光流的 IBP 高分辨算法；(b)超光流高分辨法；(c)双线性插值法

对比图 7-13(b)和图 7-13(d)，我们可以看到图 7-13(b)在血管壁上最清晰、光滑。图 7-13(c)和图 7-13(d)显示了镶嵌块和异质性。进一步证明了所提出的高分辨方法是高效的，也可以应用于质量较差的图像。

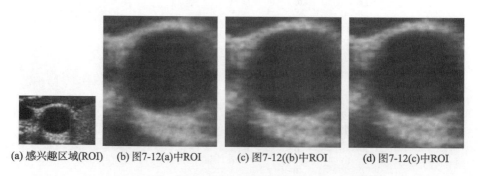

图 7-13 图 7-12 中 SR 图像对应的感兴趣区域放大

本节介绍了一种从超声图像时间序列中重建颈动脉血管高分辨率的有效方法。考虑到成像形成过程被纳入观测模型，所提出的基于光流的 IBP 高分辨算法高效且鲁棒。此外，从数学角度选择了 Lucas-Kanade 光流进行非刚性运动估计，从而大大促进了数值解。通过合成图像和颈动脉超声图像证明了所提出方法的有效性。

7.4　本章小结

本章以光学图像和超声图像为例简要介绍了临床较易采集到的时间序列图像。其次介绍基于图像数据的块匹配算法对序列图像进行位移估计，包括块匹配算法的基本原理、算法实施要点，以及应用案例分析；其中算法实施要点主要包括参考帧与匹配帧的选择、搜索窗和匹配块大小、相似度函数，以及搜索策略，每个要点对应快匹配法的不同步骤的关键参数设置和方案的选定，对最终基于序列图像的位移估计精度和效率将产生影响，需要使用者依据具体使用场景而选择较优的参数和估计策略。本章仅接着以序列超声图像为例介绍了基于 Lucas-Kanade 光流算法的可形变组织的高分辨重建算法。主要目标是从一组低分辨率序列图像中推断出高分辨率图像。对颈动脉超声图像的实验表明，与其他高分辨方法相比，介绍的高分辨方法更高效可靠，可用于许多其他医学图像中可变形组织的高分辨重建。

参考文献

AIRES KELSON R T, SANTANA ANDRE M, MEDEIROS ADELARDO A D. 2008. Optical flow using color information[C]. Proceedings of the 2008 ACM symposium on Applied computing, Brazil, 1607-1611.

BARJATYA A. 2004. Block matching algorithms for motion estimation[J]. IEEE Transactions Evolution Computation, 8(3): 225-239.

BLACK MICHAEL J, ALLAN D JEPSON. 1996. Estimating optical flow in segmented images using variable-order parametric models with local deformations[J]. IEEE Transactions on Pattern Analysis and Machine Intelligence, 18: 972-986.

BUXTON B F, BUXTON H. 1984. Computation of optic flow from the motion of edge features in image sequences[J]. Image and Vision Computing, 2(2): 59-75.

HORN BKP, SCHUNCK B G. 1981. Determining Optical-Flow[J]. Artificial intelligence, 17(1-3): 185-203.

LI R X, ZENG B, LIOU M L. 1994. A new three-step search algorithm for block motion estimation[J]. IEEE Transactions on Circuits And Systems for Video Technology, 4(4): 438-442.

LU J H AND LIOU M L. 1997. A simple and efficient search algorithm for block-matching motion estimation [J]. IEEE Transactions on Circuits and Systems for Video Technology, 7(2): 429-433.

NIE Y, MA K K. 2002. Adaptive rood pattern search for fast block-matching motion estimation[J]. IEEE Transactions on Image Processing, 11(12): 1442-1449.

彭博, 杨先凤. 2012. 超声图像序列运动估计相似度函数研究[J]. 计算机仿真, 29(9): 258-261.

PO L M AND MA W C. 1996. A novel four-step search algorithm for fast block motion estimation[J]. IEEE Transactions on Circuits and Systems for Video Technology, 6(3): 313-317.

ROYDEN C S AND MOORE K D. 2012. Use of speed cues in the detection of moving objects by moving observers[J]. Vision Research. 59: 17-24.

万锦锦. 2014. 颈动脉血管及斑块力学与组长特性超声定量成像检测方法[D]. 西安：西安交通大学.

肖梦楠. 2017. 克服呼吸运动干扰的腹部脏器超声造影灌注参量成像与技术转化[D]. 西安：西安交通大学.

谢维达, 周宇恒, 寇若岚. 2011. 一种改进的快速归一化互相关算法[J]. 同济大学学报, 39(8): 1233-1237.

ZHANG G, CHANSON H. 2018. Application of local optical flow methods to high-velocity free-surface flows: validation and application to stepped chutes[J]. Experimental Thermal and Fluid Science, 90: 186-199.

ZHU S, MA K K. 2000. A new diamond search algorithm for fast block-matching motion estimation[J]. IEEE Transactions on Image Processing, 9(2): 287-290.

KENNEDY J A, ISRAEL O, FRENKEL A, et al. 2006. Super-resolution in PET imaging[J]. IEEE transactions on medical imaging, 25(2): 137-147.

TSAI R Y, HUANG T S. 1984. Multiframe image restoration and registration[J]. Multiframe image restoration and registration, 1: 317-339.

KIM S P, BOSE N K, VALENZUELA H M. 1990. Recursive reconstruction of high resolution image from noisy undersampled multiframes[J]. IEEE Transactions on Acoustics, Speech, and Signal Processing, 38(6): 1013-1027.

PARK S C, PARK M K, KANG M G. 2003. Super-resolution image reconstruction: a technical overview[J]. IEEE signal processing magazine, 20(3): 21-36.

IRANI M, PELEG S. 1991. Improving resolution by image registration[J]. CVGIP: Graphical models and image processing, 53(3): 231-239.

BAKER S, KANADE T. 1999. Super-resolution optical flow[M]. Pittsburgh: Carnegie Mellon University, The Robotics Institute.

FRANSENS R, STRECHA C, VAN GOOL L. 2007. Optical flow based super-resolution: A probabilistic approach[J]. Computer vision and image understanding, 106(1): 106-115.

HORN B K P, SCHUNCK B G. 1981. Determining optical flow[J]. Artificial intelligence, 17(1-3): 185-203.

CAMPANI M, VERRI A. 1992. Motion analysis from first-order properties of optical flow[J]. CVGIP: Image Understanding, 56(1): 90-107.

VERRI A, GIROSI F, TORRE V. 1990. Differential techniques for optical flow[J]. JOSA A, 7(5): 912-922.

BAINBRIDGE-SMITH A, LANE R G. 1997. Determining optical flow using a differential method[J]. Image and Vision Computing, 15(1): 11-22.

WEICKERT J, BROX T. 2002. Diffusion and regularization of vector-and matrixvalued[J]. Inverse Problems, Image Analysis, and Medical Imaging: AMS Special Session on Interaction of Inverse Problems and Image Analysis, January 10-13, 2001, New Orleans, Louisiana, 313: 251.

FLEET D J.1992. Measurement of image velocity[M]. Kluwer Academic Publishers, Norwell.

ZHANG H M, WAN M X, WAN J J, et al. 2010. Super-Resolution Reconstruction of Deformable Tissue from Temporal Sequence of Ultrasound Images[C], International conference on artificial Intelligence and Computational Intelligence, 1: 337-342.

附　　录

附录 A　测地线主动轮廓运动方程的推导

$$E(C(s)) = \int_0^L g(|\nabla I(C(s))|) ds \tag{A.1}$$

引理式（A.1）（伏雷内标架定理）：

设 $X(s)$ 是以弧长 s 为参数的平面曲线。$\vec{T}(s)$，$\vec{N}(s)$ 分别是曲线的单位切向量和单位法向量，并且 $\{\vec{T}(s), \vec{N}(s)\}$ 构成右手正交坐标系。则：

$$\begin{cases} X_s(s) = \vec{T}(s) \\ \vec{T}_s(s) = \kappa(s) \cdot \vec{N}(s) \\ \vec{N}_s(s) = -\kappa(s) \cdot \vec{T}(s) \end{cases} \tag{A.2}$$

对式（A.1）使用归一化的参数，得：

$$\begin{aligned} E(C(p)) &= \int_0^L g(|\nabla I(C(s))|) ds = \int_0^L g(|\nabla I(C(p))|) \cdot |C'(p)| dp \\ &= \int_0^L g(X(p)) \cdot |X'(p)| dp \end{aligned} \tag{A.3}$$

其中 $X(p) = (x(p), y(p))$ 是曲线 C 的 Lagrange 坐标。

由变分原理，式（A.3）取极值的必要条件是其一阶变分 $\delta E(C(p)) = 0$。

$$\delta E = \int_0^1 \delta[g \cdot |X'|] dp = \int_0^1 [\delta g \cdot |X'| + g \cdot \delta |X'|] dp = \int_0^1 \left[\nabla g \cdot |X'| \cdot \delta X + g \cdot \frac{X'}{|X'|} \delta X' \right] dp \tag{A.4}$$

而：

$$\begin{aligned} \int_0^1 \left(g \cdot \frac{X'}{|X'|} \delta X' \right) dp &= \int_0^1 g \cdot \frac{X'}{|X'|} d(\delta X) \\ &= g \cdot \frac{X'}{|X'|} \cdot \delta X \Big|_0^1 - \int_0^1 \delta X \cdot \frac{d\left(g \cdot \frac{X'}{|X'|}\right)}{dp} dp = -\int_0^1 \delta X \cdot \frac{d\left(g \cdot \frac{X'}{|X'|}\right)}{dp} dp \end{aligned} \tag{A.5}$$

$$\therefore \frac{d\left(g\cdot\frac{X'}{|X'|}\right)}{dp} = (\nabla g \cdot X'(p))\frac{X'}{|X'|} + g\cdot\frac{d\left(\frac{X'}{|X'|}\right)}{dp} \quad (A.6)$$

由引理（A.1），可得：

$$\frac{d\left(\frac{X'}{|X'|}\right)}{dp} = \frac{d\left(\frac{X'}{|X'|}\right)}{ds}\cdot\frac{ds}{dp} = \frac{d\vec{T}(s)}{ds}\cdot\frac{ds}{dp} \quad (A.7)$$

$$= \vec{T}_s(s)\cdot\frac{ds}{dp} = \kappa(s)\cdot\vec{N}(s)\cdot\frac{ds}{dp} = \kappa(s)\cdot\vec{N}(s)\cdot|X'(p)|$$

代入式（A.6）中，并由 δX 的任意性可得：

$$\nabla g \cdot |X'| - (\nabla g \cdot X')\cdot\frac{X'}{|X'|} - g\cdot\kappa(s)\cdot\vec{N}\cdot|X'| = 0 \quad (A.8)$$

而：

$$\nabla g \cdot |X'| - (\nabla g \cdot X')\cdot\frac{X'}{|X'|} = \frac{(g_x, g_y)\cdot(x_p^2 + y_p^2) - (g_x\cdot x_p + g_y\cdot y_p)\cdot(x_p, y_p)}{|X'|}$$

$$= (g_y x_p - g_x y_p)\cdot\left(\frac{-y_p}{|X'|}, \frac{x_p}{|X'|}\right) \quad (A.9)$$

$$= (\nabla g \cdot \vec{N}\cdot|X'|)\cdot\vec{N}$$

$$= (\nabla g \cdot \vec{N})\cdot\vec{N}\cdot|X'|$$

代入式（A.8）中，得：

$$(\nabla g \cdot \vec{N})\cdot\vec{N}\cdot|X'| - g\cdot\kappa(s)\cdot\vec{N}\cdot|X'| = 0 \quad (A.10)$$

由梯度下降法得测地线主动轮廓运动方程：

$$\frac{\partial C}{\partial t} = g(|\nabla I|)\cdot\kappa\cdot\vec{N} - (\nabla g(|\nabla I|)\cdot\vec{N})\cdot\vec{N} \quad (A.11)$$

其中，$\vec{N} = \frac{(-y_p, x_p)}{|X'|}$ 是曲线的内法向量。

附录 B Mumford-Shah 函数极小化的变分推导

$$E_{MS}(u,C) = \alpha\iint_{\Omega\setminus C}|\nabla u|^2 dxdy + \beta\iint_{\Omega}(u-f)^2 dxdy + |C| \quad (B.1)$$

上式的极小化过程分两步进行：

（1）固定曲线 C，极小化 $E(u,C)$ 等价于极小化：

$$E(u) = \alpha\left(\iint_{\Omega^+}|\nabla u^+|^2 dxdy + \iint_{\Omega^-}|\nabla u^-|^2 dxdy\right) +$$

$$\beta\left(\iint_{\Omega^+}(u^+ - f)^2 dxdy + \iint_{\Omega^-}(u^- - f)^2 dxdy\right) \quad (B.2)$$

考虑泛函数：

$$E(u) = \alpha \|u-f\|_{L^2(\Omega)}^2 + h \iint_\Omega \hat{g}(|\nabla u|^2) dxdy \tag{B.3}$$

由变分原理，$E(u)$ 取极值的必要条件是其一阶变分 $\delta E(u) = 0$。

令：$\Phi(t) = E(u+tv), \quad \forall v \in L^2(\Omega)$

$$\delta E(u) = 0 \Leftrightarrow \Phi'(0) = 0 \tag{B.4}$$

$$\begin{aligned}
\Phi'(t) &= \frac{dE(u+tv)}{dt} = \alpha \frac{d\|u+tv-f\|_{L^2(\Omega)}^2}{dt} + h\frac{d}{dt}\iint_\Omega \hat{g}(|\nabla(u+tv)|^2) dxdy \\
&= 2\alpha\|u+tv-f\|_{L^2(\Omega)} \cdot v + h\iint_\Omega \frac{d}{dt}\hat{g}(|\nabla(u+tv)|^2) dxdy \\
&= 2\alpha\|u+tv-f\|_{L^2(\Omega)} \cdot v + h\iint_\Omega \frac{d\hat{g}(|\nabla(u+tv)|^2)}{d(|\nabla(u+tv)|^2)} \cdot \frac{d(|\nabla(u+tv)|^2)}{dt} dxdy \\
&= 2\alpha\|u+tv-f\|_{L^2(\Omega)} \cdot v + 2h\iint_\Omega \hat{g}'(|\nabla(u+tv)|^2)|\nabla(u+tv)| \cdot \frac{\nabla(u+tv)}{|\nabla(u+tv)|} \cdot \nabla v dxdy
\end{aligned} \tag{B.5}$$

$$\Phi'(0) = \Phi'(t)|_{t=0} \Rightarrow \alpha\|u-f\|_{L^2(\Omega)} \cdot v + h\iint_\Omega \hat{g}'(|\nabla u|^2) \cdot \nabla u \cdot \nabla v dxdy = 0$$

$$\alpha\iint_\Omega (u-f) \cdot v dxdy + h\iint_\Omega \hat{g}'(|\nabla u|^2) \cdot \nabla u \cdot \nabla v dxdy = 0 \tag{B.6}$$

由分部积分，可推出：

$$\alpha\iint_\Omega (u-f) \cdot v dxdy + h\left[\oint_{\partial\Omega} \hat{g}'(|\nabla u|^2)\left(u_x \frac{dy}{ds} - u_y \frac{dx}{ds}\right) \cdot v ds - \iint_\Omega \left(\frac{\partial}{\partial x}(\hat{g}'(|\nabla u|^2) \cdot u_x) + \frac{\partial}{\partial y}(\hat{g}'(|\nabla u|^2) \cdot u_y))\right) \cdot v dxdy\right] = 0 \tag{B.7}$$

由 v 的任意性可得：

$$\alpha(u-f) - h \cdot div(\hat{g}'(|\nabla u|^2) \cdot \nabla u) = 0, \text{ 在 } \Omega \text{ 内} \tag{B.8}$$

$$\left.\frac{\partial u}{\partial n}\right|_{\partial\Omega} = 0 \tag{B.9}$$

令 $g(\cdot) = \hat{g}'(\cdot)$，利用梯度下降法，可得到式（B.3）的变分 PDE 为：

$$\begin{cases} \frac{\partial u}{\partial t} = h \cdot div(g(|\nabla u|^2) \cdot \nabla u) - \alpha(u-f) & \text{在}\Omega\text{内部} \\ \left.\frac{\partial u}{\partial n}\right|_{\partial\Omega} = 0 & \text{在}\partial\Omega\text{上} \\ u(\cdot, 0) = f(\cdot) \end{cases} \tag{B.10}$$

由此易得式（B.2）的变分 PDE 为：

$$\begin{cases} \frac{\partial u^-}{\partial t} = \alpha div(\nabla u^-) - \beta(u^- - f) \\ \left.\frac{\partial u^-}{\partial n}\right|_C = 0 \end{cases} \tag{B.11}$$

$$\begin{cases} \dfrac{\partial u^+}{\partial t} = \alpha \, div(\nabla u^+) - \beta(u^+ - f) \\ \left.\dfrac{\partial u^+}{\partial n}\right|_C = 0 \end{cases} \quad (\text{B.12})$$

（2）固定 u，曲线 C 将 Ω 分成 Ω^-、Ω^+ 两部分，极小化 $E(u,C)$ 等价于极小化

$$E(C) = \alpha\left(\iint_{\Omega^+}|\nabla u^+|^2 dxdy + \iint_{\Omega^-}|\nabla u^-|^2 dxdy\right) + \beta \iint_{\Omega}(u-f)^2 dxdy + \gamma \oint_C ds \quad (\text{B.13})$$

考虑 $E_1 = \iint_{\Omega^-} F(x,y)dxdy$ 的极小化，由格林公式，推得其变分解为：

$$\frac{\partial C}{\partial t} = F(x,y) \cdot \vec{N} \quad (\text{B.14})$$

Ω^- 表示曲线 C 内部区域，$\vec{N}$ 是内法向量。

由此，推出 $E_2 = \iint_{\Omega^+} F(x,y)dxdy$ 的变分极小解为：

$$\frac{\partial C}{\partial t} = -F(x,y) \cdot \vec{N} \quad (\text{B.15})$$

由附录 A 的测地线能量极小化，容易推出 $E_{arc} = \oint_C ds$ 的变分解为：

$$\frac{\partial C}{\partial t} = \kappa \cdot \vec{N} \quad (\text{B.16})$$

于是极小化式 H13 的曲线进化 PDE 为：

$$\frac{\partial C}{\partial t} = \alpha(|\nabla u^-|^2 - |\nabla u^+|^2) \cdot \vec{N} + \beta((u^- - f)^2 - (u^+ - f)^2) \cdot \vec{N} + \gamma \kappa \cdot \vec{N} \quad (\text{B.17})$$

附录 C　扩散 PDE 的 AOS 策略快速算法推导

对形如：

$$\frac{\partial u}{\partial t} = div\left(\frac{b(X)}{|\nabla u|}\nabla u\right) \quad (\text{C.1})$$

其 AOS 算法推导如下：

令 $c = \dfrac{b}{|\nabla u|}$，则

$$div\left(\frac{b}{|\nabla u|}\nabla u\right) = div(c \cdot \nabla u) = \frac{\partial}{\partial x}(c \cdot u_x) + \frac{\partial}{\partial y}(c \cdot u_y) \quad (\text{C.2})$$

利用中心差分格式：

$$\left[\frac{\partial}{\partial x}(c \cdot u_x)\right]_{i,j} = \frac{(c \cdot u_x)_{i+\frac{1}{2},j} - (c \cdot u_x)_{i-\frac{1}{2},j}}{h} \quad (\text{C.3})$$

$$(u_x)_{i,j} = \frac{u_{i+\frac{1}{2},j} - u_{i-\frac{1}{2},j}}{h} \tag{C.4}$$

得到：

$$\left[\frac{\partial}{\partial x}(c \cdot u_x)\right]_{i,j} = c_{i+\frac{1}{2},j} \frac{u_{i+1,j} - u_{i,j}}{h^2} - c_{i-\frac{1}{2},j} \frac{u_{i,j} - u_{i-1,j}}{h^2}$$
$$\left[\frac{\partial}{\partial y}(c \cdot u_y)\right]_{i,j} = c_{i,j+\frac{1}{2}} \frac{u_{i,j+1} - u_{i,j}}{h^2} - c_{i,j-\frac{1}{2}} \frac{u_{i,j} - u_{i,j-1}}{h^2} \tag{C.5}$$

其中：

$$c_{i+\frac{1}{2},j} = \frac{c_{i,j} + c_{i+1,j}}{2}; \qquad c_{i-\frac{1}{2},j} = \frac{c_{i,j} + c_{i-1,j}}{2}$$
$$c_{i,j+\frac{1}{2}} = \frac{c_{i,j} + c_{i,j+1}}{2}; \qquad c_{i,j-\frac{1}{2}} = \frac{c_{i,j} + c_{i,j-1}}{2} \tag{C.6}$$

方程（C.1）离散为：

$$\frac{u_{i,j}^{n+1} - u_{i,j}^n}{\tau} = \sum_{(k,l) \in N(i,j)} \frac{c_{i,j}^n + c_{k,l}^n}{2} \cdot \frac{u_{k,l}^{n+1} - u_{i,j}^{n+1}}{h^2} \tag{C.7}$$

现将图像按一维行或列优先方式存储。u_i^n 表示在 t_n 时刻第 i 个像素点处 u 的值。式 C.7 可改写为：

$$\frac{u_i^{n+1} - u_i^n}{\tau} = \sum_{j \in N(i)} \frac{c_i^n + c_j^n}{2} \cdot \frac{u_j^{n+1} - u_i^{n+1}}{h^2} \tag{C.8}$$

以调和平均代替算术平均，得：

$$u_i^{n+1} = u_i^n + \tau \sum_{j \in N(i)} \frac{2}{(|\nabla u|/b)_i^n + (|\nabla u|/b)_j^n} \cdot \frac{u_j^{n+1} - u_i^{n+1}}{h^2} \tag{C.9}$$

令 $d = \frac{|\nabla u|}{b} = \frac{1}{c}$，并取 $h = 1$，则：

$$u_i^{n+1} = u_i^n + \tau \sum_{l \in \{x,y\}} \sum_{j \in N_l(i)} \frac{2}{d_i^n + d_j^n} \cdot (u_j^{n+1} - u_i^{n+1}) =$$

$$u_i^n + \tau \sum_{l \in \{x,y\}} \left(\sum_{j \in N_l(i)} \frac{2}{d_i^n + d_j^n} \cdot u_j^{n+1} + \left(\sum_{j \in N_l(i)} \frac{-2}{d_i^n + d_j^n} \right) \cdot u_i^{n+1} \right) =$$

$$u_i^n + \tau \sum_{l \in \{x,y\}} \left(\sum_{j \in N_l(i)} \frac{2}{d_i^n + d_j^n} \cdot u_j^{n+1} + \left(\sum_{j \in N_l(i)} \frac{-2}{d_i^n + d_j^n} \right) \cdot u_i^{n+1} + \sum_{k \notin N_l(i)} \hat{a}_{i,k,l} \cdot u_k^{n+1} \right) = \tag{C.10}$$

$$u_i^n + \tau \sum_{l \in \{x,y\}} \left(\sum_{j \in N_l(i)} \hat{a}_{i,j,l} \cdot u_j^{n+1} + \hat{a}_{i,i,l} \cdot u_i^{n+1} + \sum_{k \notin N_l(i)} \hat{a}_{i,k,l} \cdot u_k^{n+1} \right) =$$

$$u_i^n + \tau \sum_{l \in \{x,y\}} \sum_j \hat{a}_{i,j,l} \cdot u_j^{n+1}$$

其中 $l \in \{x, y\}$ 表示沿着 x 方向或 y 方向。

$$\hat{a}_{i,j,l} = \begin{cases} \dfrac{2}{d_i^n + d_j^n} = \dfrac{2}{(|\nabla u|/b)_i^n + (|\nabla u|/b)_j^n}; & (j \in N_l(i)) \\ -\sum_{m \in N_l(i)} \dfrac{2}{(|\nabla u|/b)_i^n + (|\nabla u|/b)_m^n}; & (j = i) \\ 0; & (j \notin N_l(i)) \end{cases} \quad (\text{C.11})$$

式（C.10）写成矩阵形式如下：

$$u^{n+1} = u^n + \tau \sum_{l \in \{x,y\}} A_l(u^n) \cdot u^{n+1} \quad (\text{C.12})$$

其中 $A_l(u^n) = [\hat{a}_{i,j,l}]$。由式（C.11）分析可知 $A_l(u^n)$ 是一个三对角元矩阵。$A_l(u^n)$ 的三对角元特点正是 AOS 算法的核心。

由式 C.12 得：

$$u^{n+1} = \left(I - \tau \sum_{l \in \{x,y\}} A_l(u^n)\right)^{-1} \cdot u^n \quad (\text{C.13})$$

式（C.13）求解较复杂，因为不同的 $A_l(u^n)$ 相加后，会破坏各自的三对角元特性，再求逆时，会带来极大的运算量。Weickert 提出了如下的 AOS 策略：

$$u^{n+1} = \frac{1}{m} \sum_{l=1}^{m} (I - m\tau A_l(u^n))^{-1} \cdot u^n \quad (\text{C.14})$$

其中，m 是图像维数。式（C.14）是式（C.13）的近似表达，具有与式（C.13）相差为 $0(\tau^2)$ 项的误差。式（C.14）的优点在于：沿每个方向的 $A_l(u^n)$ 为三对角元，对三对角方程求逆，可利用 Thomas 快速算法。最后只需沿 l 个方向将所求 m 个结果相加，即是所求。